送给妈妈。

好孕书

陪你从备孕到生娃

PP殿下 著

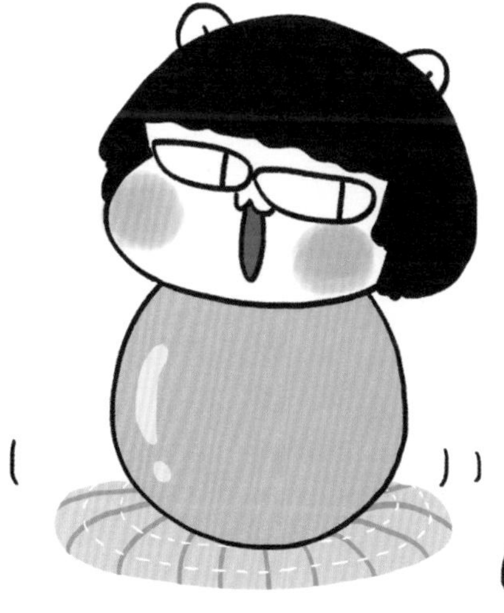

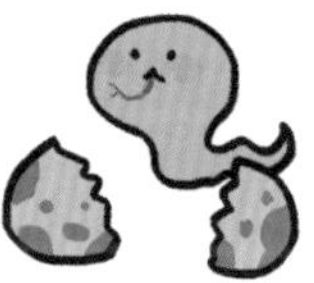

四川科学技术出版社

本书所有孕期检测和体验均
以作者自身经历为基础，
仅供参考，
各位读者请以自身所在医院
检测结果及医生意见为准。

目录

目录

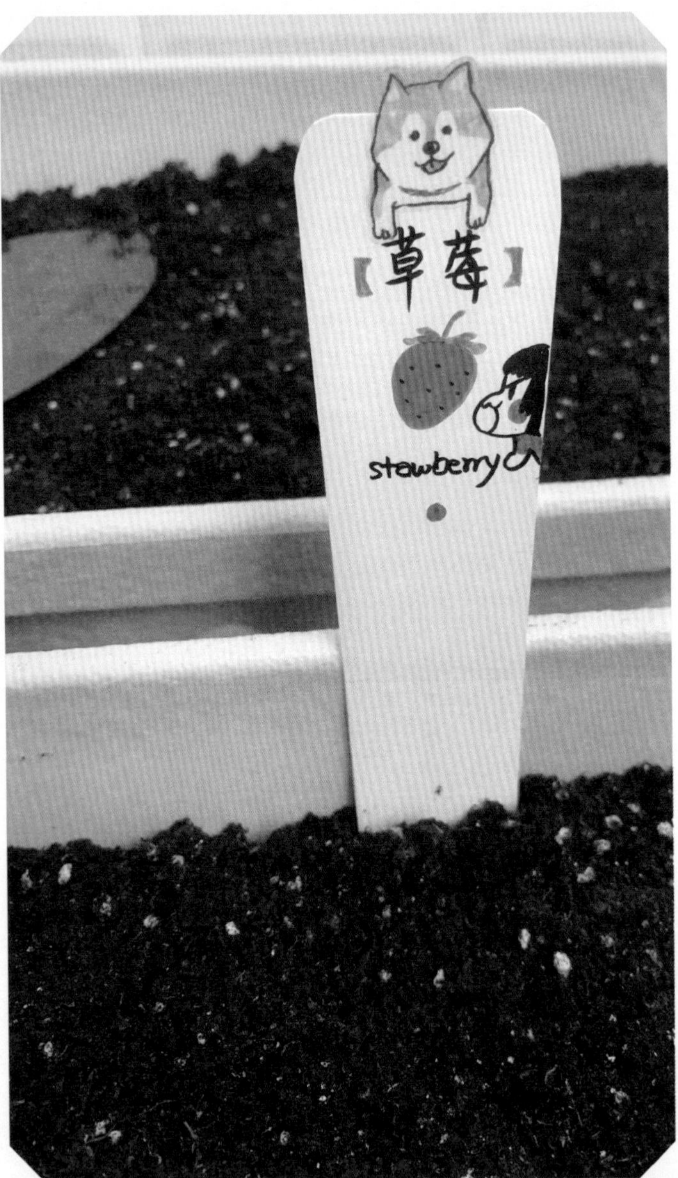
【草莓】
stawberry

2017 年 2 月 5 日　末次月经，在阳台种下草莓种子。

3 月 10 日　使用验孕棒发现两条杠，检测出已孕 1 ~ 2 周。

3 月 13 日　早上八点，在医院抽血，确定怀孕，发现自己血管很细，很难抽血。

3 月 14 日　上网查询怀孕不能吃的东西，发现各种说法都有。

3 月 20 日　收到法国大使馆美食邀请函，却因为怀孕不敢去赴宴。

3 月 25 日　开始感到孕初期的不适，饭后发困。

3 月 29 日　自己炒菜、煮红枣粥。

4月1日

愚人节，头晕躺在沙发上看ipad，窗口飞来很像鸽子的珠颈斑鸠。

4月13日

梦见大桃子。

4月16日

偷喝咖啡。

4月30日

抱着可能会吓到流产的危险去看《异星觉醒》，结果连胎动都没有一下……外星人都像是章鱼，就不能换成美男吗？

5月6日

去京郊农场摘草莓，摘满5斤（1斤=500克）送一只鸭子。

5月8日

去妇产医院抽血、验尿做产检。想体会什么叫“人不如猪”，请去当孕妇体验一下。在妇产医院排着队爬上产检椅，掀开衣服露出肚子等检查，医生没有一句话就是最好的结果，被一颗受精卵利用的身体简直毫无尊严，更不要提什么少女感。

5月11日
孕14周
三个乳头

最近洗澡的时候，
发现了一个可怕的秘密……

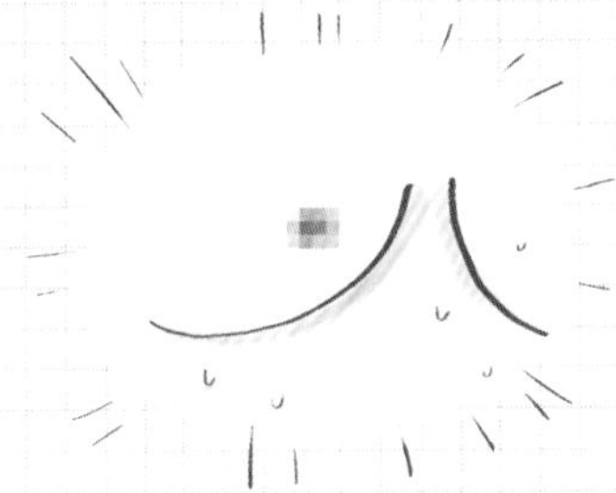

我竟然……

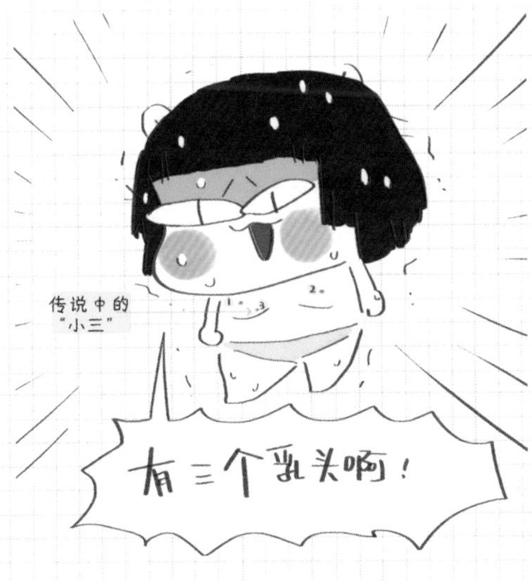

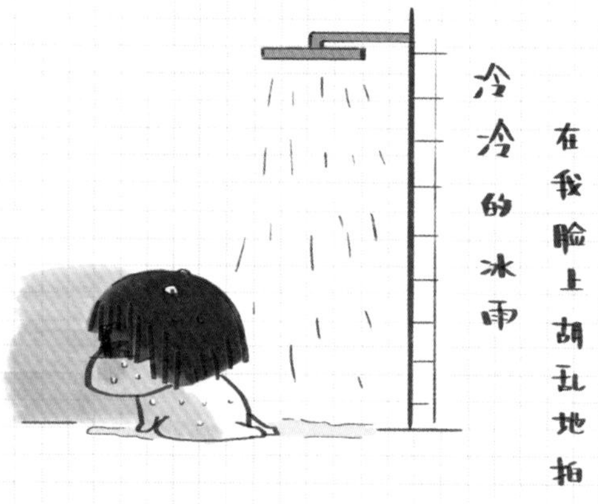
冷冷的冰雨
在我脸上胡乱地拍

我完了……
这东西越长越大的话，我就变成三乳怪了!!
以后生小孩喂奶都不知道让他吃哪个!
来吃啊!
哇!
噢!

以前根本没注意，因为怀孕，乳腺发育竟然带着这个东西一起发育了起来!

妈妈!
求您再生我一次!!

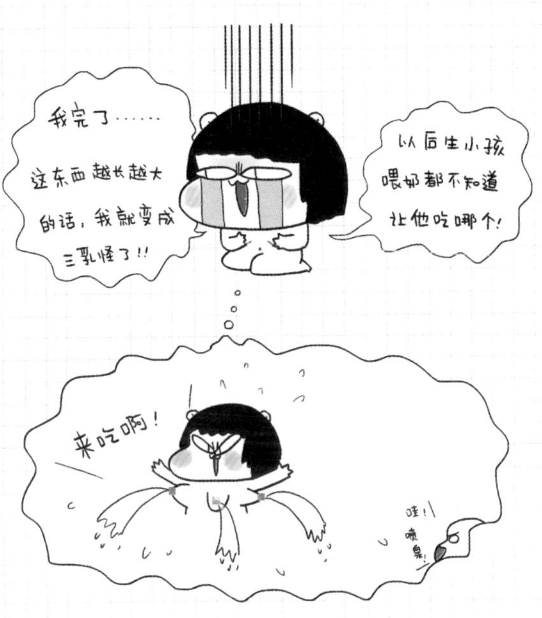

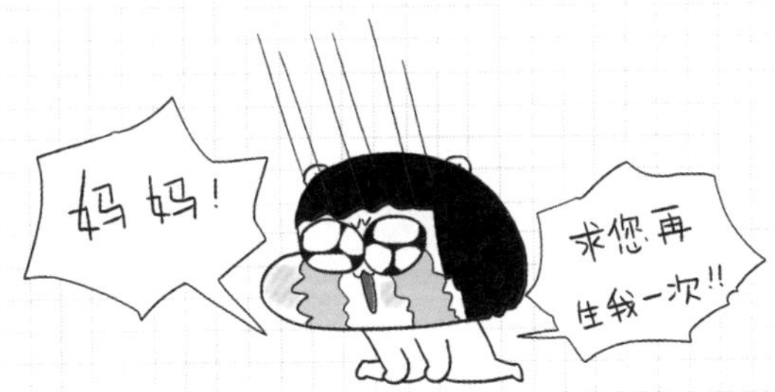

想起小时候隔壁二奶奶家的孙女，每次喂小孩都把小孩的头塞到胳肢窝下面去……

来，宝宝吃。
我懂了，
她的乳头肯定在腋下……

本着求知的目的查阅了资料：

一定要搞清楚
是怎么回事！
为什么我会
这么奇葩？！

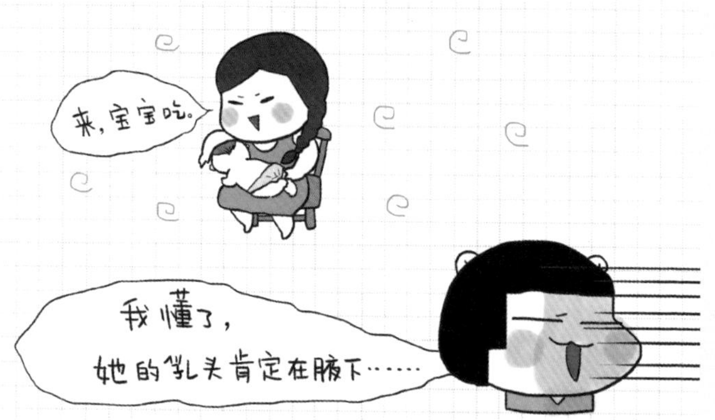

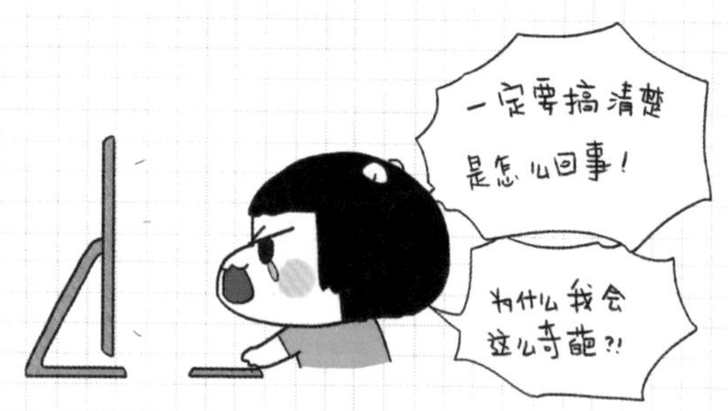

呃……

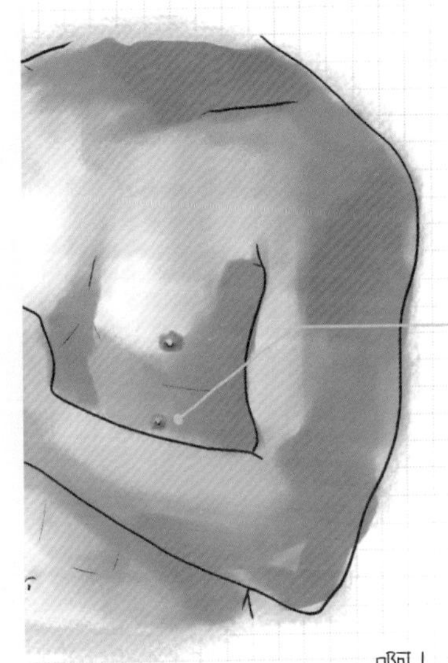

原来1%～2%的北美人都拥有第三个乳头，而在拥有第三个乳头的人当中72%的人第三个乳头的位置靠近正常乳头。

啊！终于释怀了！

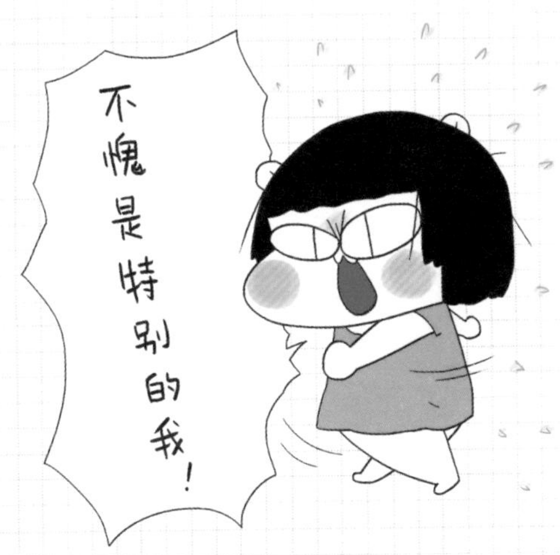

5月14日 母亲节，一不小心，变成了可以在这一天过节的人……

5月18日 开始担心自己不会辅导将来小孩的作业。

5月20日 思考将来小孩能从我这里继承多少遗产。

5月22日 脾气很差，连公园都不想去。

5月23日
孕16周
吃牛肉的坏处

我跟我妈说，我想吃牛肉。

嘴巴里太苦了，猪肉、鸡肉吃起来都像嚼抹布，什么味道都没有啊！
只有牛肉能吃出本来的肉味！

说了一大堆，意思再明显不过：

妈你快弄点
卤牛肉卤牛肚卤牛舌
什么的寄给我吃啊！

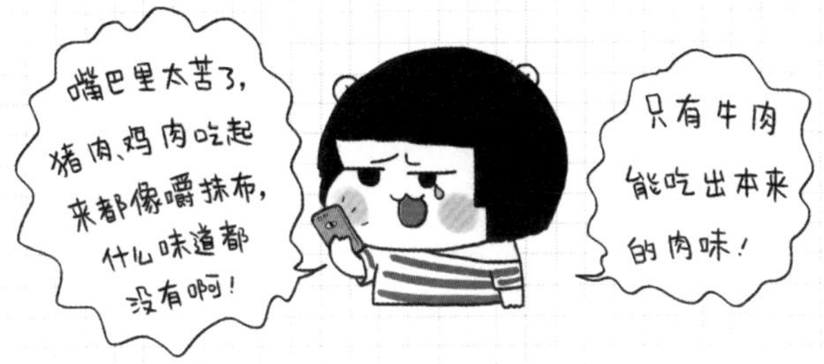

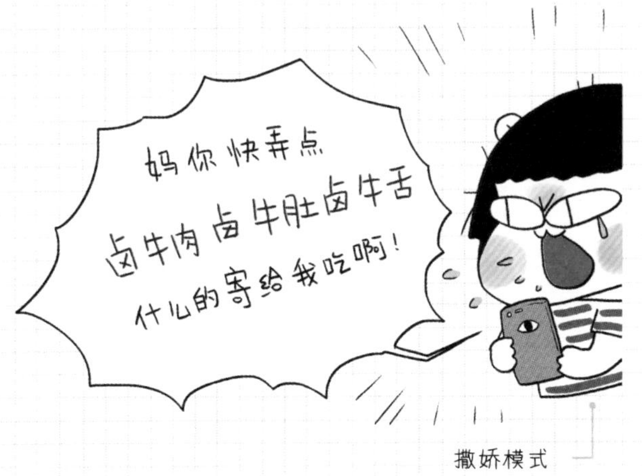

撒娇模式

妈慢悠悠地回了一句话——

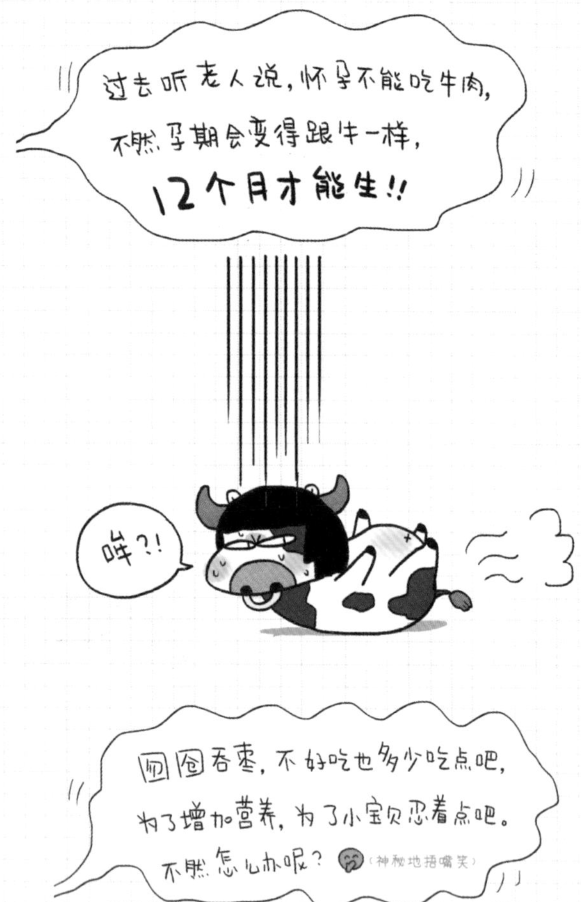
过去听老人说，怀孕不能吃牛肉，
不然孕期会变得跟牛一样，
12个月才能生!!
咩?!
囫囵吞枣，不好吃也多少吃点吧，
为了增加营养，为了小宝贝忍着点吧。
不然怎么办呢？
(神秘地捂嘴笑)

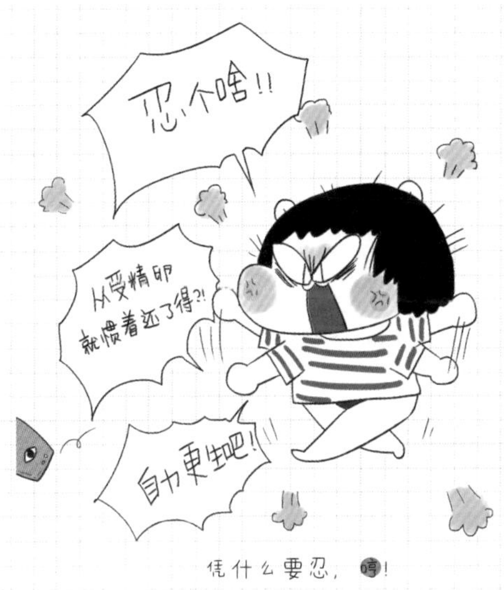

凭什么要忍，哼！

5月27日　肚子变大，没办法只有在床上趴着了。

6月5日

孕18周

关于生娃的八卦

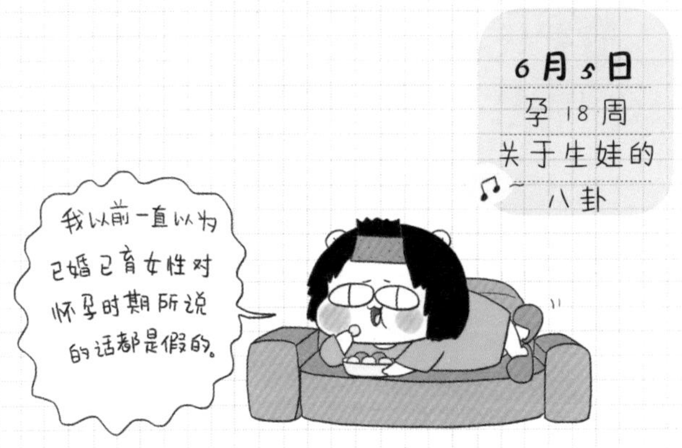

可我现在发现—

一切都是真的！！
特别是那些
当妈的!!

原因是
最近陆续听到一些已婚已育妇女的言论：

我剖的，剖完伤口疼得要死，隔壁床女的胎盘粘连，又高烧40摄氏度，浑身抽搐，嘴里哼哼，简直进了地狱！
咪
社会咪嫂
胎盘粘连!!
生完还要人工剥离吗?!
miu
高校 miu 嫂

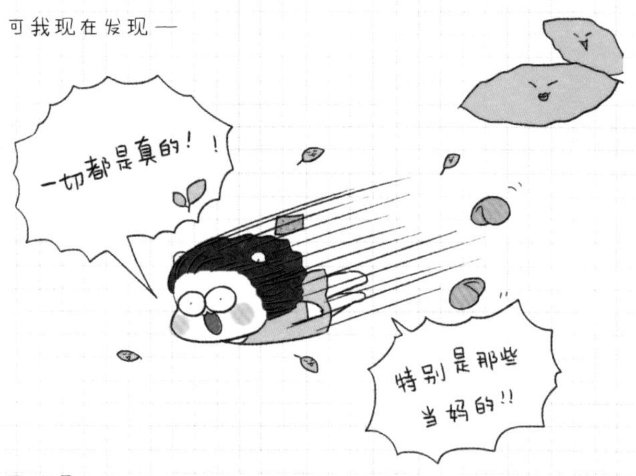

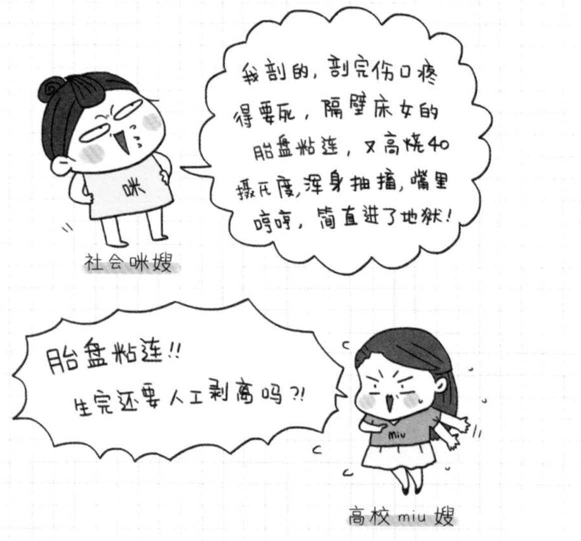

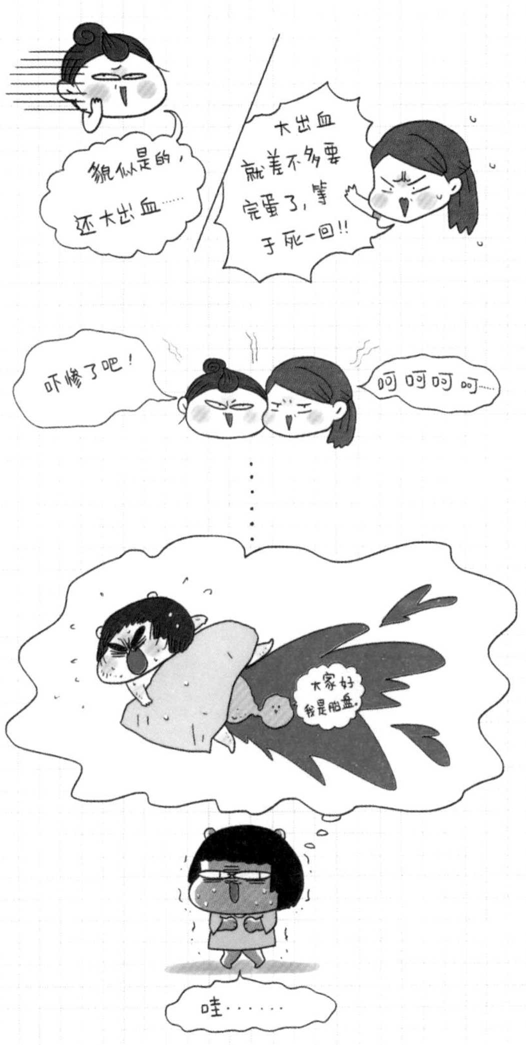
貌似是的，
还大出血……
大出血
就差不多要
完蛋了，等
于死一回!!
吓惨了吧！
呵呵呵呵……
大家好
我是胎盘。
哇……

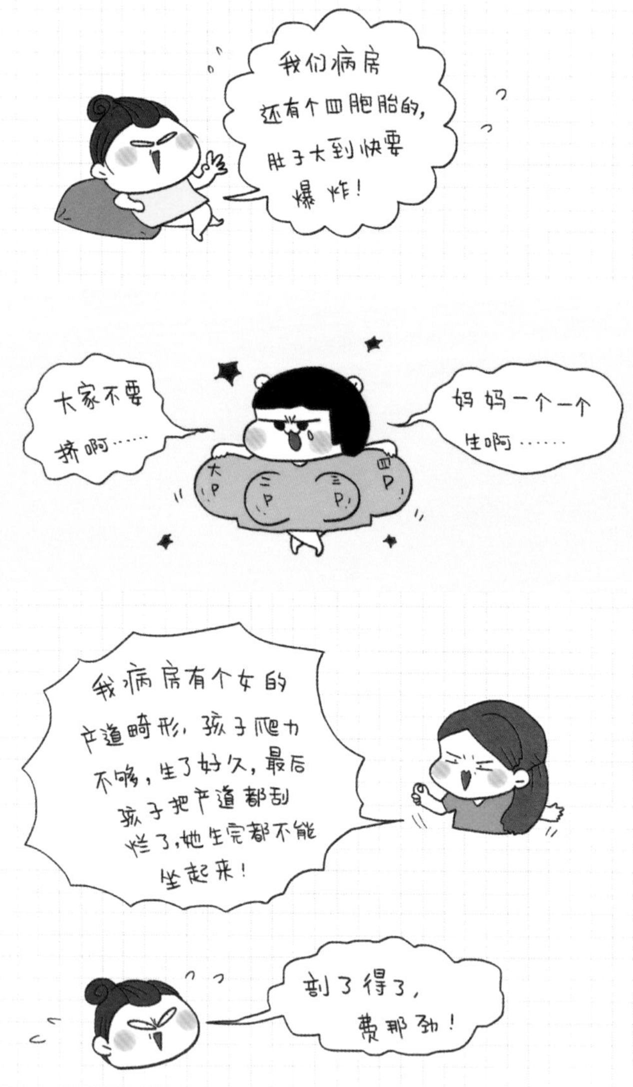
我们病房
还有个四胞胎的,
肚子大到快要
爆炸!
大家不要
挤啊……
妈妈一个一个
生啊……
大
P
二
P
三
P
四
P
我病房有个女的
产道畸形,孩子爬力
不够,生了好久,最后
孩子把产道都刮
烂了,她生完都不能
坐起来!
剖了得了,
费那劲!

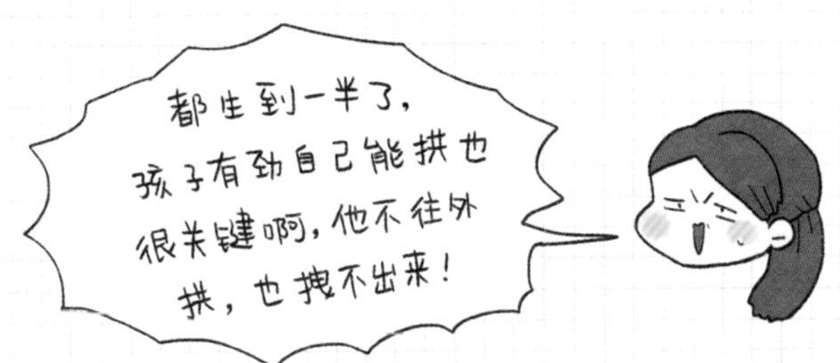
都生到一半了，
孩子有劲自己能拱也
很关键啊，他不往外
拱，也拽不出来！

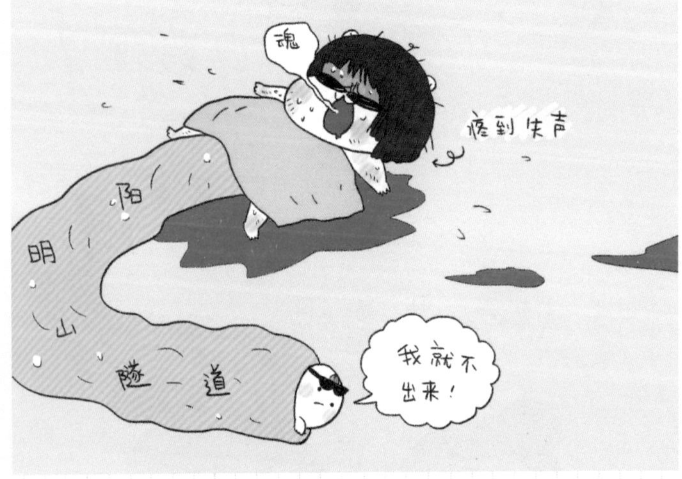
魂
疼到失声
阳
明
山
隧
道
我就不
出来！

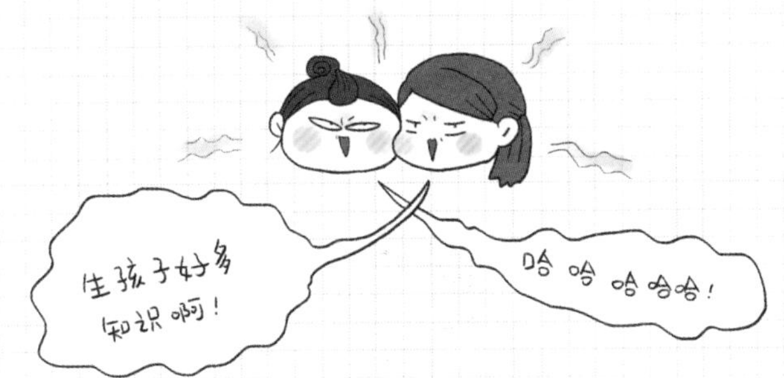
生孩子好多
知识啊！
哈哈哈哈哈！

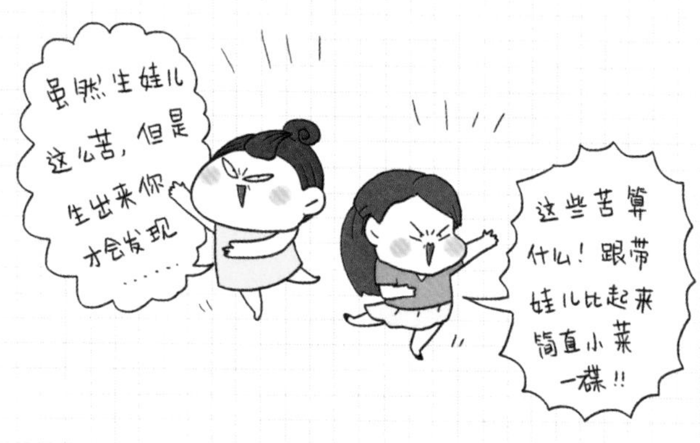
虽然生娃儿
这么苦，但是
生出来你
才会发现
……
这些苦算
什么！跟带
娃儿比起来
简直小菜
一碟!!

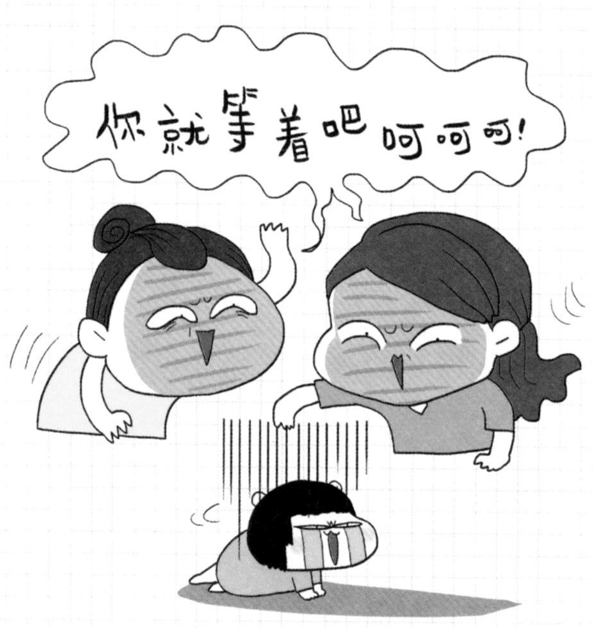
你就等着吧呵呵呵!

这时我忍不住想问：

为什么在我"中招"前，
你们从不告诉我这些呢？
只看过朋友圈里晒
宝宝可爱的一面……

你傻啊！
我们受过的罪，
你们也不能少！

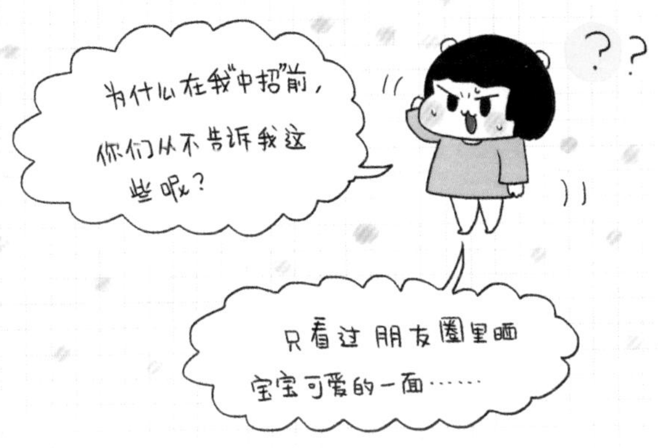

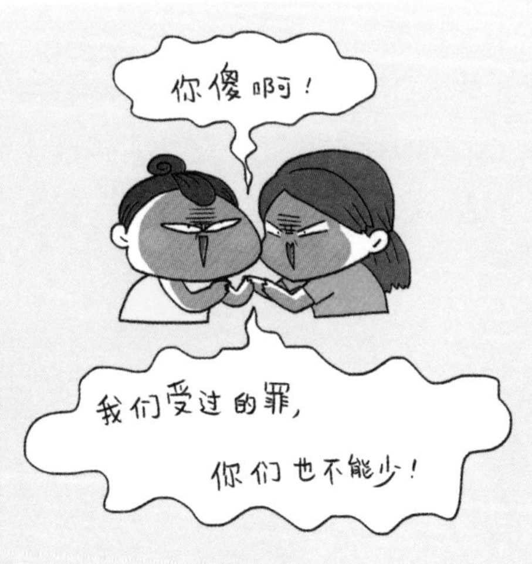

所以，还在不停被催婚、不停地被逼生娃的你，
懂了吗？

6 月 6 日

拉肚子，真想把自己像衣服一样也晾在衣架上。

6月11日

孕19周

怀孕后我妈来看我

怀孕后我妈来看我。

我的房子很小，沙发却比较大，她嫌床垫太高太软，晚上自己睡在沙发上。

早上五点多她就醒了，起来乒乒乓乓地拍蒜头、凉拌黄瓜，跟以前我在家时一样，也不知道是为了叫我早点起来上学还是她根本没注意到这些声响很大。其实我很想告诉她，她以前和我爸在厅里说的“悄悄话”我全部都能听到。

她做完凉拌黄瓜后下楼想买豆浆，可惜北京市容整治，路边的早点摊都关门了，超市又要八点才开，于是灰溜溜提着一袋小包子回来了。

吃饭的时候她问我这房子现在是不是四万元一平方米，我说均价都上八万了，要是晚几个月我根本买不起现在这个小房子，首付、月供都给不起。本来话题应该就此打住，可是我这根直肠子竟一直说了下去："还是要攒钱换大房子，不然的话将来生了小孩不够住，而且这地方学区也不好。"

妈妈沉默了。

我吃完早饭，擤了下鼻涕，突然流出一大摊血，立刻用纸巾捂着到洗手间偷偷拍凉水，举高与流血鼻孔方向相对的另一只手。我怕被她看到担心，关着门。鼻血不停涌出来，我自己也有点害怕。网上搜索了一下，说孕妇的鼻中隔前下方的黏膜血管区确实容易出血。又换了几次塞鼻子的纸，渐渐血少了。

出来后我妈看到我鼻子里塞着纸，果然紧张起来，叫我躺在沙发上，直到鼻血干透才一起出门。

我们去采摘园摘葡萄和西瓜。

西瓜大棚里有一个又圆又小的瓜，我觉得可爱想摘，采摘园老板说："肯定熟过了，你要就拿走，这个我不算钱。"等到最后结账的时候，老板娘称瓜，我妈立刻冲上去说："这是你们老板说给小孩玩的，不算钱！"

老板娘笑着拿出了那个小瓜。

我这个 30 多岁的“小孩”站在旁边，有点尴尬。既是因为她还称呼我“小孩”，也因为就算称重量了，这个手掌大的小瓜也没多少钱。

上一代人经历过很多我们没经历过的苦难，比我们节俭太多。

回到家里已经下午一点多，我妈用上次过年剩下的半袋面粉做了好几种面食，将摘来的豆角剁碎做馅，包了几十个饺子，放在冰箱里速冻；又用四个柴鸡蛋、一碗虾皮和摘来的小葱和面摊了七八张小饼；剩下的一小团面擀薄后撑大、切细，做成了两人吃的手擀面。

做完这些已经下午三点多，她跟我说：“房子要那么大干什么，够住就行。你一个人在外面，不要太拼了。”

摘来的葡萄很甜，第二天她回老家的时候，带了一大串放在盒子里，想回去跟爸爸一起吃。一些孕妇不能吃的薏米之类的我也塞在了她的箱子里。

在北京南站送她，直到她走进安检站。大概下午五点她应该到家的时候，我打了一个电话，没人接，微信也没回，过了十几分钟又打，响了一会儿才接起来，说刚进家门。

从来到走的四天，我妈一直一脸的担忧。

在确定她到家之前的四点半到五点多那半个多小时，我也终于体会到了担忧的滋味。

我也即将当妈了，以后也会像她一样天天担心自己的孩子吗？

6月11日

怀孕后我妈来看我，面对亲人总是别扭地不愿当面表达感情，有时候伤害到了也不愿意妥协。

6月17日

挺着肚子去菜场买鱼，被黑心摊主算计。

6月20日

有时候我觉得并不需要太多担心胎儿，顺其自然，不紧张就好了。包括提前囤大量母婴用品等都没有必要。我想，不管孩子生下来是美，是丑，每个孩子对母亲来说都是最特别的。

6月25日

超想知道重庆的女孩怀孕时吃不吃九宫格火锅，要是吃了麻辣火锅，母乳是不是会变成“麻辣奶”？

6月26日
孕21周
产检：
肥肉和胎动

这个月我胖了4斤！

产 科
你看你这肉，
全长自己肚子上！

我从产检椅下来，被医生骂了。

水果控制点！
手里能抓多少水果，
一天就吃多少，
晚上别吃水果了！
一只手能
抓住多少？

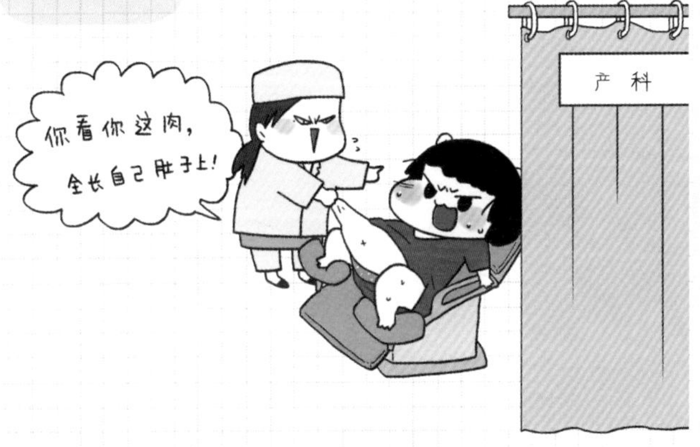

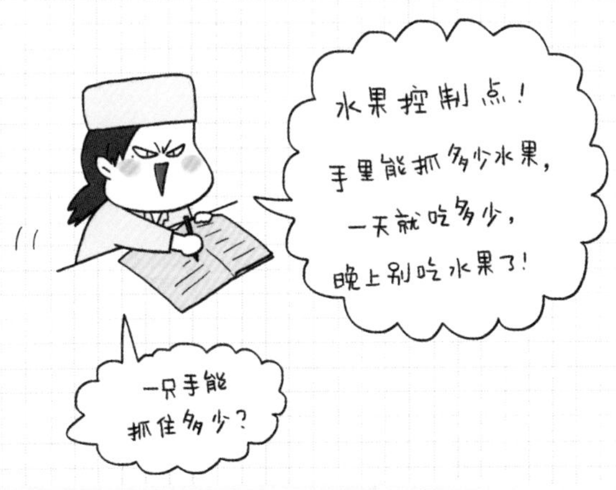

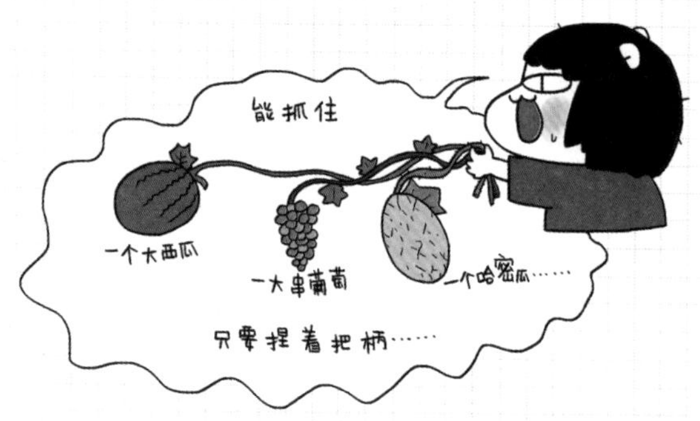

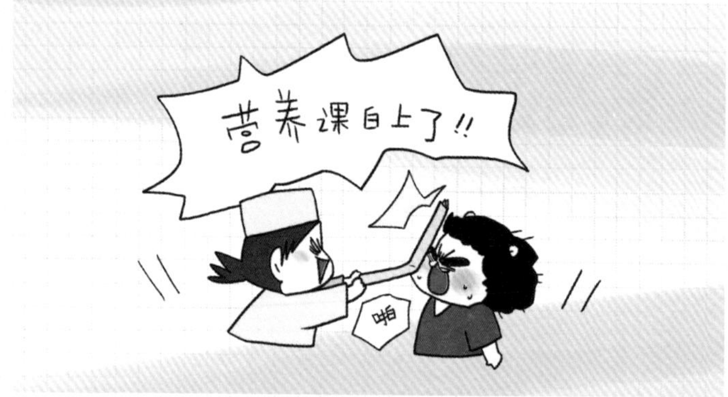

医生接着问：

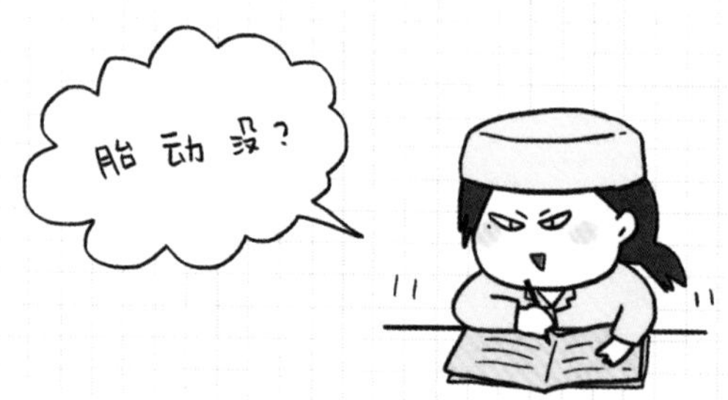

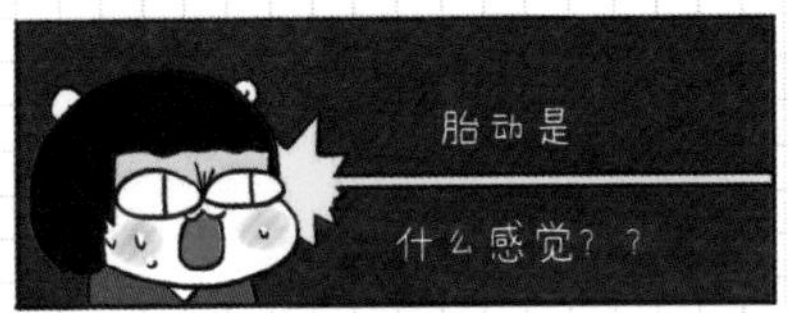
胎动是
什么感觉？？

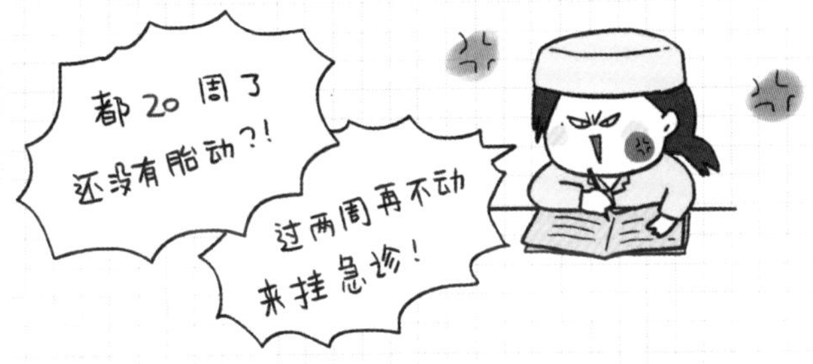
都20周了
还没有胎动？！
过两周再不动
来挂急诊！

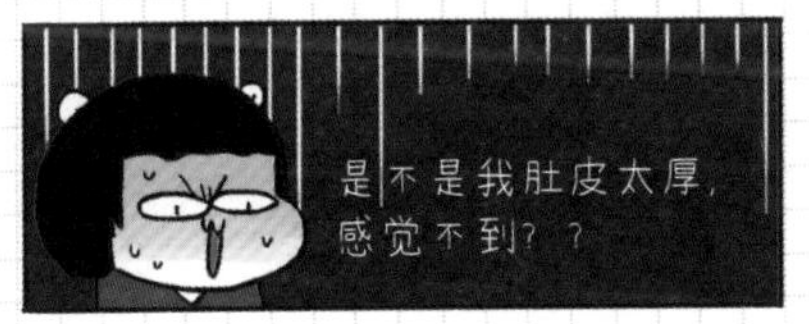
是不是我肚皮太厚，
感觉不到？？

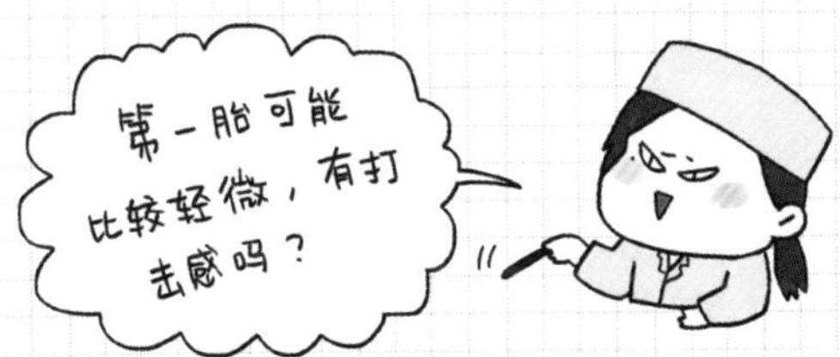
第一胎可能
比较轻微，有打
击感吗？

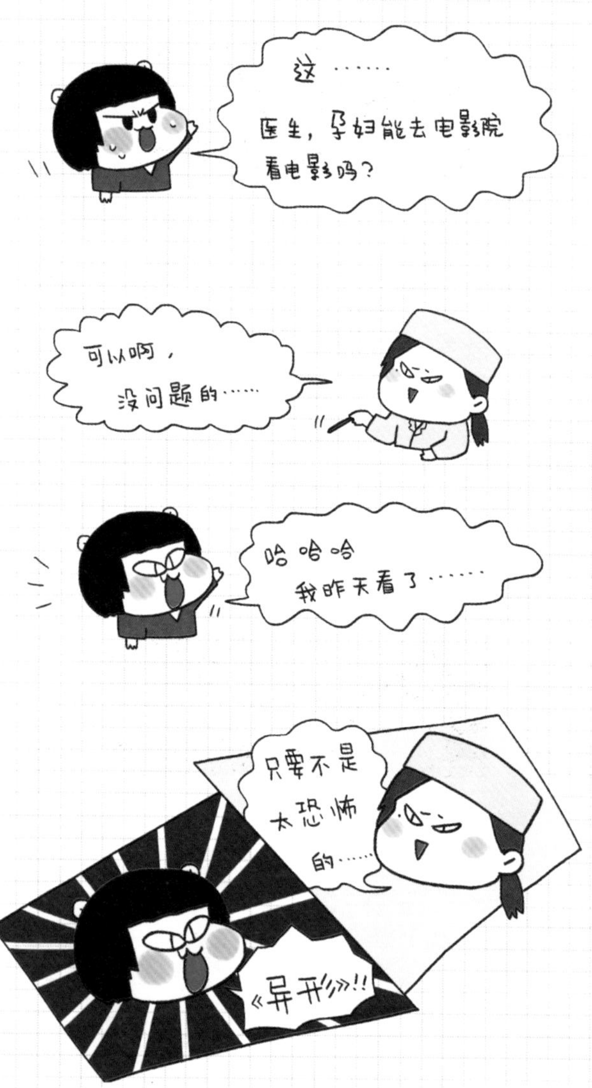
这……
医生，孕妇能去电影院看电影吗？
可以啊，没问题的……
哈哈哈我昨天看了……
只要不是太恐怖的……
《异形》!!

听胎心时，那地方似乎有点疼的感觉，是不是娃儿在打我！！
打得好！

临走前，医生嘱咐我：

孕期吃喝注意点。
这点都控制不住能当好妈妈吗？

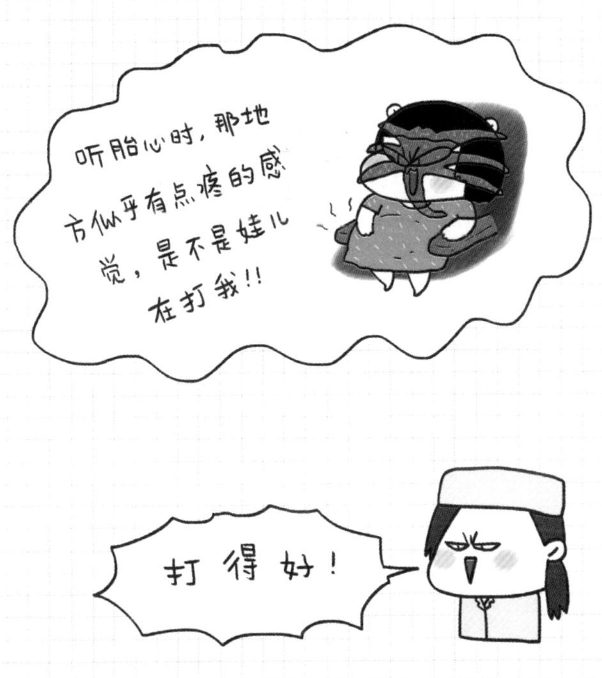

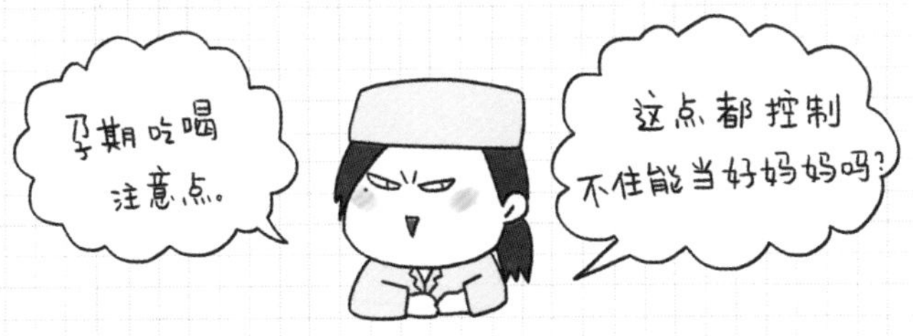

辣椒、咖啡都没停……
总觉得……
这点都承受不了能当我孩子吗??

走开啦!
我知道啦!

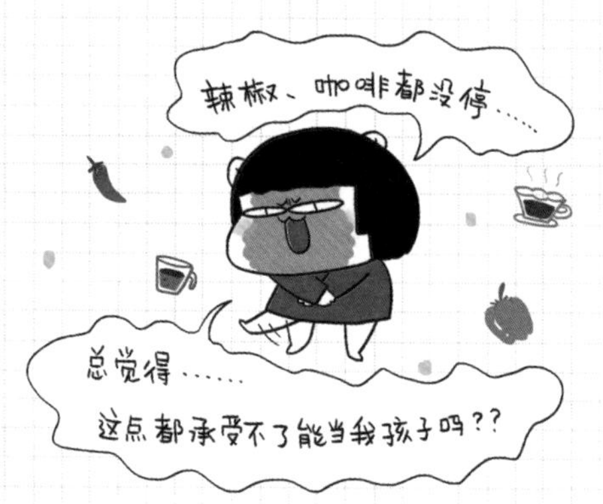

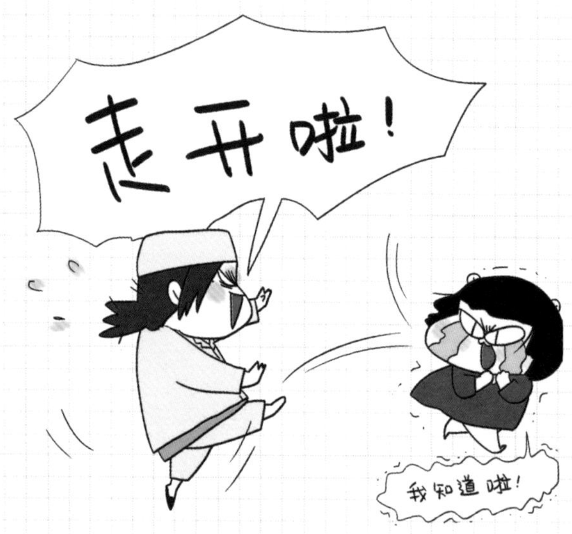

啊，不愧是自私的我。

7月1～4日

孕22周

再次去青岛

七月的第一天，
我站在青岛的岸边。

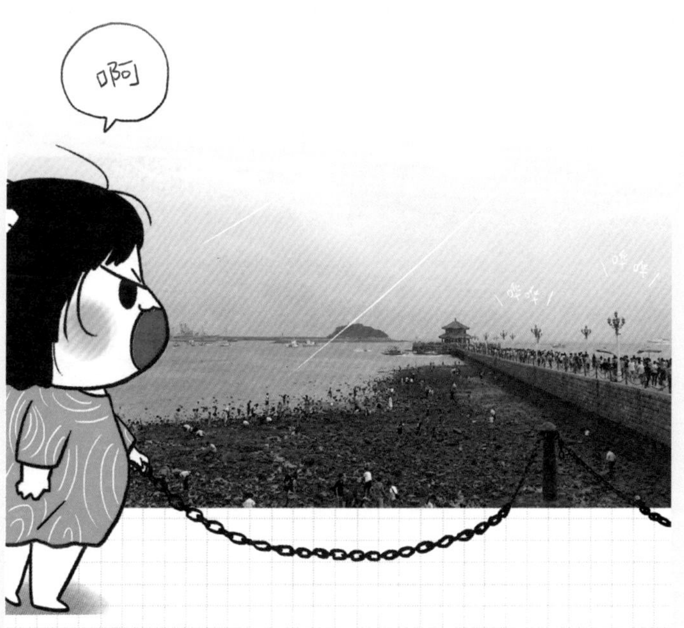

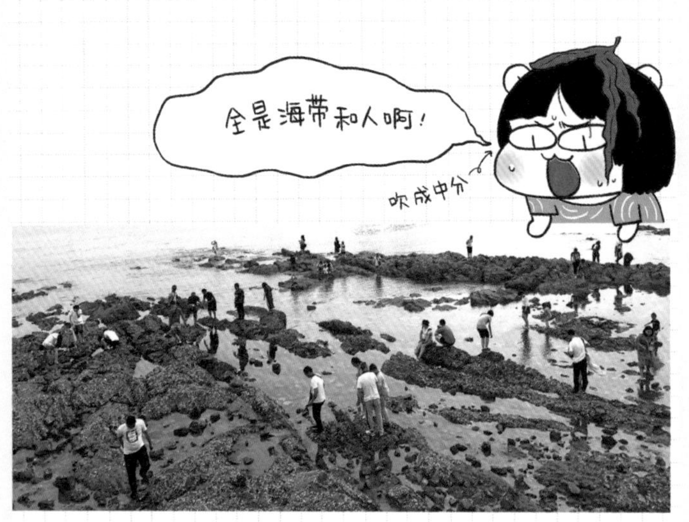

青岛的美，在那些老房子、老街道上。

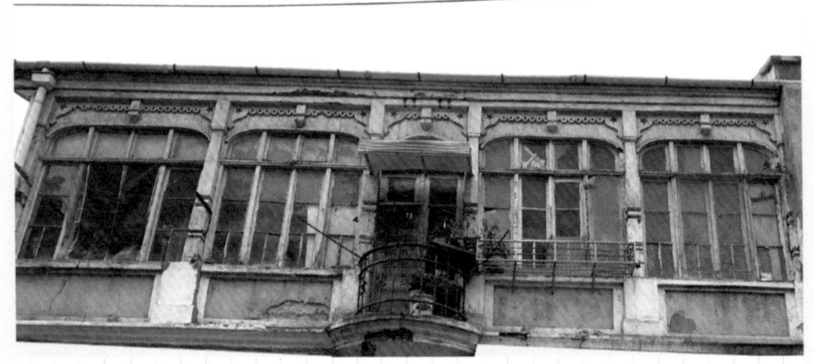

中山路

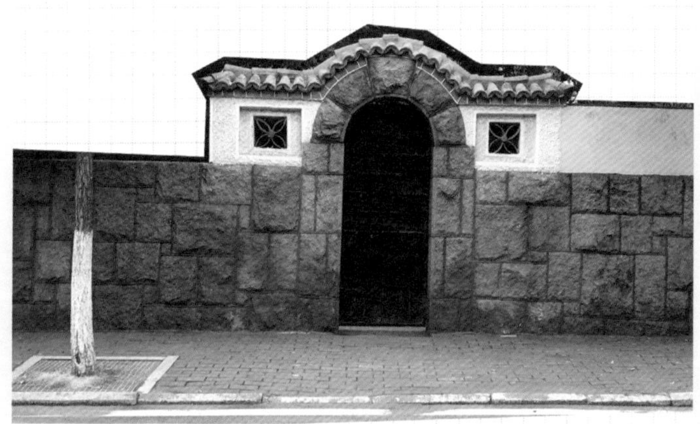

八大关

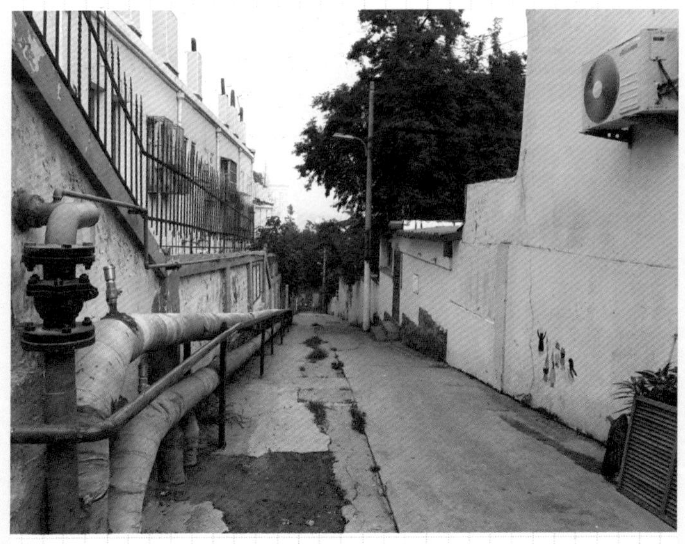

老旧的样子。

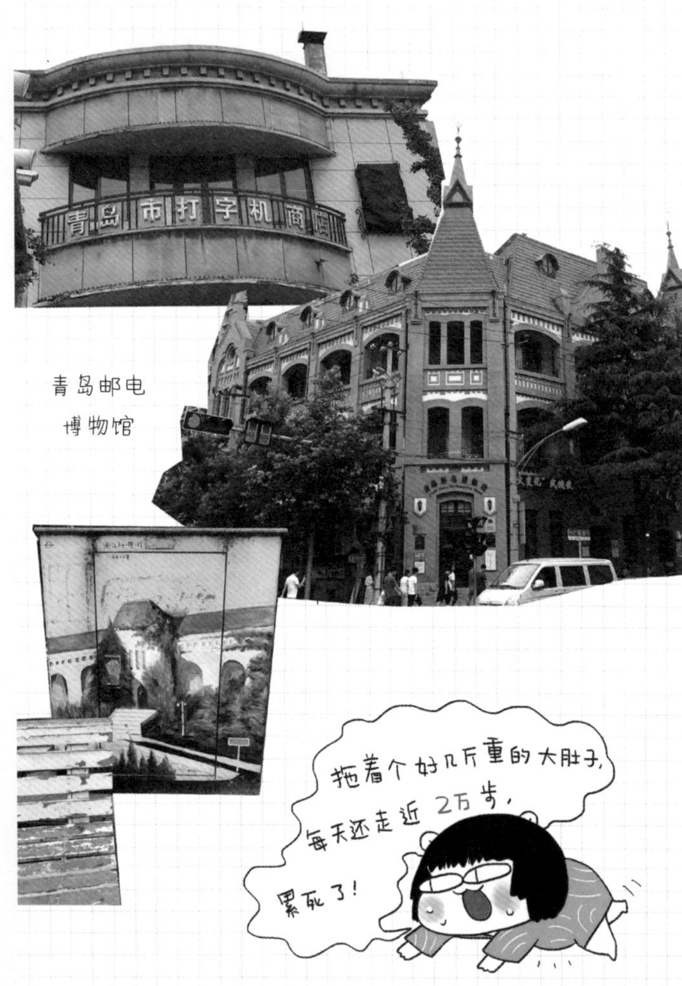
青岛市打字机商店
青岛邮电
博物馆
拖着个好几斤重的大肚子，
每天还走近 2万步，
累死了！

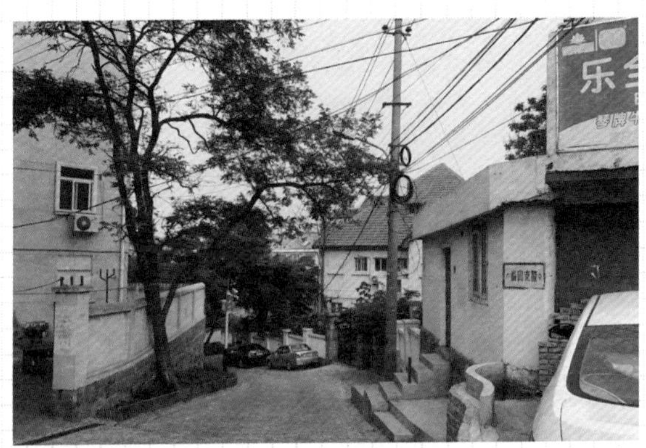

有年代美。

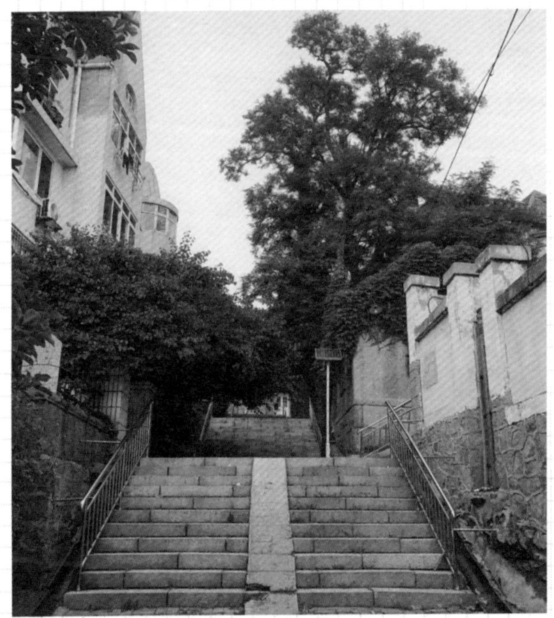

随便一拍都是偶像剧的场景!

最后一天，一定要去爬崂山！

竟然不准孕妇坐缆车?!
哼!!

在半山腰发现了野桃！

哈哈哈！
你们这些坐缆车
的，吃不到仙桃吧！

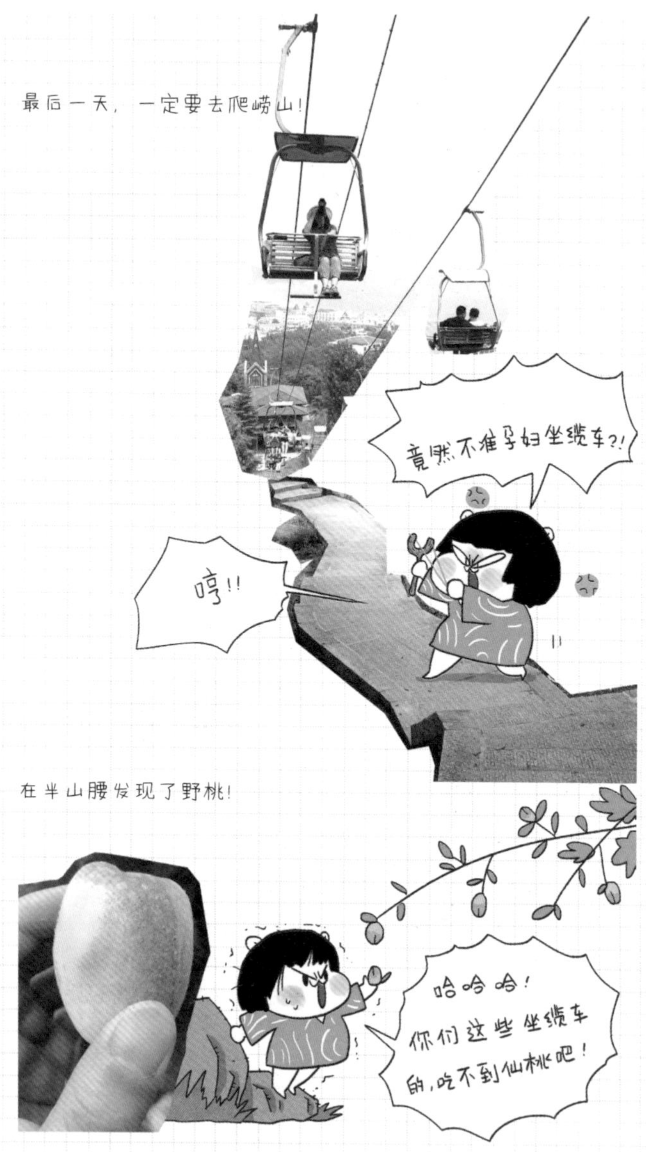

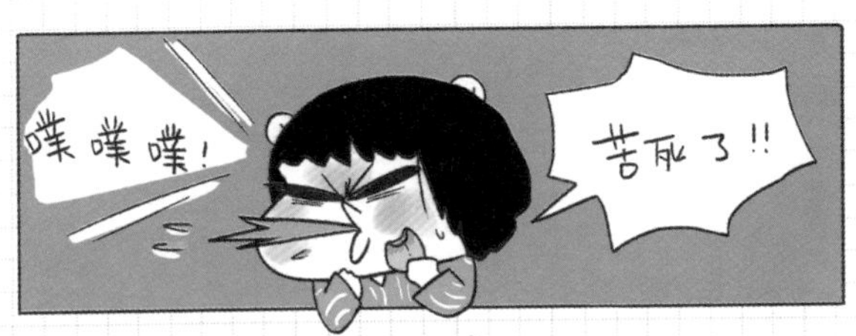

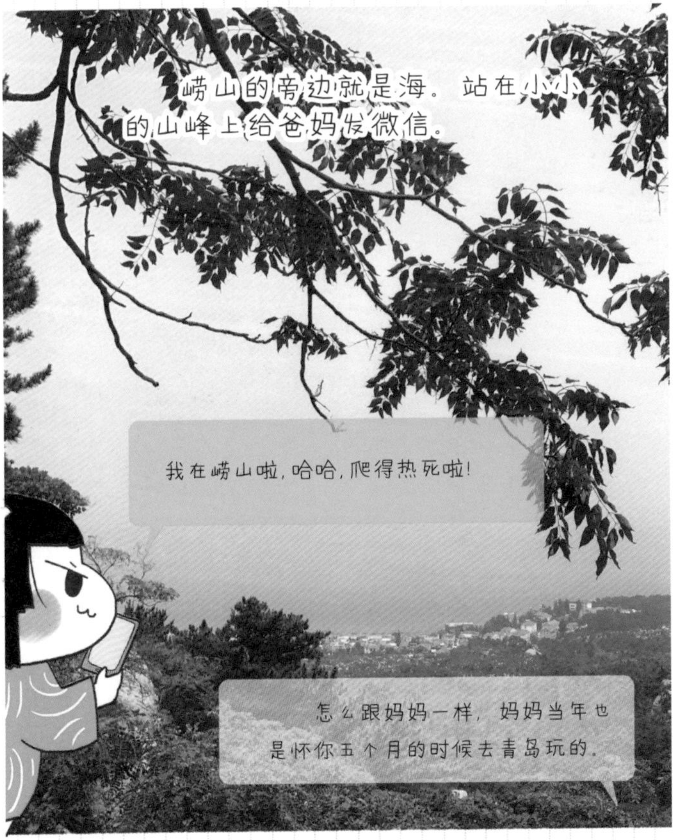

崂山的旁边就是海。站在小小的山峰上给爸妈发微信。

我在崂山啦，哈哈，爬得热死啦！

怎么跟妈妈一样，妈妈当年也是怀你五个月的时候去青岛玩的。

难道这是遗传？

搞了半天，
你这小孩
只是在学我？
坐着人肉
头等舱 游青岛，
美死你！！

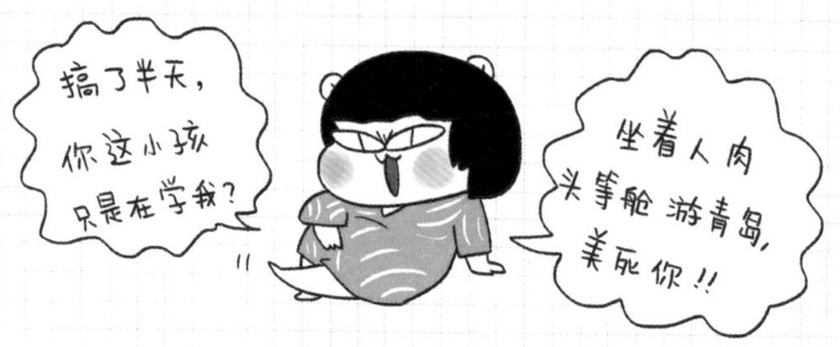

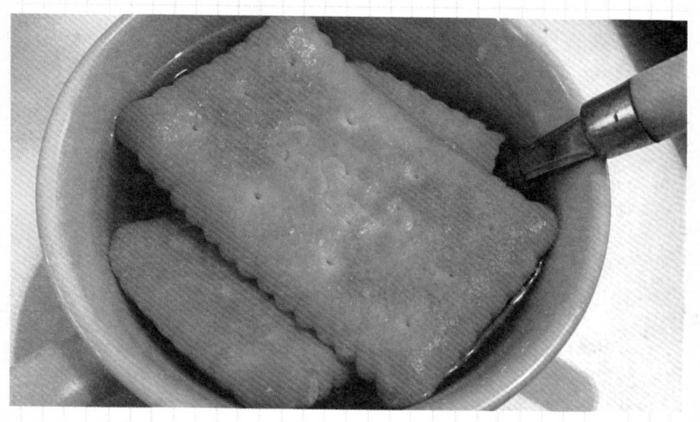

顺带一提，
青食钙奶饼干泡牛奶、泡水真好吃

7月7日

撒尿频，一夜尿四次……大家体会一下刚睡不久就被尿憋醒的感觉……做梦还在不停找厕所，好累。

7月8日

孕22周

精子和卵子

和朋友聊天：

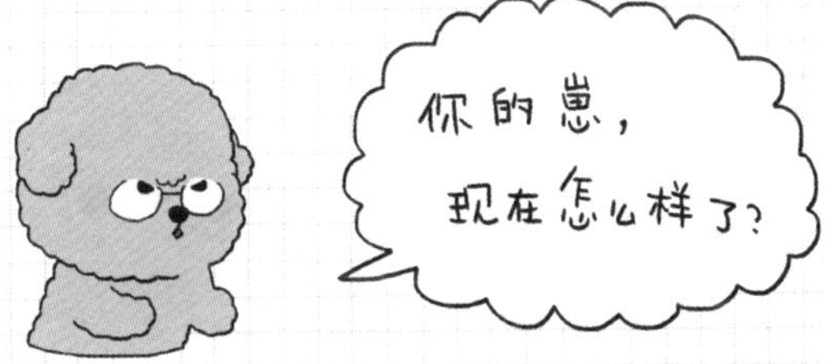

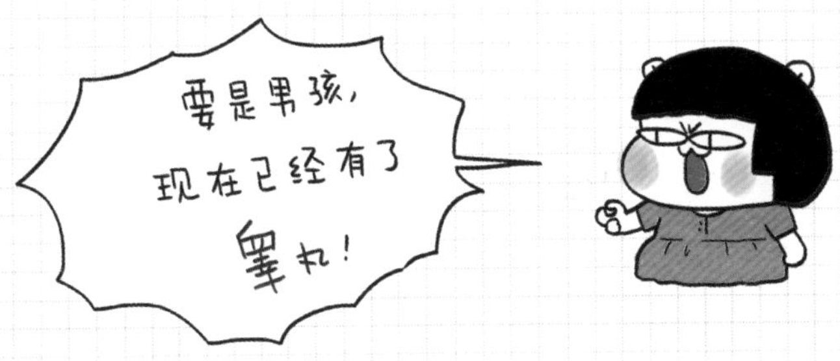

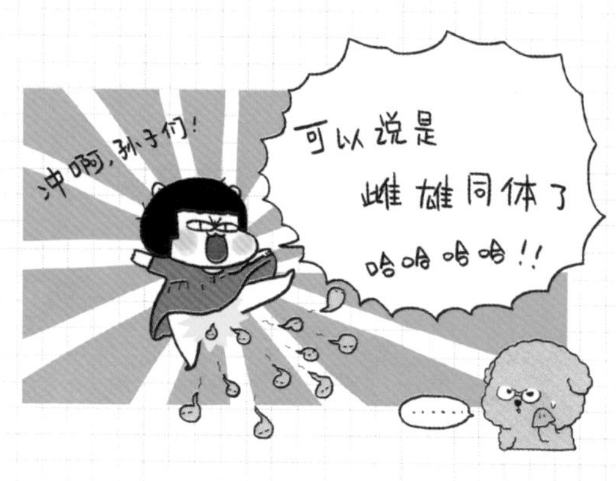
冲啊，孙子们！
可以说是
雌雄同体了
哈哈哈哈！！
……

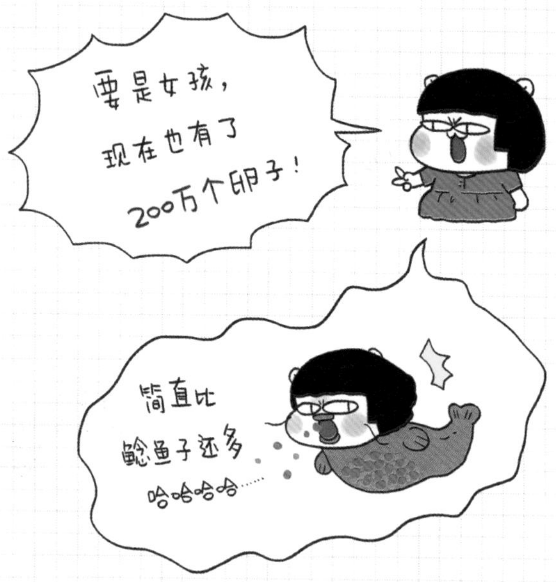
要是女孩，
现在也有了
200万个卵子！
简直比
鲶鱼子还多
哈哈哈哈……

话题渐渐跳转到美食：

哎……
最近连着
猛吃两天，
都没正常
排便……
可能营养被
小孩吸收了吧？

连我的屎
都要吸收了？
天哪!!

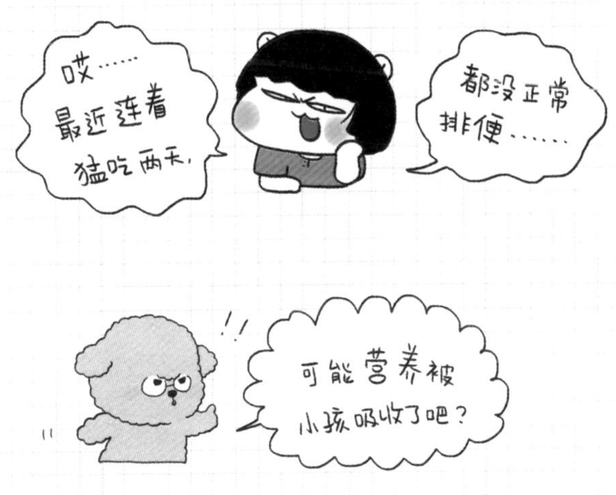

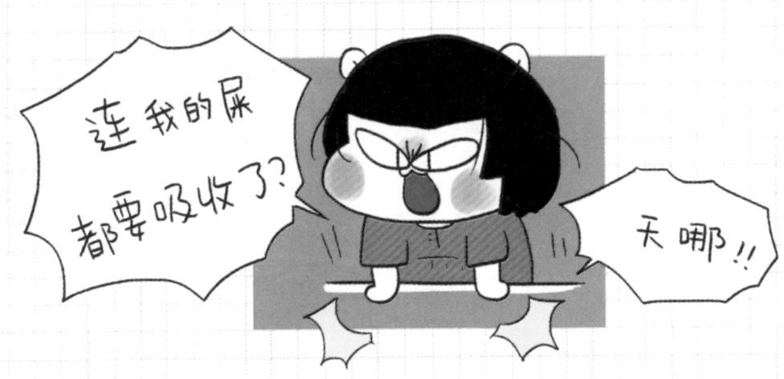

7月9日

孕后一直注意体重，每天早晨都要称一次，就怕超出医生说的体重范围。看着体重计上不断增长的数字暗暗安慰自己：这些都是二次发育的胸和胎盘羊水而已！但真的在某天突然轻了两斤后，又胡思乱想是不是得了什么病？人就是这样矛盾地度过一天一天的日子，胡乱成长起来。

7月12日

最惨莫过于怀孕了，钱没了。

7月12日

孕23周

孕妇不工作

怀孕真的不影响工作吗？

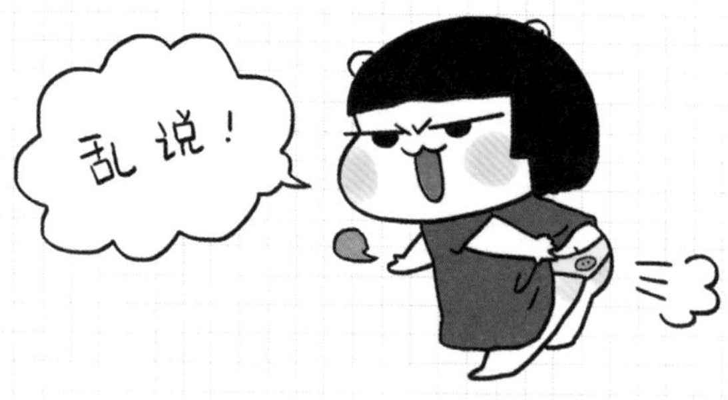

怀孕后已经错过无数赚钱机会……

1
困
新的故事
大纲……
肯定狂卖
100万册……
一边敲键盘，
一边都能睡着。
创意只在梦中。
2
丑
当红美少女漫画家
见面会&签售会
喂……
喂……
那个死
肥婆是谁哦？
PP殿下
滞销

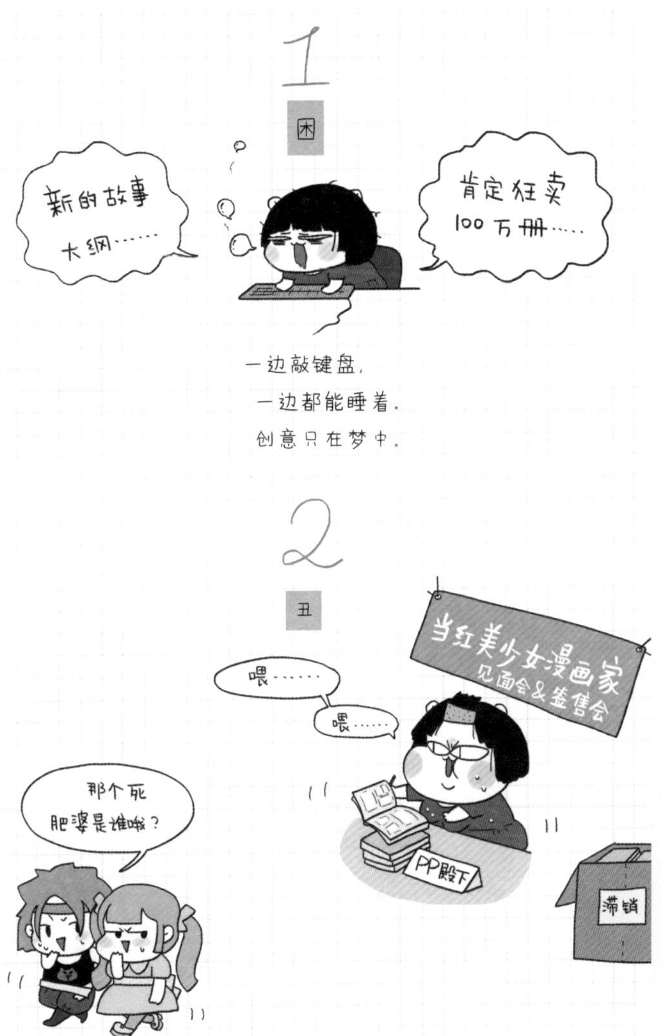

胖到莫名其妙，颜值迅速下降，

还挂着两个超累赘大胸。在这个看脸的世界根本活不下去。

3

不能出远门

PP老师您好，我们是维也纳旅游局的，想邀请您参加维也纳艺术之旅。

免费吃住
一星期，还给一笔
差旅费？！
去啊！！

下个月初，您看时间可以吗？

那个时候怀孕已6个多
月了，正是孕期最稳定的时
候，没问题！

啊，您怀孕了……
孕妇的风险好像比较大……

孕35周之前乘
飞机都没问题的！
喂喂，怎么断线了，
不多聊会儿了吗……

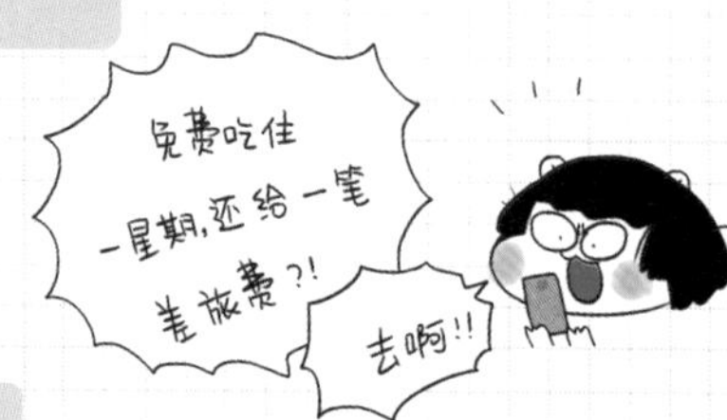

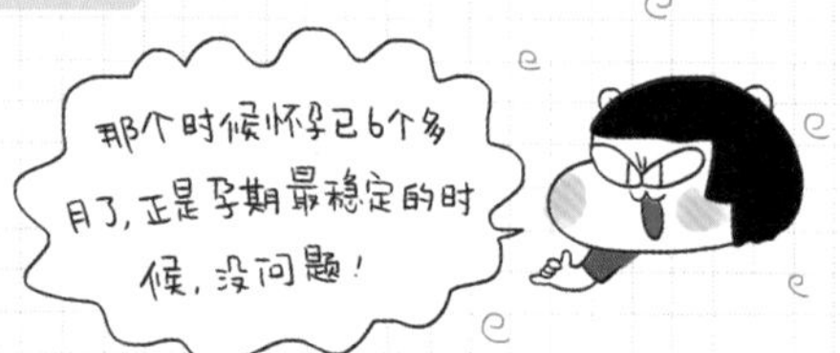

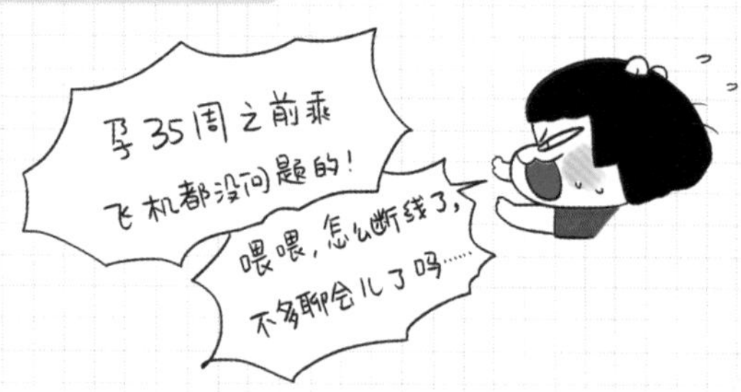

出门怕出事，
行动慢吞吞，
还可能和产检日期冲突。

更不要说那些孕吐到吐血、水肿、妊娠糖尿病、高血压的妹子了……
再加个"先兆流产"，你只能躺在床上静养！

越需要赚钱的时候，
钱离你越远，
还在不停花花花！

我要这废手
何用？!

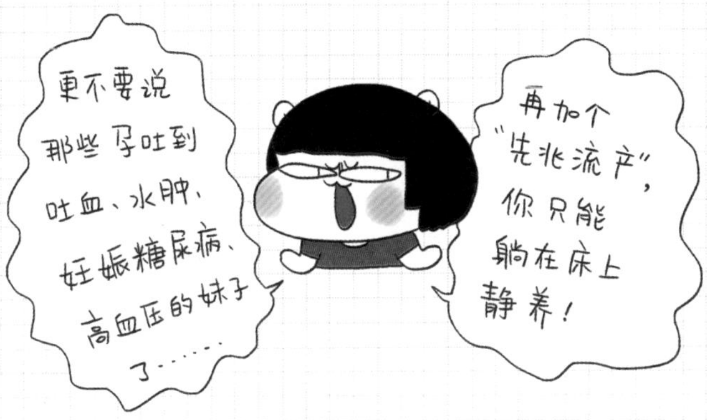

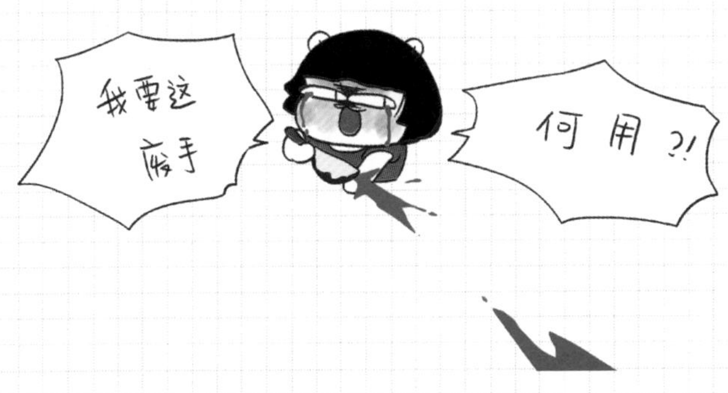

7月17日
孕23周
大排畸的痛苦

怀孕六个月左右，
需要做一次大排畸。

就是去医院
做B超，看看小孩的
头、手、脚、内脏什么
的有没有发育畸形。
孕妇
必做！

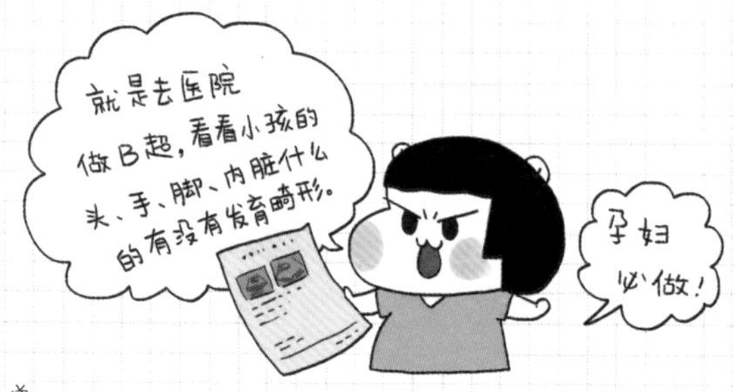

听着很简单，
但是也有很多孕妇不能一次做成功，
要做三四次甚至五六次，
为什么呢？

还不是
因为你！
我就不动！

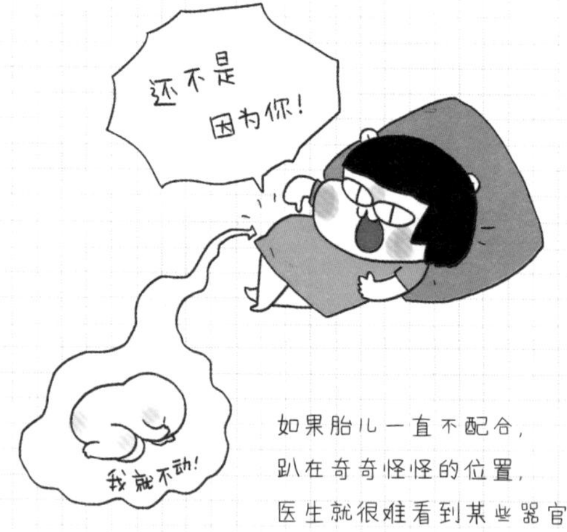

如果胎儿一直不配合，
趴在奇奇怪怪的位置，
医生就很难看到某些器官。

所以，

在临去的前一天晚上……

爱的胎教
喂，
你给我听好了！
明天要是不听话
就挨打！
啪
啪

第二天

B超室
出去走几圈
再进来！
呜
呜
呜
这么可怕！已经连
续两个人没有顺利
做完检查啦!!
第一个进去的人
也折腾了1小时才做完！
超慢的!!

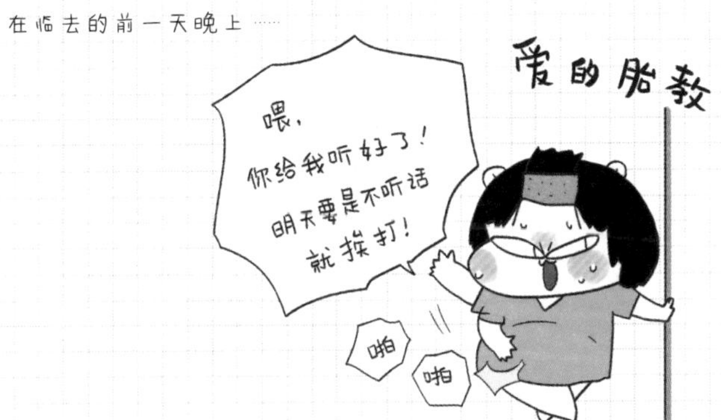

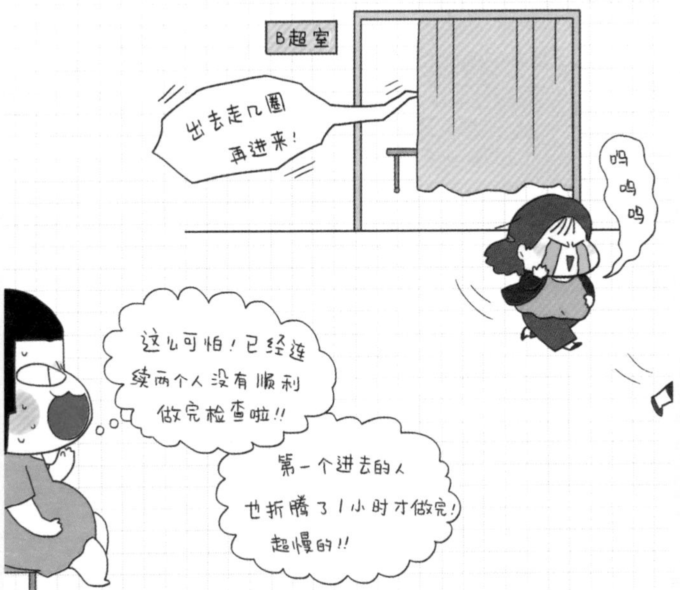

等了差不多三小时，终于轮到我。

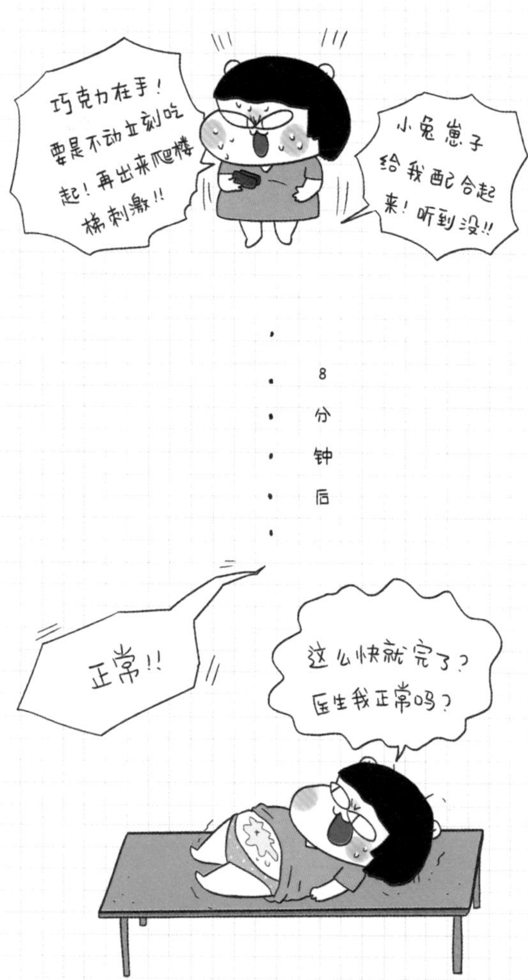

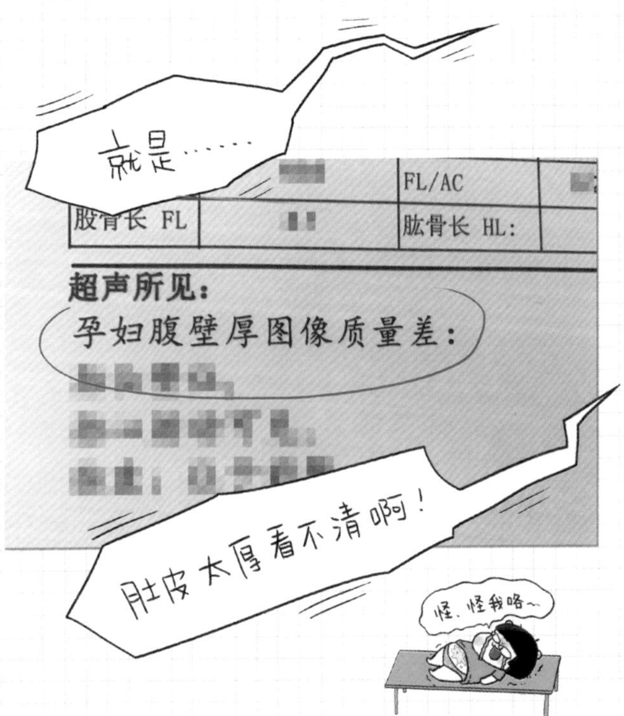
就是……
FL/AC
股骨长 FL
肱骨长 HL:
超声所见：
孕妇腹壁厚图像质量差：
肚皮太厚看不清啊！
怪、怪我咯~

7月20日
孕23周
鸡肋的采购

怀孕后用过哪些鸡肋的东西呢?

1

[防辐射服]

辐
射
防
你以为辐射会像警匪片里的白痴反派一样，只进攻警察穿防弹背心的上半身吗?!
宇宙间无处不在的电磁波完全可以全面包围你，从防护不到的头、手、腿长驱直入!

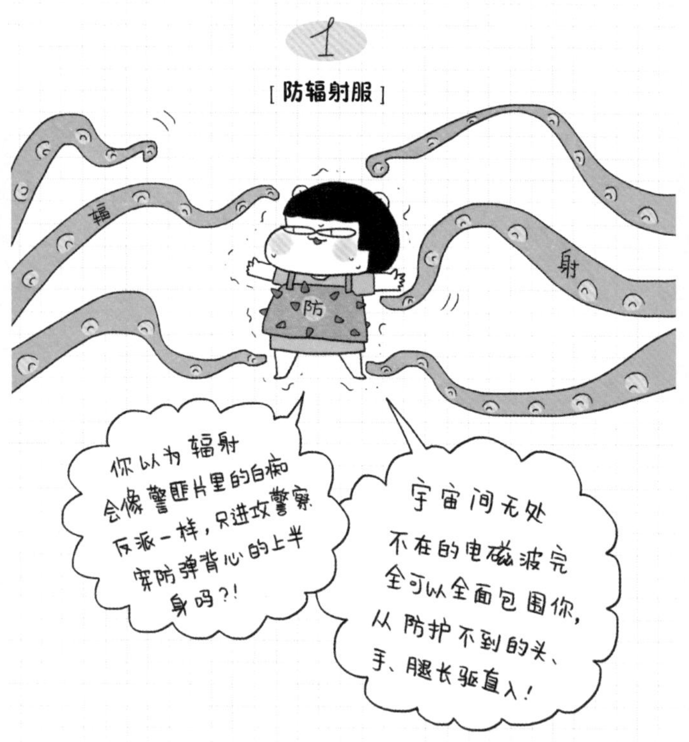

防辐射服最明显的

作用只有——

提醒别人你是个孕妇!

不、
不用……
小姑娘,
来坐!
又来了
个跟老娘
抢座位的……

扔扔扔!

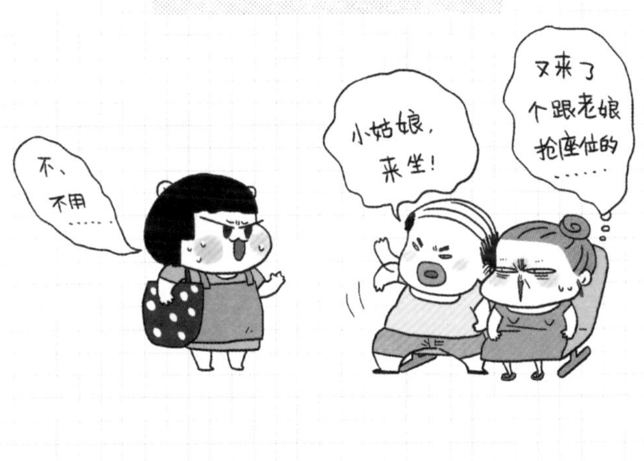

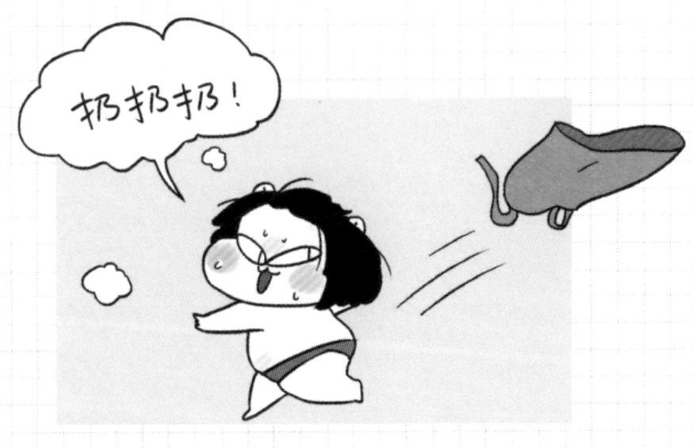

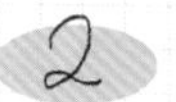

2

[孕妇枕头]

这个比较
因人而异！
还跟季节
有关！

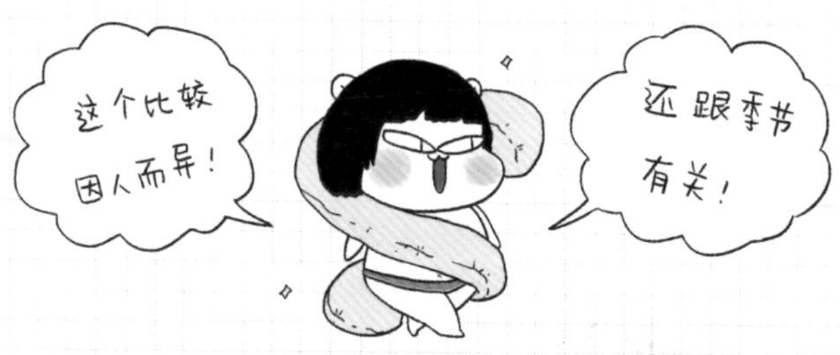

如果是喜欢卷被子、高枕头，孕肚又比较大，那你就——

买

如果是枕惯低枕头，孕期肚子不明显，又是在炎热夏季的话——

我要这白蛇
何用？！

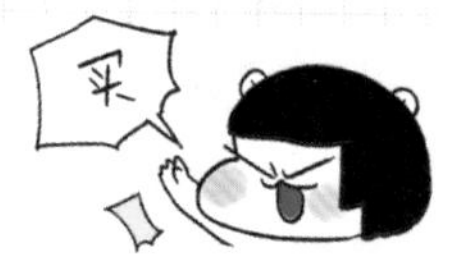

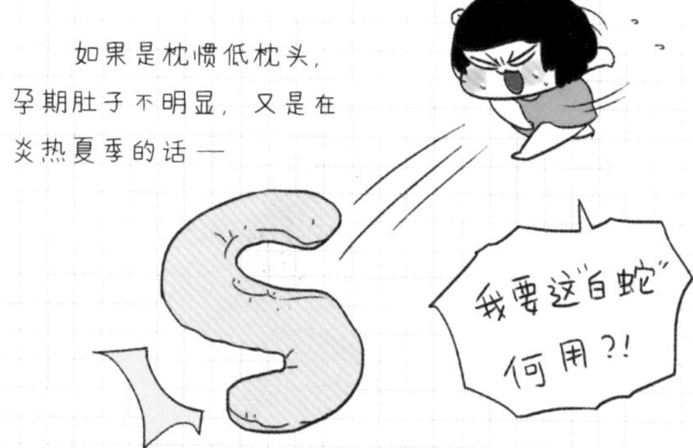

[各种猪骨汤]

喝成"智障"
全是
油水混合
物……
咕
咕
只胖我，
不胖你……
（胎儿）

[孕妇专用化妆品]

我才不相信
涂个脸就能影响
胎盘呢！
PP

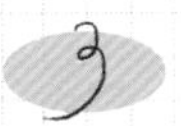

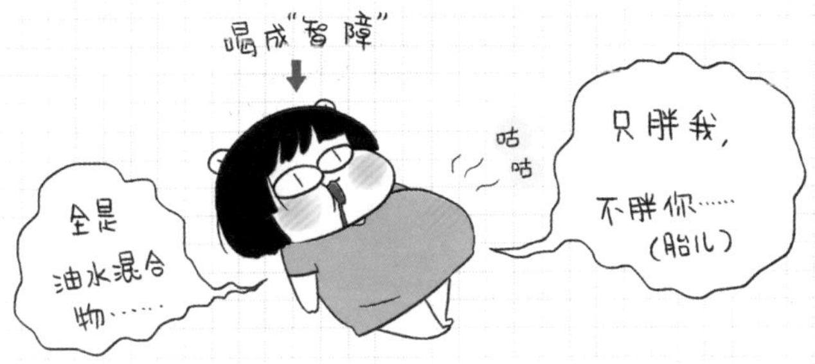

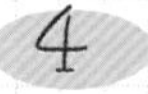

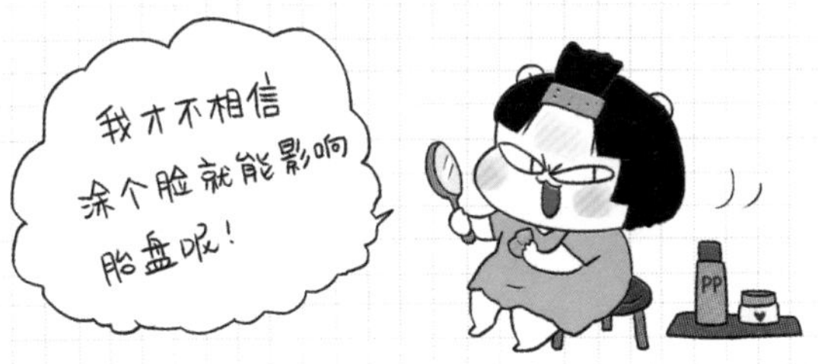

其他

你会有10个月毫无经期，卫生巾和护垫完全可以快生的时候再屯。

每天的水果都是定量的，多吃水果除了糖分多并不会改变宝宝的肤质（sad）。

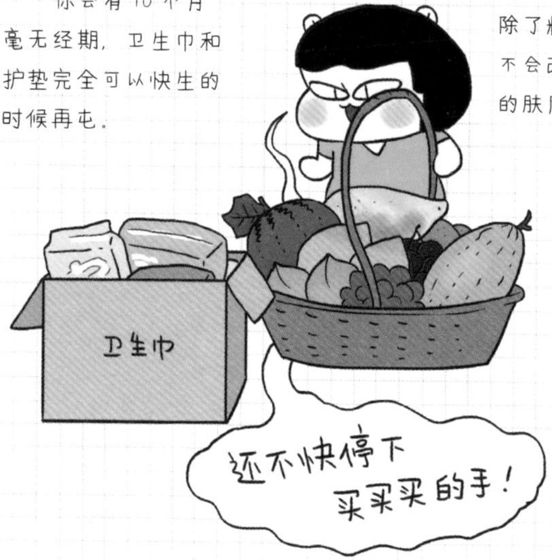

卫生巾

还不快停下
买买买的手！

后来孕八个月时，我终于体会到孕妇枕的妙处了！

7月24日
孕24周
抢我的资源？

B超显示胎儿偏小一些。

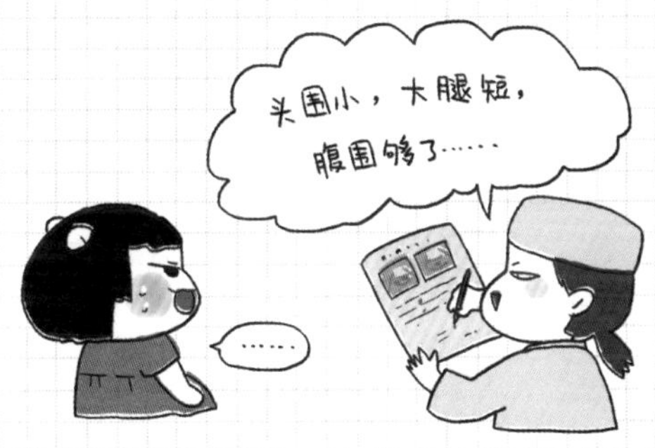

医生上下打量了我一眼。

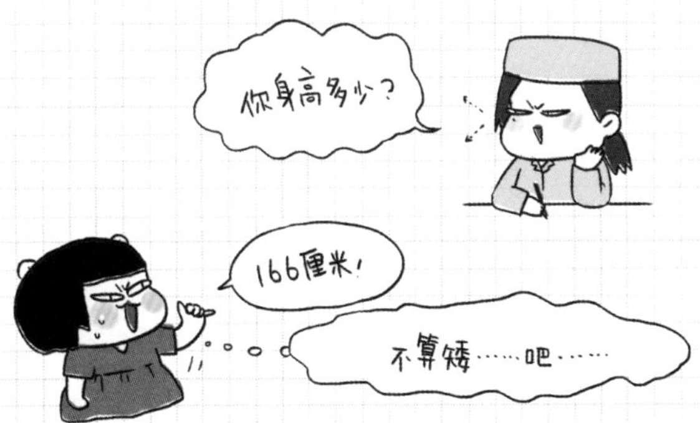

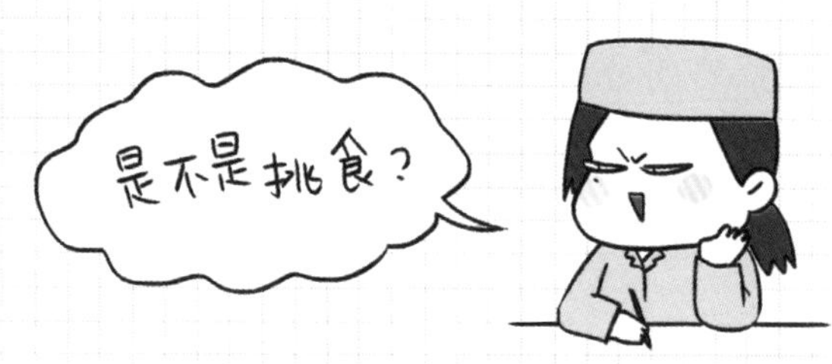

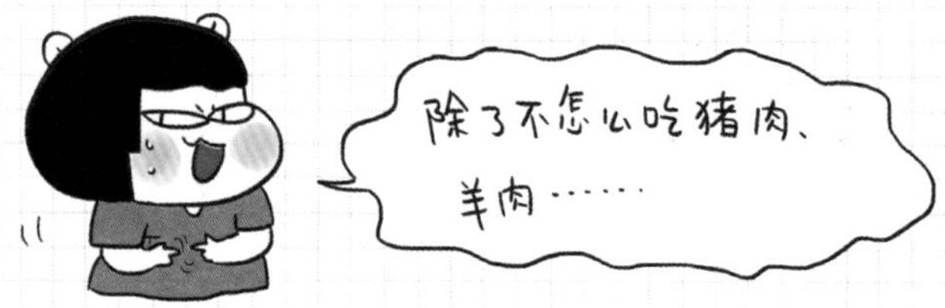

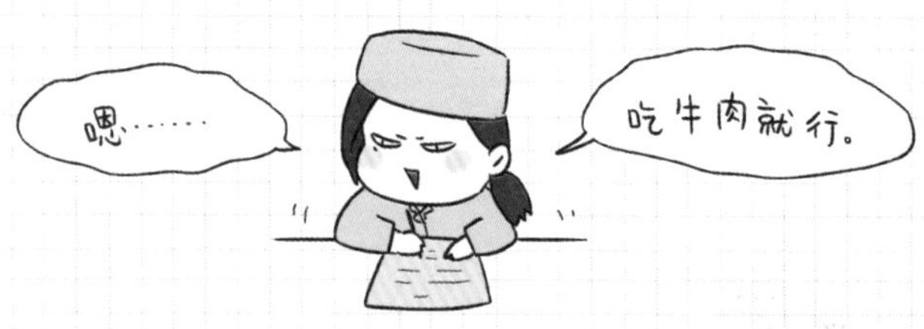

怀孕，似乎是个“抢夺”营养的过程！

小崽子不想活了？
跟你妈抢营养!!
我的!
我的!
营
养

不管你吃不吃，肚子里的胎儿都会“吃”你!

又……抽筋了……
嘻嘻，
是我吃了你
的钙!
咔吧
咔吧

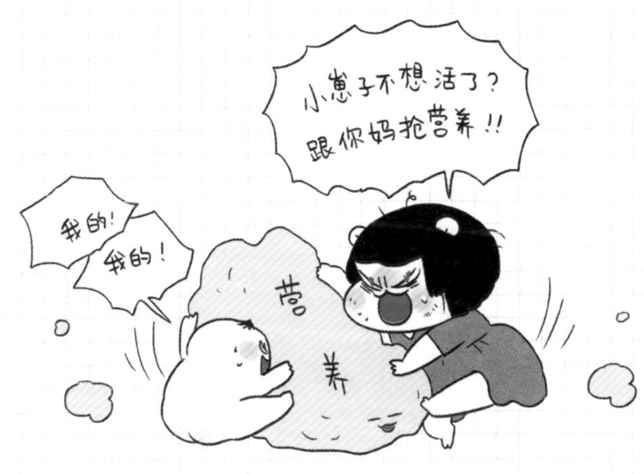

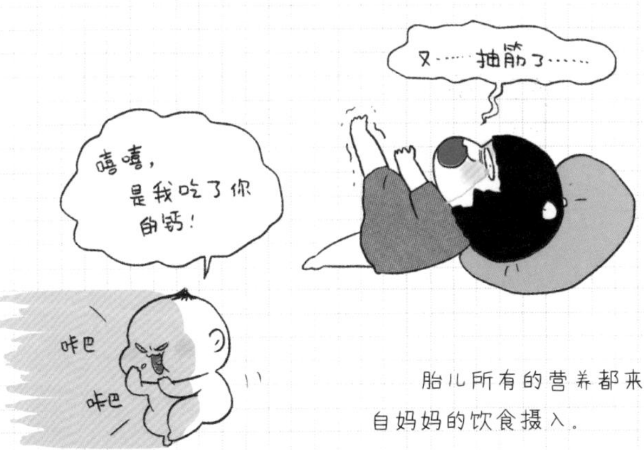

胎儿所有的营养都来自妈妈的饮食摄入。

因为体质不同，每个人的情况也不同。

有的妈妈很有“奉献”精神：

啊，
吃什么吐什么，
自己快瘦成人干了，
肚里的宝宝却长得
超大……

有的妈妈很有“战斗”精神：

你能抢得过
你妈吗？

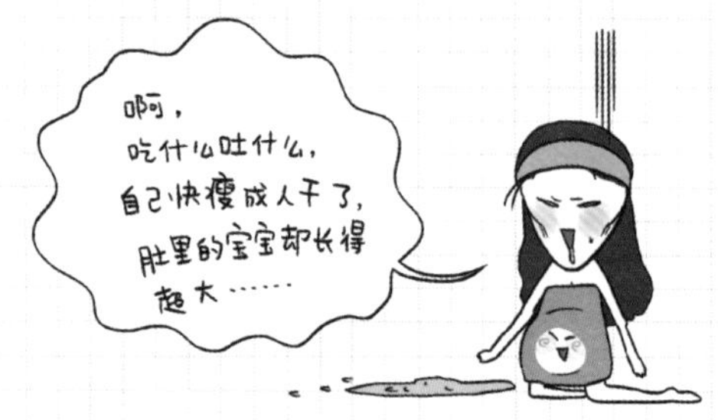

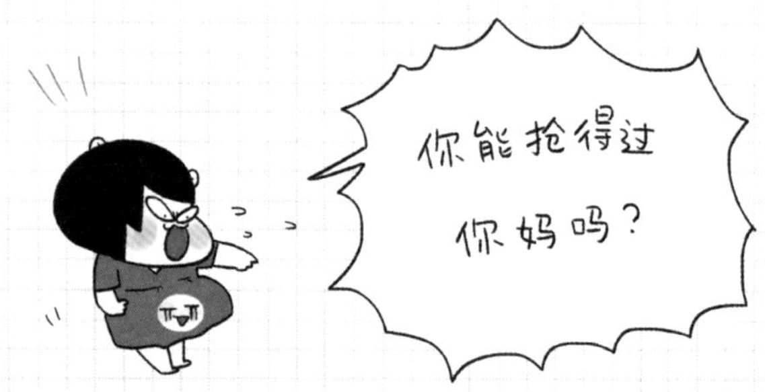

但不管什么类型的母亲，
最后都会爱上这个小淘气。

医生都说你
偏小了，你还
是吃吧！
下次复查
要是不合格，
看我不收拾
你！

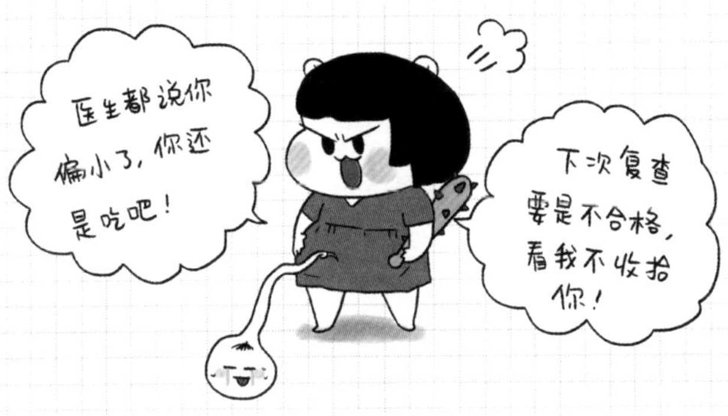

7月25日

最厉害的是那些怀孕很久了自己居然还没发现的妹妹，肚子大了以为是发胖，最后在厕所里“拉”出小孩，难道你们就一点怀孕的反应都没有吗？

7月26日

孕24周

可怕的妊娠纹

我看过我闺蜜的妊娠纹。

哇！
好像干枯
的树皮！！
喏，
就是这样的啦……

皱巴巴的肚皮，真的很难看。

看得我自己
都嫌弃自己！
老公没有，
不知道是真的
还是装的。

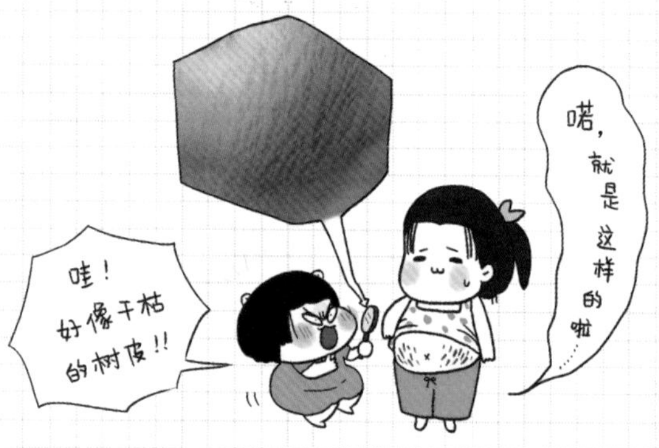

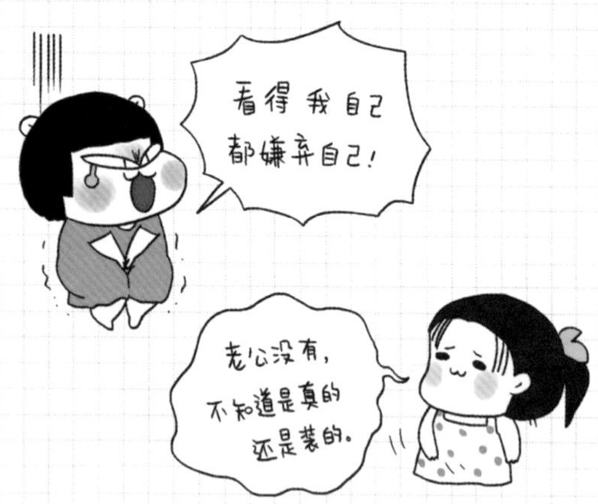

受到刺激后，决定采取措施！

各种油
涂起来！
我就不信
还能长！

但是好景不长，只涂了两三次就……

管它呢！
每次洗完澡，吹头发、敷面膜，还要涂这涂那的，烦都烦死了……
还是躺着玩手机舒服♥

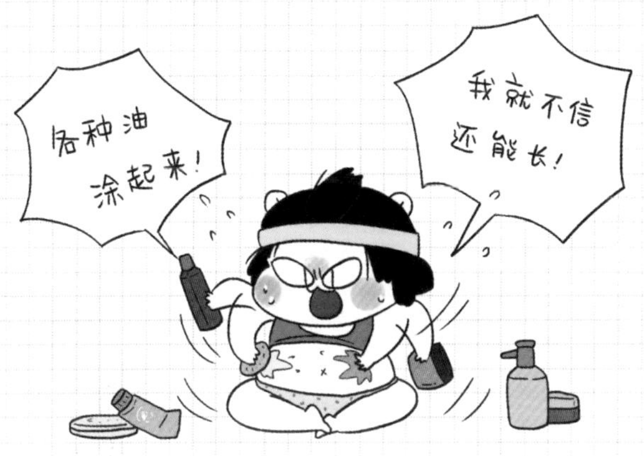

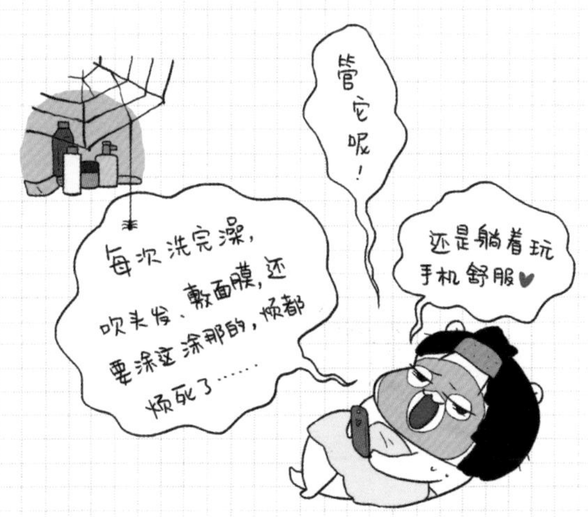

突然某天，看到一篇科普文章：

妊娠纹跟涂不涂油没有太大关系，它的产生与否取决于你的基因，也就是：你妈妈有的话，你也会有；你妈妈没有的话，你也不会长。预防的办法就是控制好体重，不要长太胖。

妈呀！
简直是真理！

什么妊娠纹，
不就是肚皮被撑
炸造成的吗！！

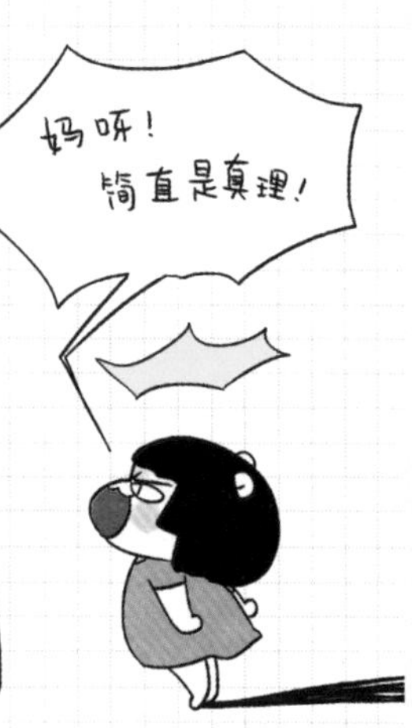

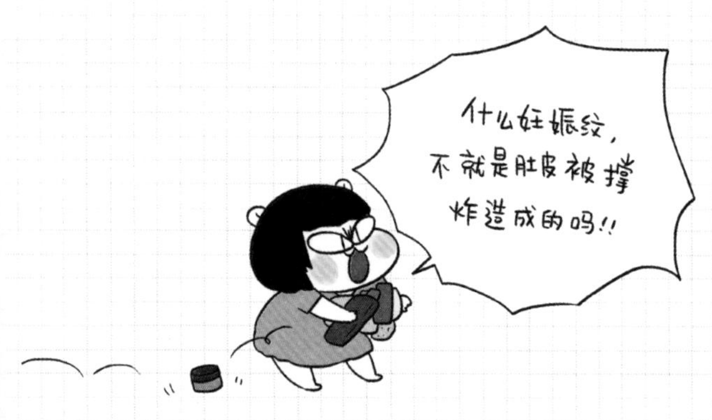

本仙女青春期
的小胖腿上就长
过了，还怕你
嗦!!
我扔～

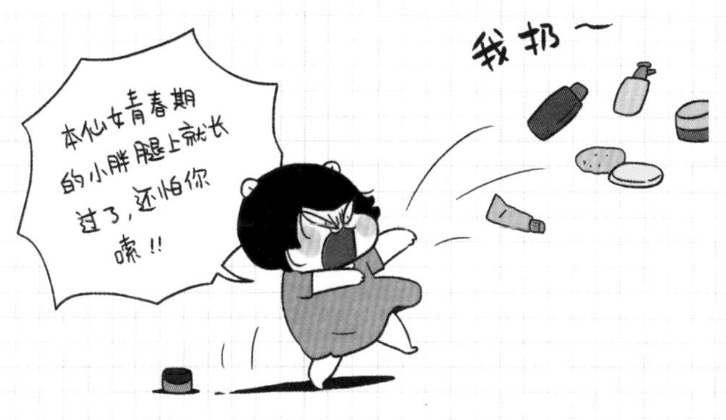

妊娠纹什么的，
还真不是你想长就能长的呢！

6月27日

孕24周

我一直都想不通我怎么会想要宝宝的

我一直都想不通我怎么会想要宝宝的。

是不是脑子抽筋了呀?

一年前，朋友的聚会上，我还在嘲笑当了奶妈的妹子毫无自己的生活空间；两年前的除夕，我在电视机前和我妈大谈生孩子对女性事业的影响；三年前（还是几年前？）的一次论坛活动上，在主持人问在场的人有几个打算单身到底的时候，我第一个举起了右手……

看来举右手都是骗人的，下次得举左手。

我在微信里问朋友："为什么女人会想要生孩子？很多人生第一胎死过一回了，为什么还想要第二胎？"

她说："你先生下这胎来，也许就明白了。"

说实话，一直以来我最怕的就是当了妈后，没了自己，从一个质量也许不那么高级的珍珠变成灰不拉几的鱼眼珠子。

连六六都说女人不管结不结婚，一定要有个自己的孩子，有了孩子才是完整人生。

有了娃以后，朋友圈头像清一色换成宝宝照片，成天晒娃，再也没有“我”这个个体的存在。

毫无自己的生活也就算了，满脑子都是“我娃”两个字。

这就是妈妈们想要的“完整人生”吗？

到今天早晨七点半，楼外装护栏的电钻轰隆隆震天响，我冲出去想找他们理论，担心噪音会伤害肚子里胎儿的听力。我才理解了有时候，作为母亲为了孩子总是那么“蛮不讲理”。

妈妈怎么可能让自己的孩子受委屈？

7月31日
孕25周
"色情"孕妇

怀孕后，

我做了好多个有点色情的梦。

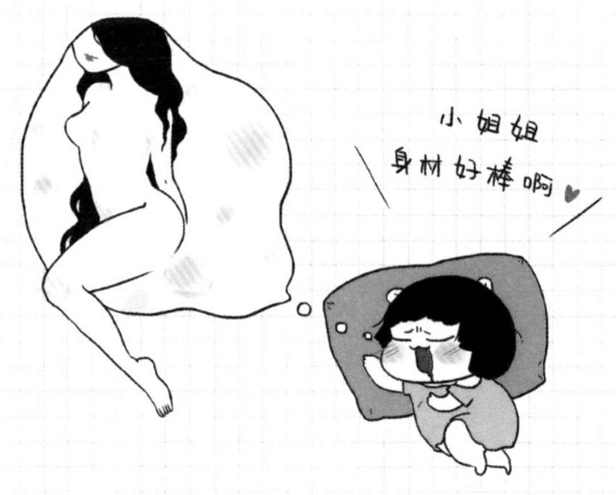

流着咸湿的口水醒来：

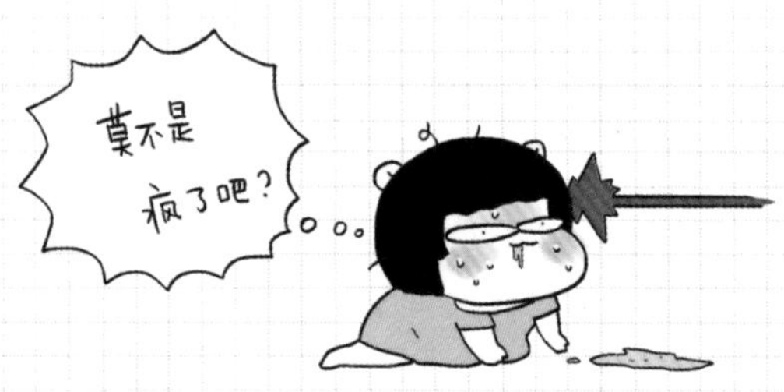

难道……
我怀的是个色
胚吗？？！！

俗话说得好，“黄荆条下出好人”。

求您快用棍子打我！
Come on～

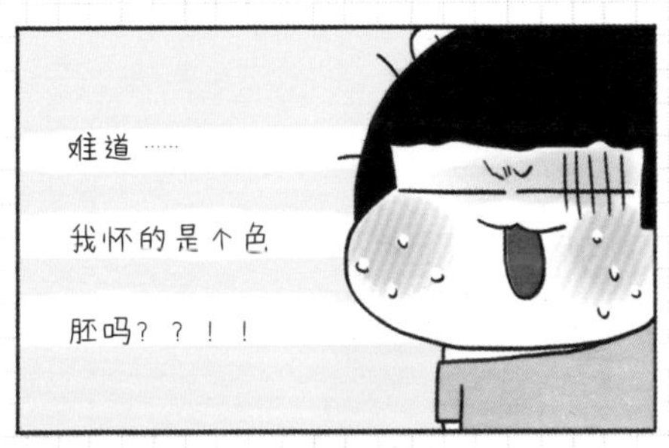

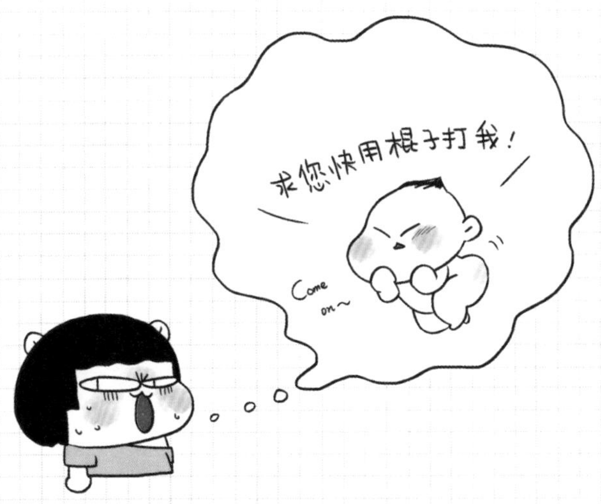

更不要提看什么小毛片了。

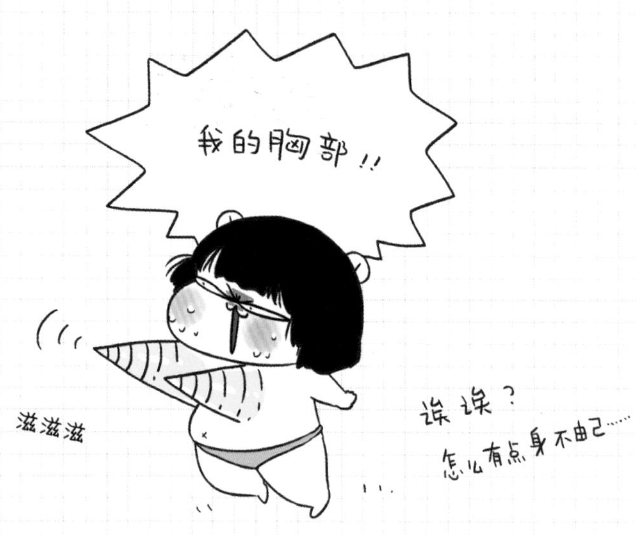

8月1日

之前六个月一直没吐过的我，现在到了孕后期，却一躺就想吐酸水。子宫每天都在抬高，顶得胃难受，吃点东西就像要被挤出来一样，但体重却在噌噌长。

8月3日
孕25周
孕期不能吃

告诉你，怀孕后有很多不能吃的东西！

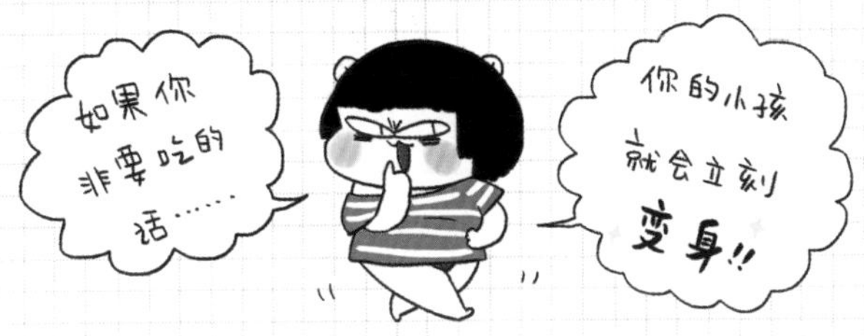

那么，就让我来提醒你，哪些食物是孕期禁忌吧！

1

[兔 肉]

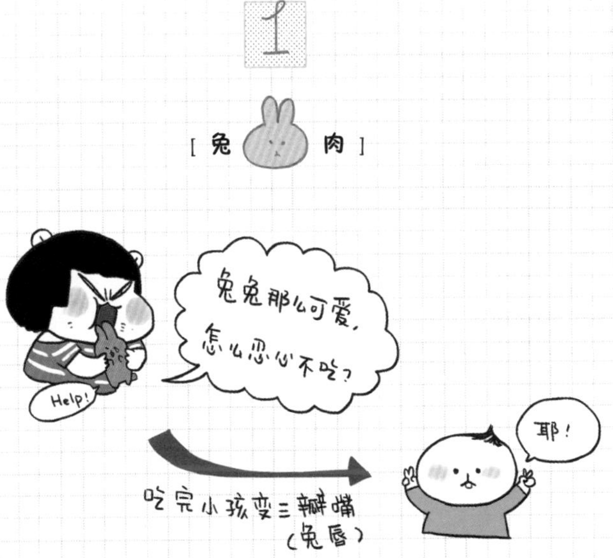

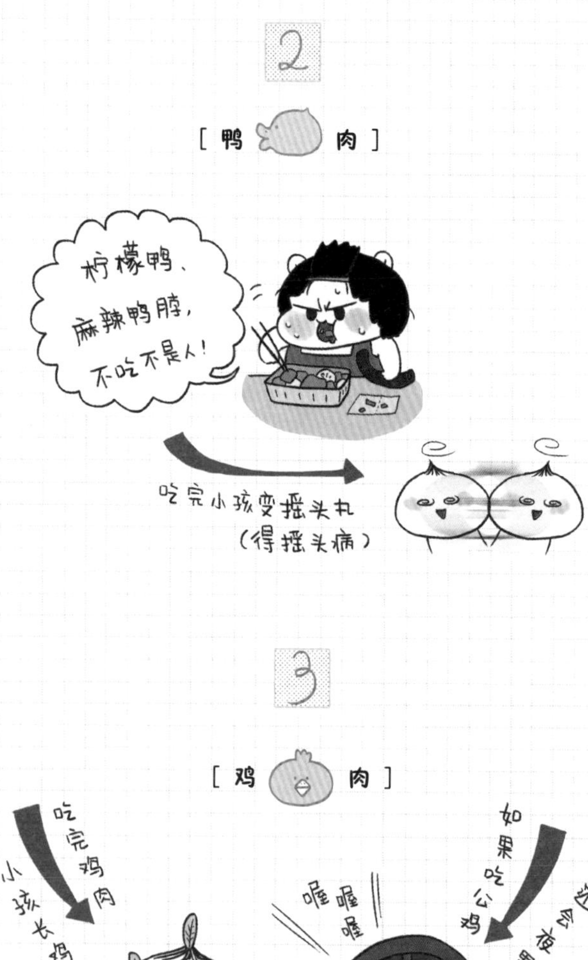
2
[鸭 肉]
柠檬鸭、
麻辣鸭脖，
不吃不是人！
吃完小孩变摇头丸
（得摇头病）
3
[鸡 肉]
吃完鸡肉
小孩长鸡毛
喔喔喔
如果吃公鸡
还会夜里起

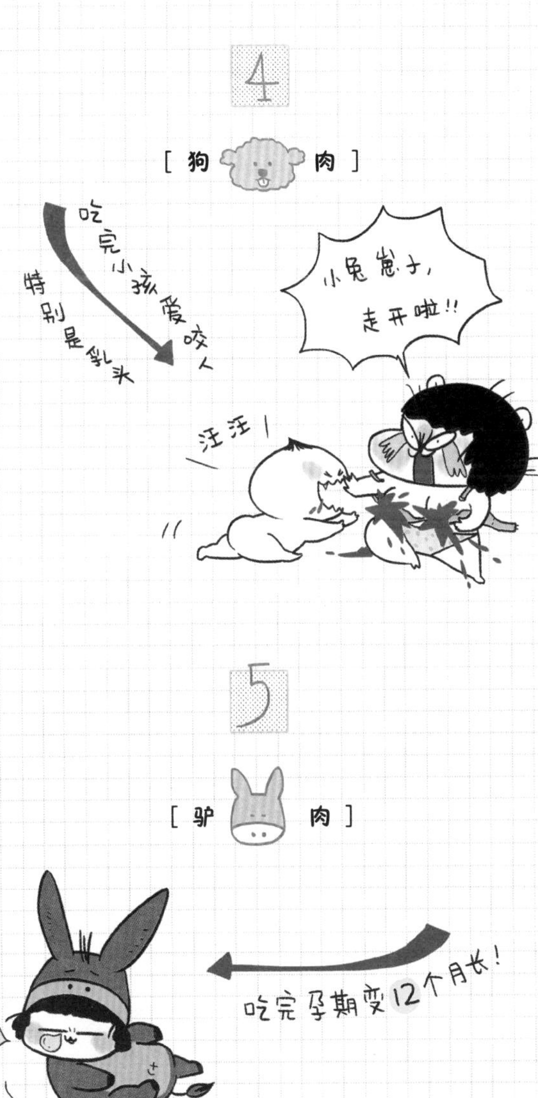
4
[狗 肉]
吃完小孩爱咬人
特别是乳头
小兔崽子，
走开啦!!
汪汪
5
[驴 肉]
吃完孕期变12个月长!

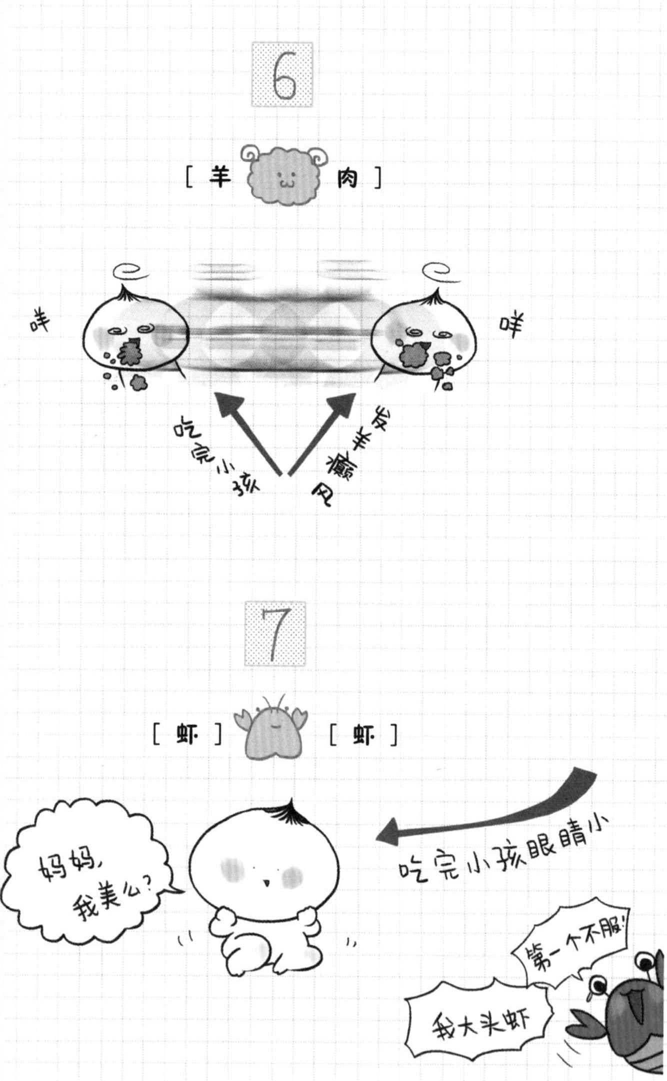
6
[羊 肉]
咩
咩
吃完小孩
发羊癫风
7
[虾] [虾]
吃完小孩眼睛小
妈妈，我美么？
第一个不服！
我大头虾

8

[生姜]

9

[酱油]

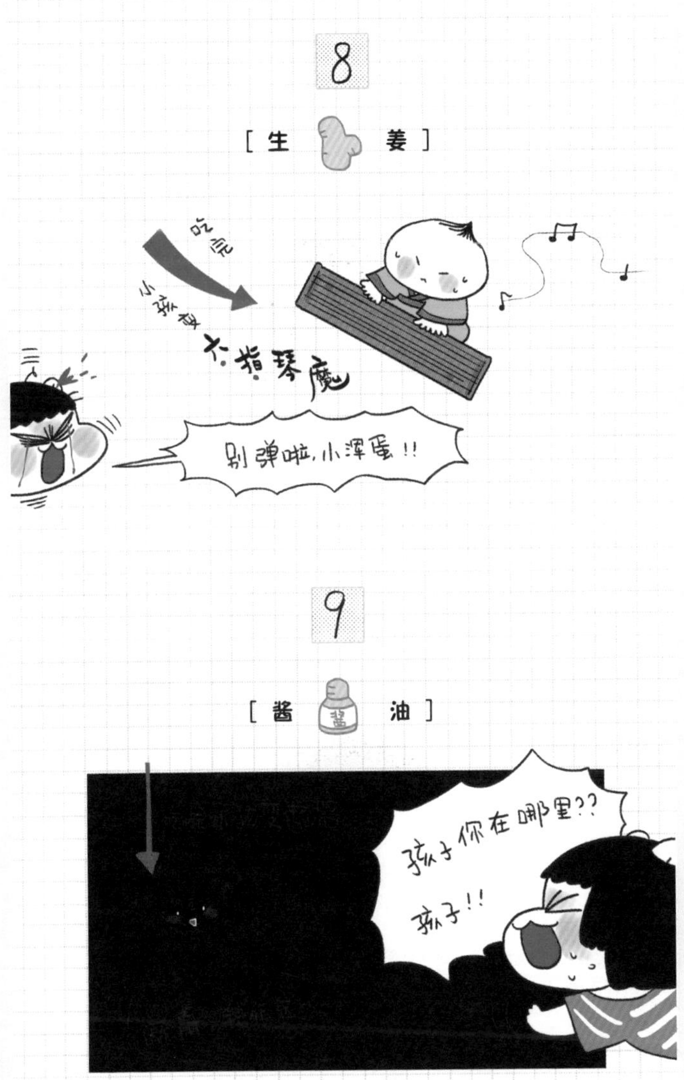

以上，
就是怀孕期间不能吃的东西啦。
如果你真的坚持一样都没吃的话，
那么恭喜：

你该不会
是个傻子吧！

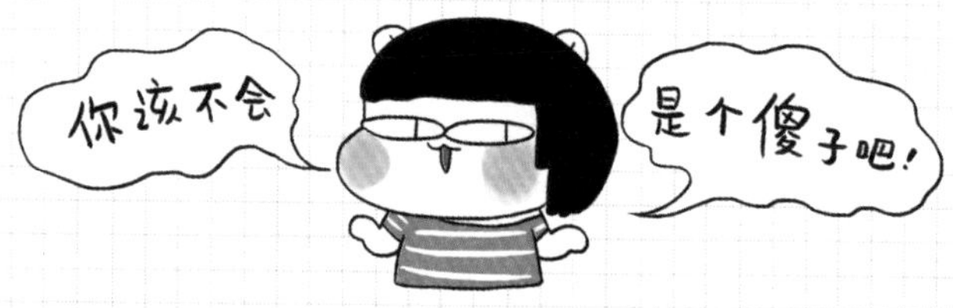

8月4日
孕25周
缩乳手术

产检医生警告我将来哺乳可能会得乳腺炎。

怀孕以后
胸部暴长
好几个cup！
胸围已达
100厘米！又重
又累赘！
尖挺的钻石胸

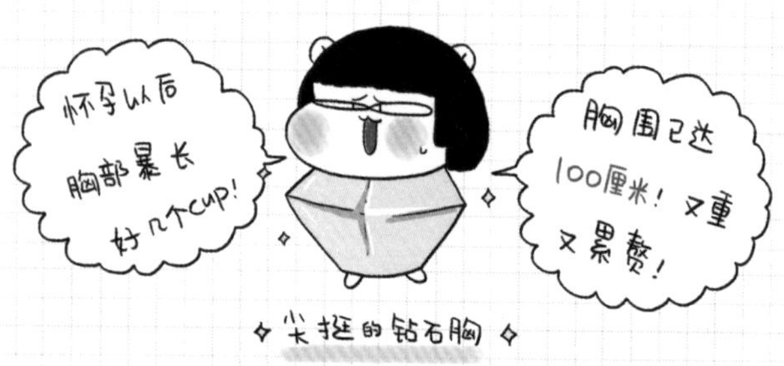

所以生之前提前去检查乳腺。

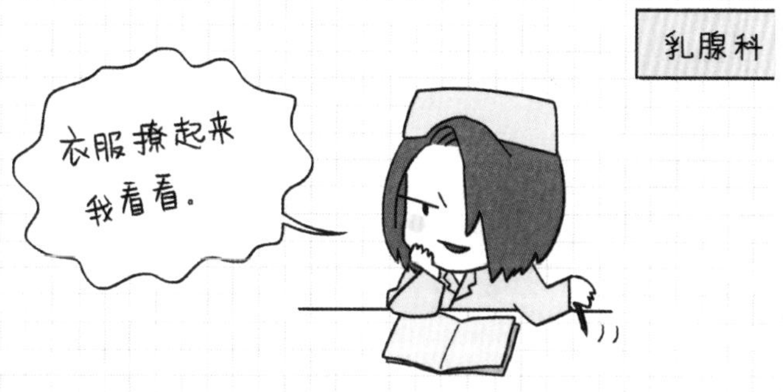
乳腺科
衣服撩起来
我看看。

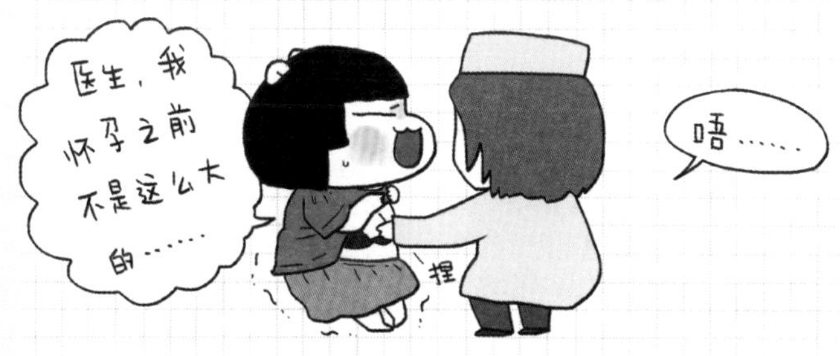
医生，我
怀孕之前
不是这么大
的……
捏
唔……

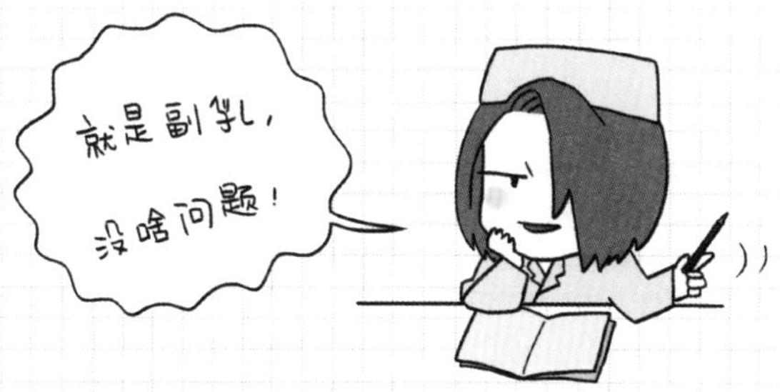
就是副乳，
没啥问题！

那以后喂奶
会不会下垂……

医生听到这个问题，眉头一皱。

来来来，给你
看我手机相册。
哦
凑近

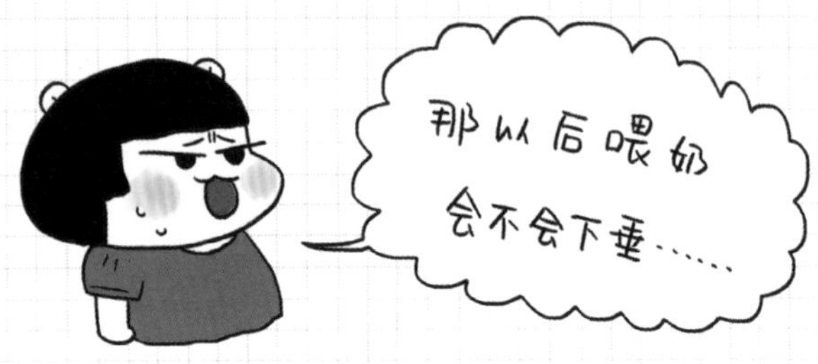

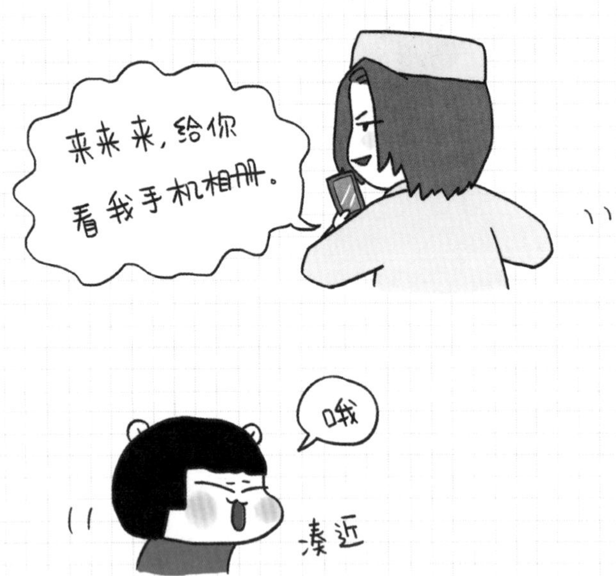

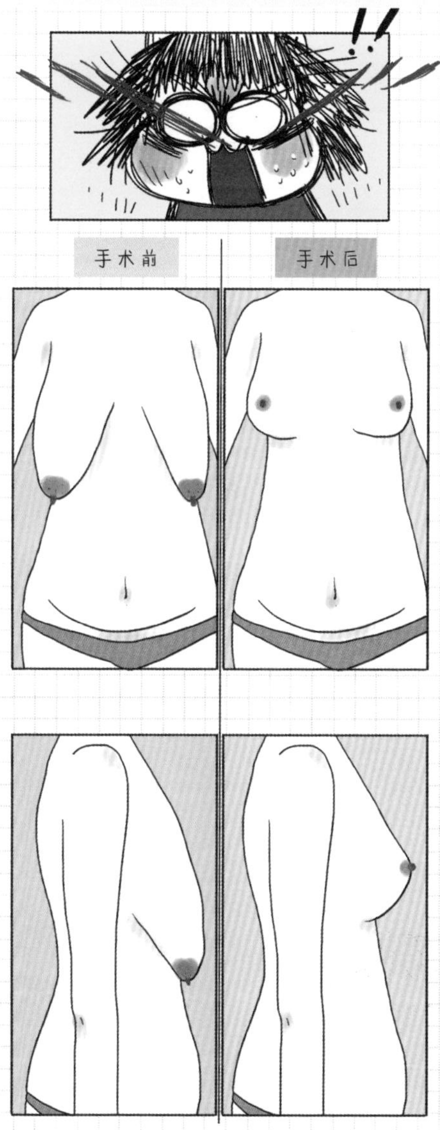
!!
手术前
手术后

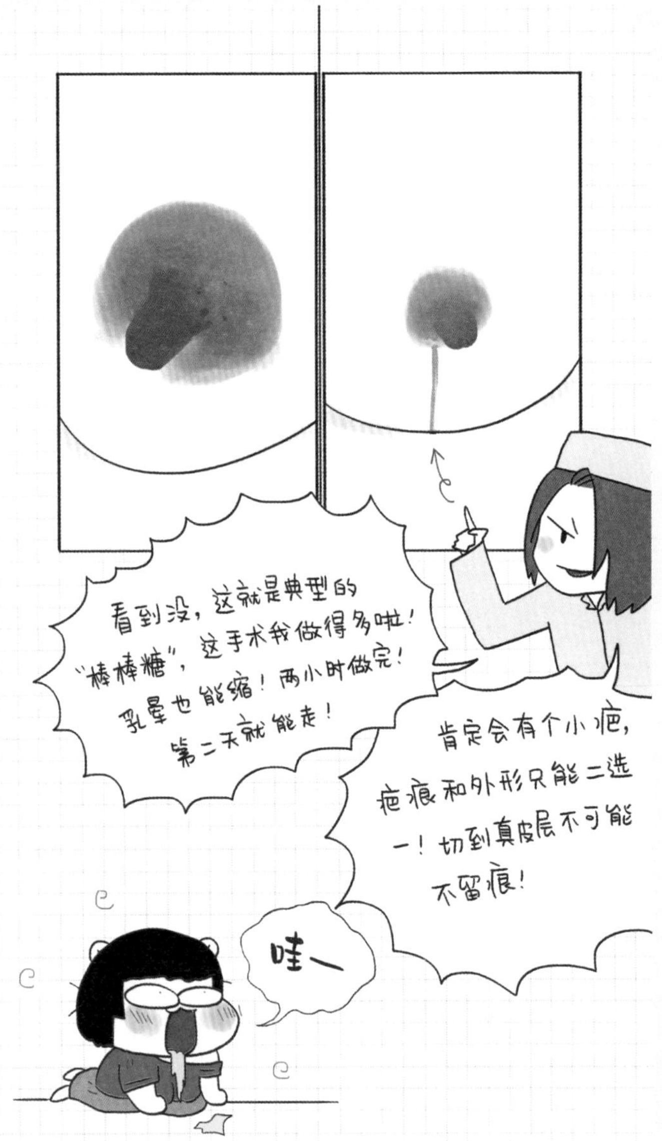
看到没，这就是典型的
"棒棒糖"，这手术我做得多啦！
乳晕也能缩！两小时做完！
第二天就能走！
肯定会有个小疤，
疤痕和外形只能二选
一！切到真皮层不可能
不留痕！
哇～

只要两万五!
大胸不再有!
对对对!
你说什么
都对!!
我现在
就开始
攒钱!!

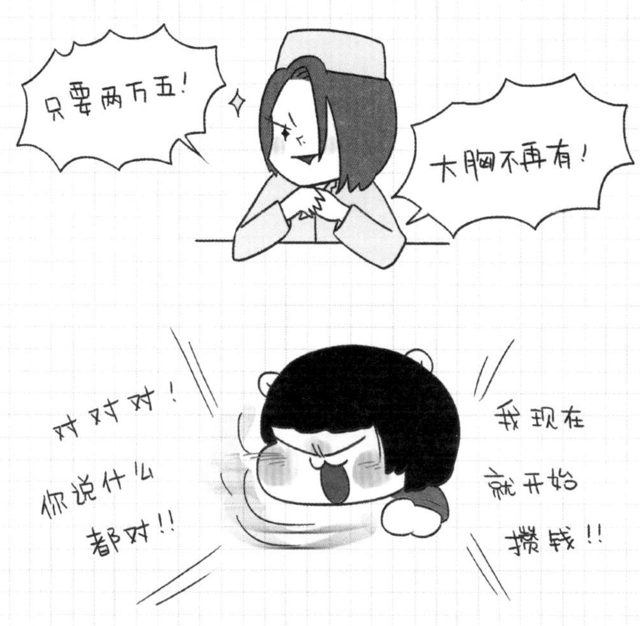

比起怀孕生孩子，更可怕的是乳腺炎?

8月6日

和朋友的小狗玩，我被小狗亲热地蹭了脚踝……所以好像被小狗身上的跳蚤咬到? 好痒呀，脚踝长了一串包……没有定期打疫苗和驱虫的宠物有可能携带弓形虫，能导致孕妇流产和胎儿畸形。养猫狗等宠物的准妈妈们要格外小心啊!

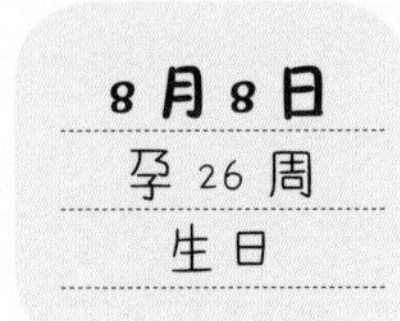

8月8日是我的生日。

30多年前的上午，我妈在医院拼死挣扎，生下半死不活的我。

我的脚先出来一只，还有一只卡在里面，送回去，重新往外拽。

被医生掏出来后，满身青紫，没有哭声。

后来，来了个力气大的男医生，把我倒着拎起来，猛拍后背几下，吐出几口羊水，才终于“哇”了一声。

上氧气罐吸氧，我被安置在病房里。

一天一夜后，爷爷来看我，我看到他才开始大口大口地咂水喝。

出生后，我妈的奶水不足，只能母乳混着奶粉一起喂。

小学之前的每个秋天，我都是在家和医院之间度过的。

要问我最喜欢哪个季节，我说是秋季。

落叶、丰收、金黄一片。

秋天，我住在医院的病床上，躺在家里的小床上，每天灌下一碗碗黑乎乎的中药。

在医院打吊针，手、脚都扎满了孔，后来只能扎额头。

爸爸每次出差问我要什么，我总说小画书。

我有很多同龄人没有的小画书，巴掌大的连环画，一套彩色的28本；世界名著童话插图本，大部头，又厚、图又大；最喜欢的是一套日本甜甜画风的彩色图画故事书，上面有注音，一套六本，有悲伤的燕子为王子献出自己的心，有年迈的老夫妇养育出纯白的仙鹤少女，还有金黄色齐肩卷发的花蕊公主，她差点被蛤蟆抢去做媳妇，却被蜻蜓救走，被田鼠先生收留。

每天翻来覆去地看，看到手痒就学着画，这才是我喜欢秋天的真正原因。

体质随着年龄的增长，不知不觉地好了起来。

我上小学了。

三年级的时候，寒假到山上的二姐家玩。某个早晨发神经非要送她上学，她不要我送，猛跑，我就跟在她后面追，一脚踏空摔到桥下水沟里。

水沟不算很深，但也有一米多，底下铺满烂掉的落叶，没什么水。

我屁股着地，跌坐在落叶上，头脑一时空白。

脊柱中间有两节缝隙跌窄了。

四年级的时候，妈妈的小舅来家里玩，带来一斤市场买的炒田螺。从来没吃过的我，跟着一起吃了起来。

吃完发烧了，在家躺了几天，一直 39.5 摄氏度，不降。

那时候外婆去世不算太久，蒙眬中，我说着胡话，看到奶奶跪着烧香拜佛，祈求外婆不要这么喜欢我，不要把我带走。

住院一个月，只检查出是上呼吸道感染，眼睁睁看着我每天烧成虾，打着针。

有一天，我坐在轮椅上，被推到医院的院子里放风。

淡淡的、青色的烟雾中，不远处有黄色的屋顶，那是肺结核病人的隔离区。

我会不会有一天也被这样隔离呢？

已经很久没去学校上课了，班里的同学是不是已经忘了我？

担忧中，觉得内裤黏黏的。

月经的初潮就这样来了。

再回学校的时候，仿佛变了一个人。我看着同年纪的男生、女生们嬉笑打闹，心想：“真幼稚。”

从此安静如瓜。

成长的过程如此疙疙瘩瘩，仿佛一棵扭来扭去的小树，左一个疤右一个分叉，一点都不笔直。26岁生我的妈妈，到我四年级生病住院的时候，也不过跟我现在差不多大，不知道她当时的心情是怎样的，是如何熬过那些担心我死去的日夜的。

现在要轮到我了。

今天这个生日，是我和肚子里的孩子最近的一个生日。再过三个月，他就会离开我的身体，变成一个有着自己独特成长轨迹的个体。

我能经受住他给我的考验吗？

祝我生日快乐！

8月9日

孕26周

剪头发

小区附近新开了一家日式美发沙龙，决定去试试。

姐，
先洗个头呗！
好
头发超长
diss

姐你这肚子……
能绑带子吗？
绑松点
没事吧。

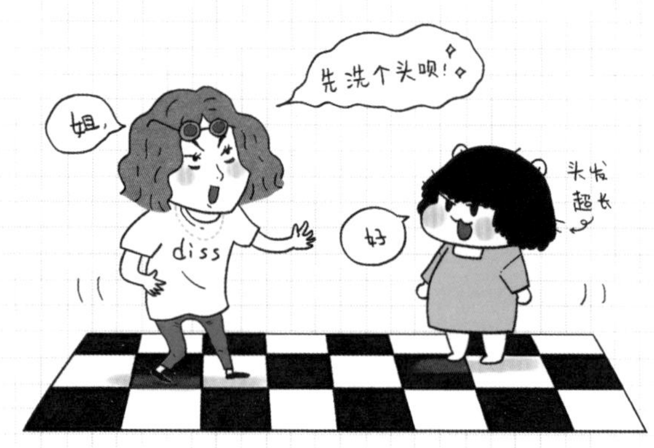

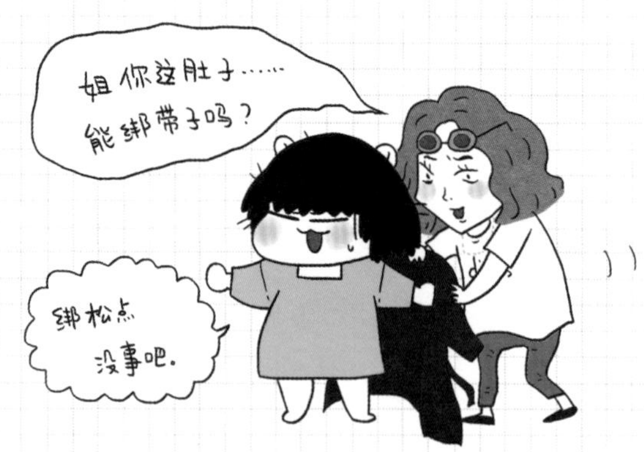

躺在洗发椅上。

姐你知道不，
你这样在我们老家那边是不能
剪头的。
诶？
为何？

咔嚓
兴奋
兴奋
因为人家说剪头发
会剪掉小孩的小丁丁！

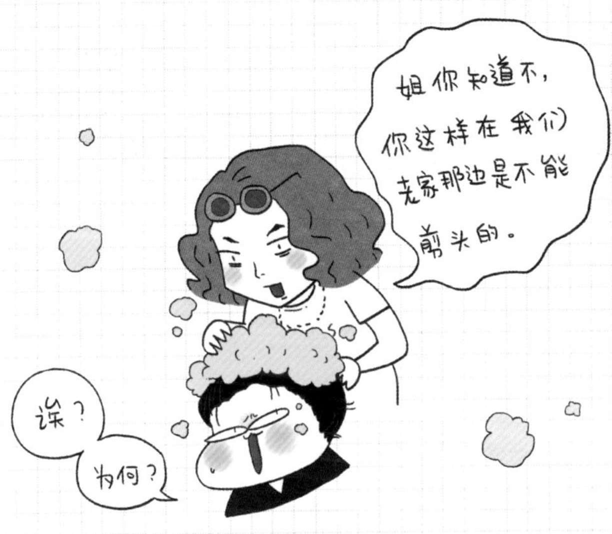

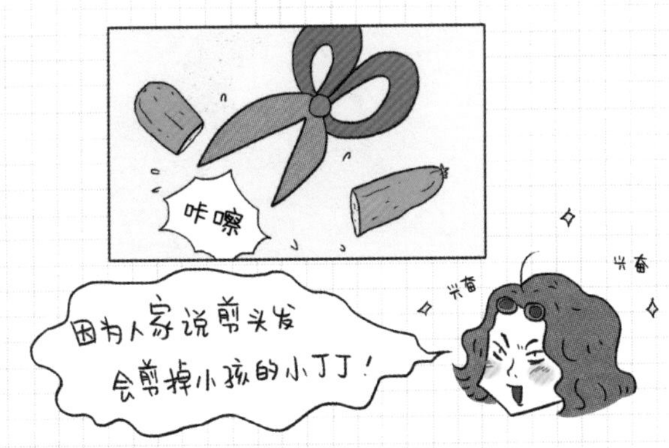

哇!
要是生男孩
没鸡鸡怎么办？！

接着店长帮我剪头发。

你这孕妇的
头发，得常剪啊!
为啥？!

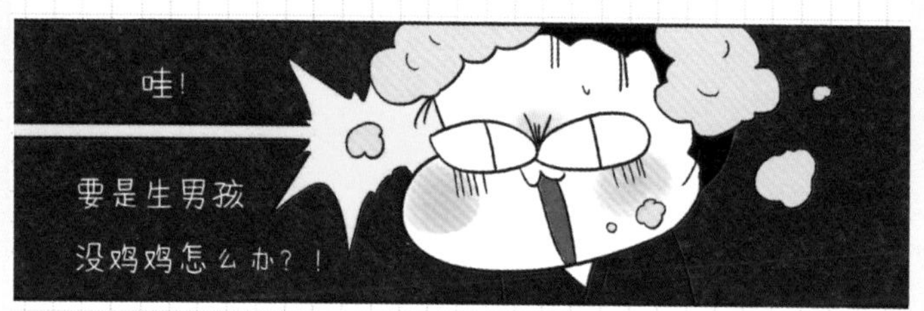

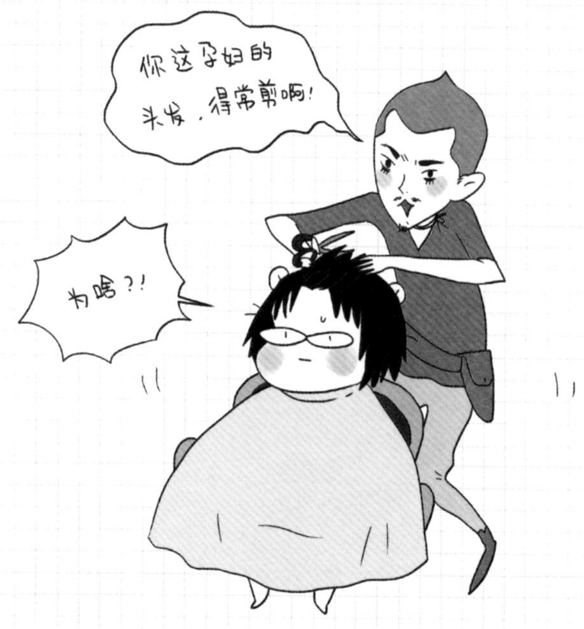

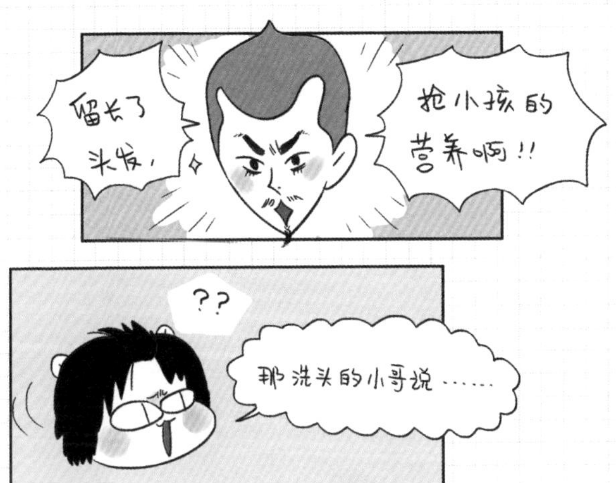
留长了
头发，
抢小孩的
营养啊！！
??
那洗头的小哥说……

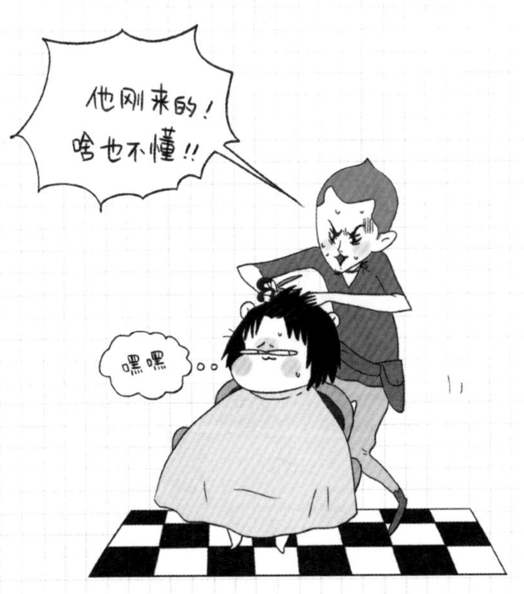
他刚来的！
啥也不懂！！
嘿嘿

8 月 12 日

孕 26 周

孕期抽血

怀个孕到底要抽多少血呢?

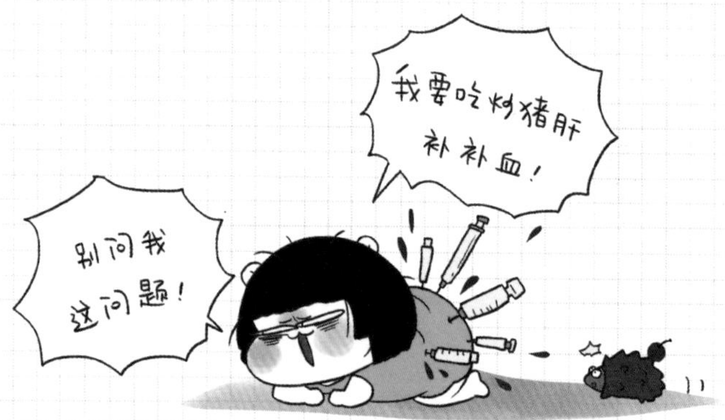

翻着做过的检查单据,

把里面关于抽血的都整理了一下。

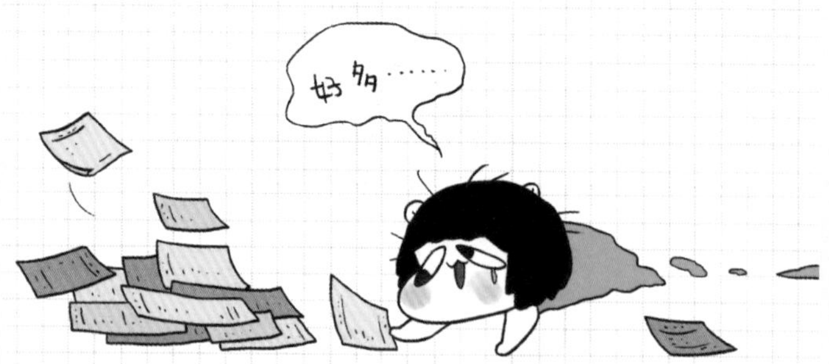

孕六个半月，到目前抽血项目如下：

日期	验血项目	备注
孕四周左右	检查孕酮	确认是否怀孕
孕五周左右	全血细胞分析 乙肝	建立母子健康手册
	⬇ 建档后	
孕八周左右	新生化全项 凝血五项新 血常规+血型 维生素A、维生素E分型及血清浓度监测 血栓弹力图普通检测 不规则抗体筛查 血清游离T4+血清促甲状腺激素 新肝功免疫系列+梅毒+HIV DNA序列测定（耳聋基因）	要求空腹 抽血最多的一次，大概抽了十几管 耳聋基因测定可选不做

续表

孕十二周左右	血常规（静脉）	常规检查每月一次
孕十五周左右	无创DNA（或唐筛）	非常大管
孕十九周左右	血常规（静脉）	
孕二十四周左右	糖耐 血清铁蛋白 血常规	要求空腹，糖耐分三次抽
孕二十八周左右	血常规（静脉）	

* 以上数据来自北京妇产医院

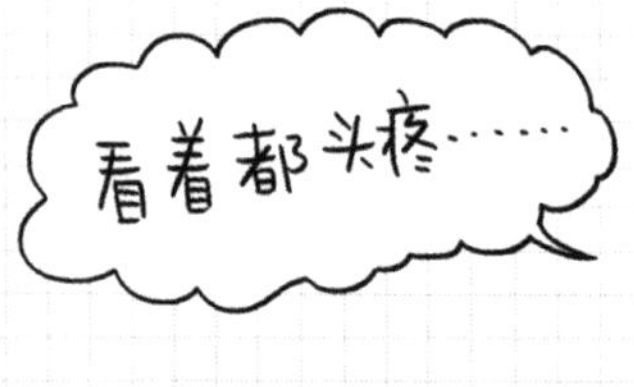

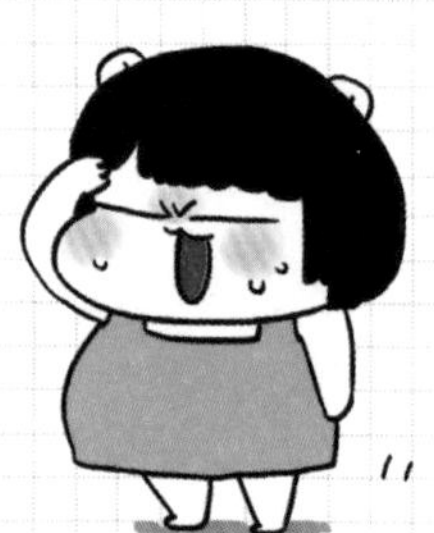

每次早上六点多就到医院采血室排队。

护士小姐姐
怎么还不上班~
超团
取血室

头天晚上十点后就不能吃饭喝水了……
第二天抽血那几个小时，中途也不准吃喝任何东西……
好想吃肉包啊！
除了那杯甜得发腻的糖水……

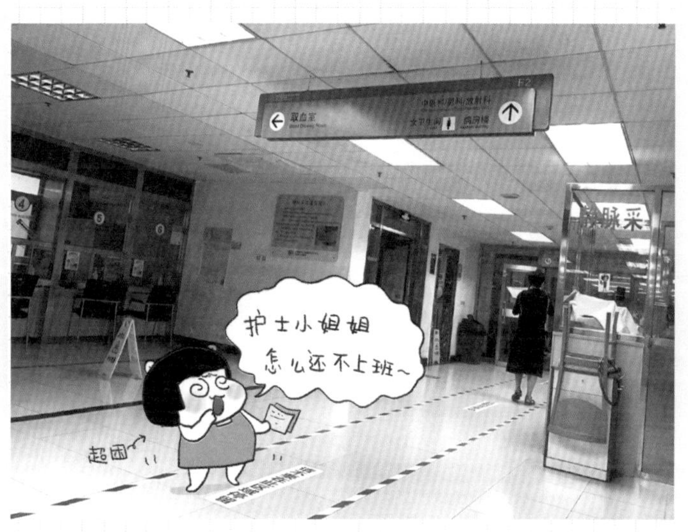

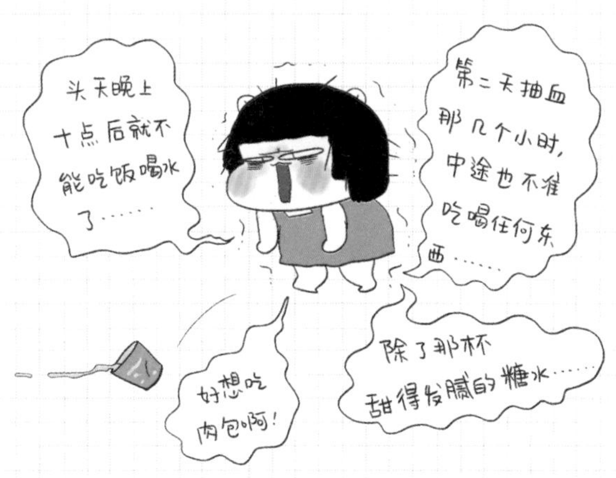

最可怕是做糖耐……

名称
1 血清铁蛋白(发光法)
最有趣的是这个查血的名字。
我莫不是要生个荧光棒哦!

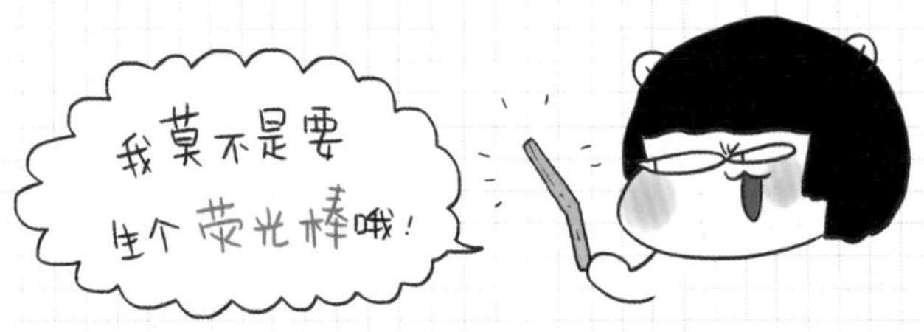

都说女生怀孕就能免受十个月的“姨妈”之苦。

我看这抽血抽得比10个月的经血之和还多吧!!
摔

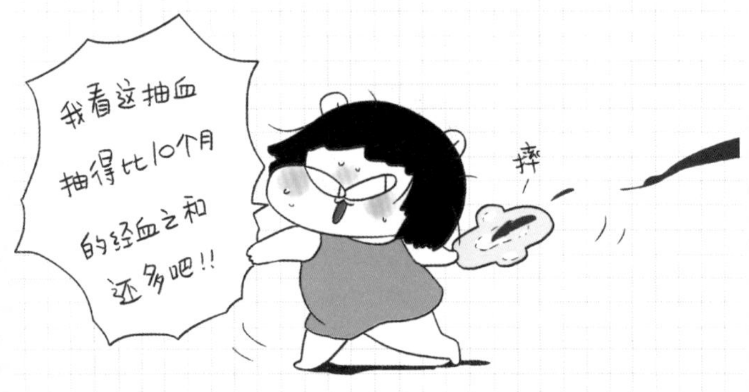

8月15日 想问个私密的问题:你每天都换洗内裤吗?

8月17日
孕27周
大排畸复查

因为上次大排畸检查出胎儿偏小，所以去医院复查B超。

不行，还有个腿看不到，
你出去溜达半小时再来。

没想到这次胎儿这么不配合。

B 超
喂，别剧烈运动啊！
可恶！医生戳你的时候为何不翻身？！
啪
啪
害我还要来做第二次！

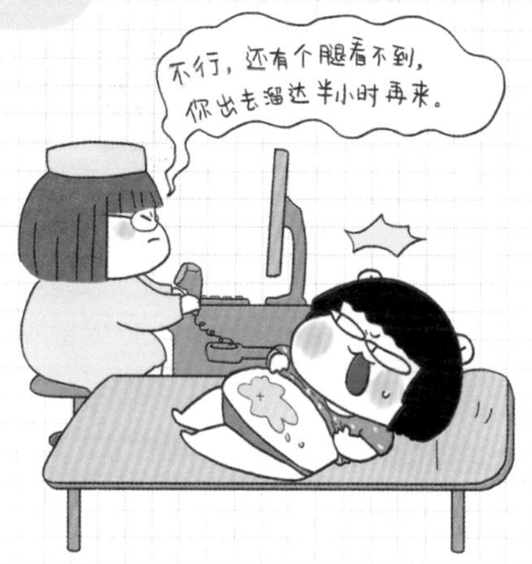

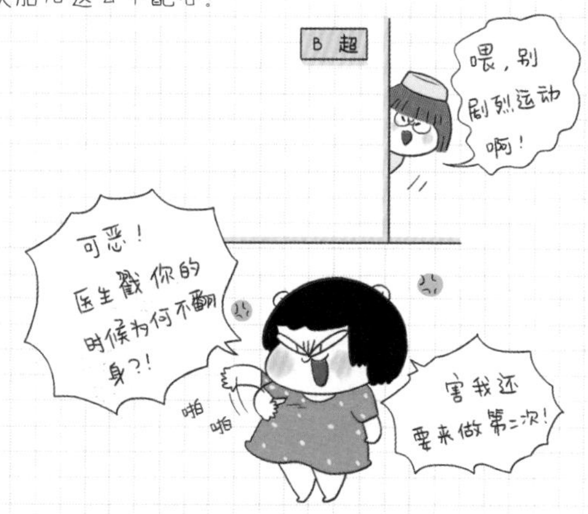

骂归骂，还是要想办法让他转个圈、翻个身。

楼梯也爬了，
东西也吃了，再不动
就别怪你妈不客气
了！！
来回爬三楼
猛吃巧克力派

半小时很快过去，再次去做检查。

颈部，
环状血流信号。
啥……

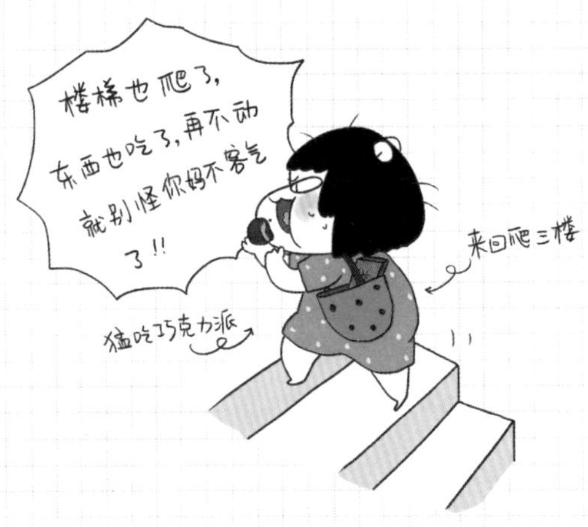

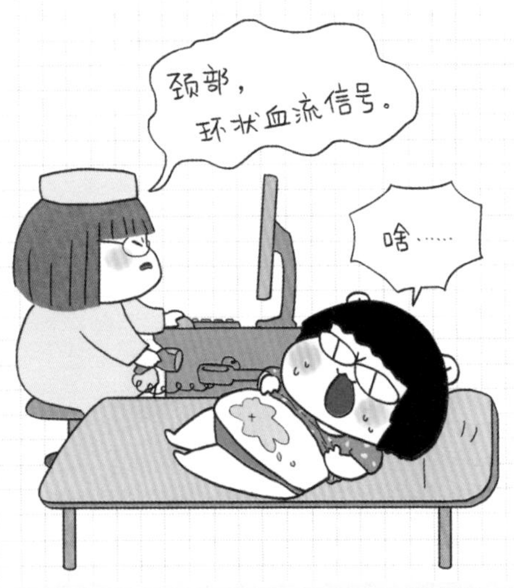

超声所见：
胎位横位，
胎心胎动可见，
胎儿颈部可见一环状血流信号。
胎盘：位于前壁。

超声提示 单活胎，横位(超声孕周：27周 4天)
脐带绕颈可能

最后得出的检查报告。

嗯……
抖
叫你动你
还真的不客气喔！
把脐带
往自己身上缠!!
脐带这么好玩，
你咋不拿来荡
秋千呢!!

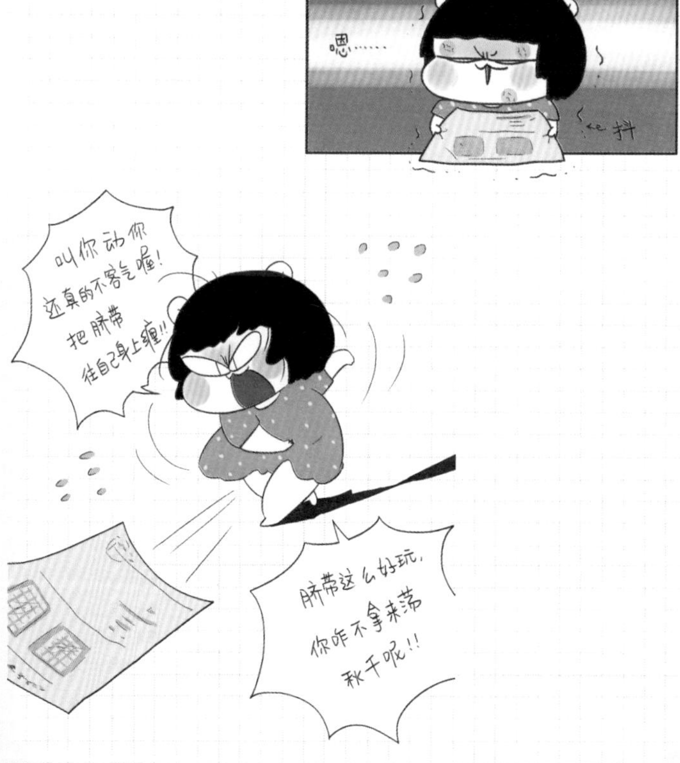

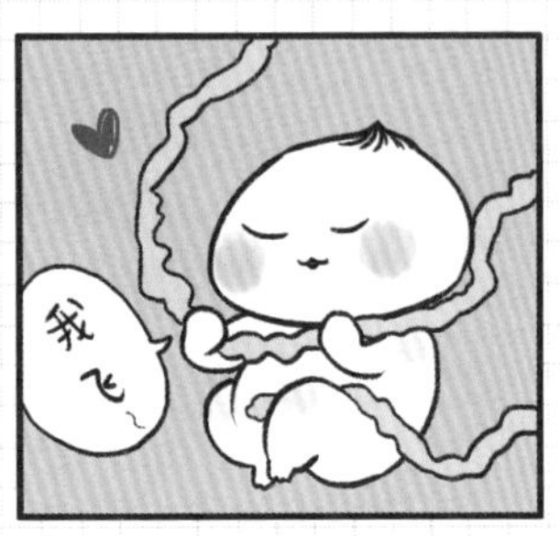

8月21日

孕28周

去国外生孩子

同学从德国飞回来，
约了一起去吃拉面。

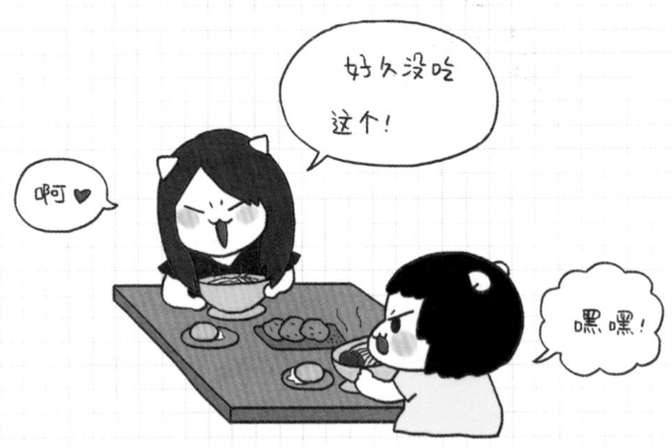

席间，她问我要在哪里生产。

呃……
本来申请了法国艺术居留三个月，想着说不定可以过去生……
既然问了，好歹撑下面子。

没想到她立刻反驳：

千万别去！
为什么要自己找罪受!!

哎？？

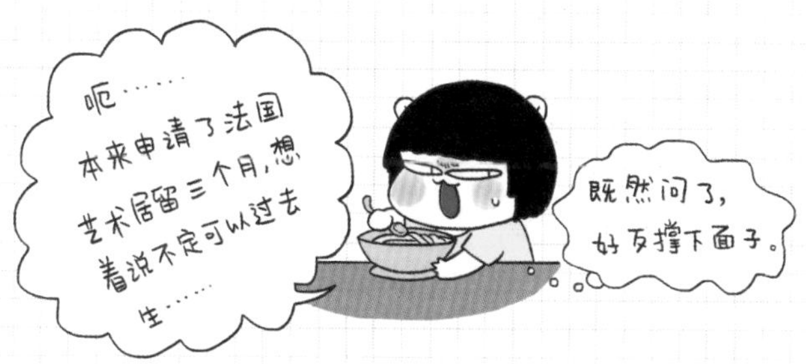

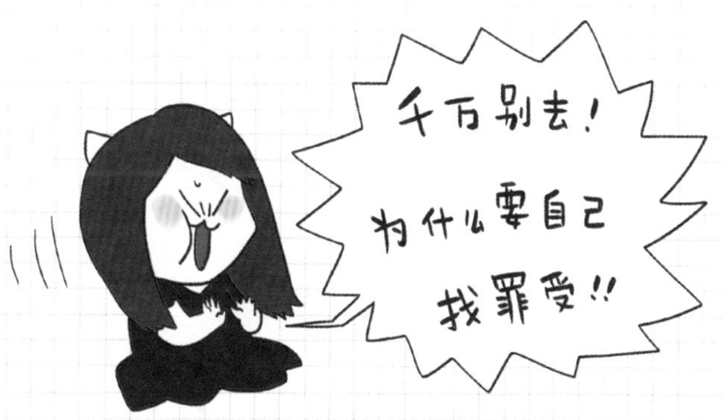

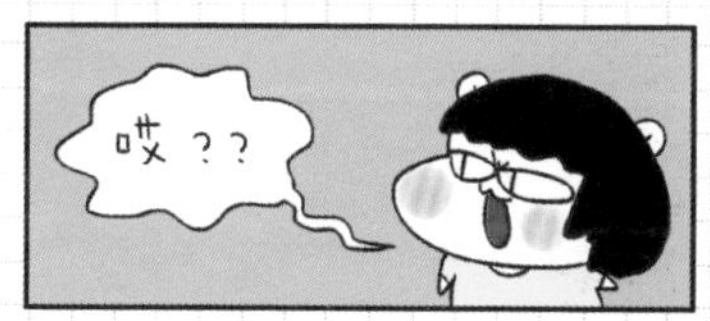

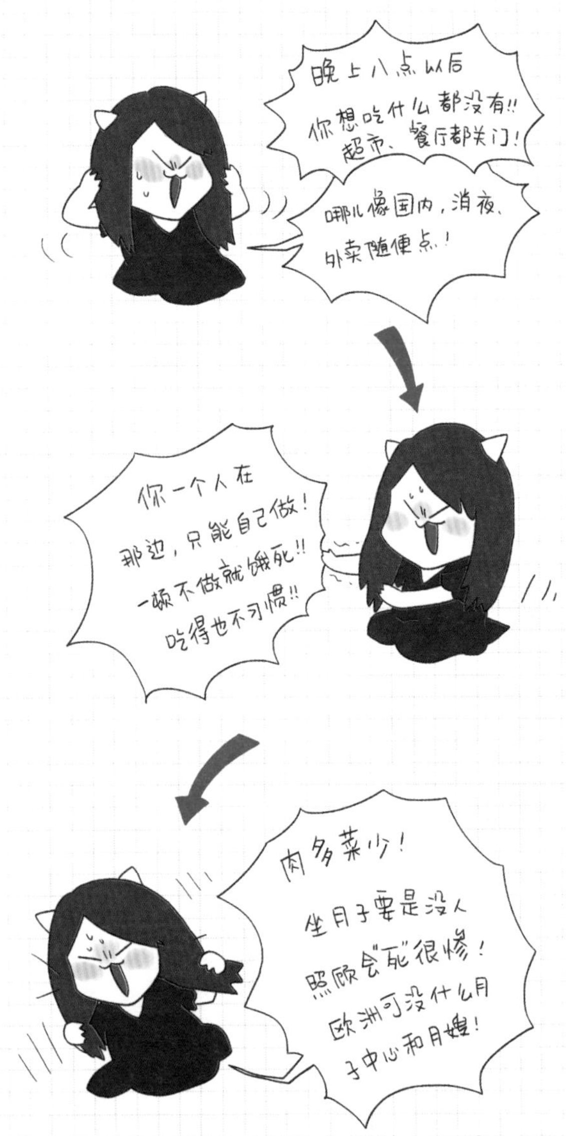
晚上八点以后
你想吃什么都没有!!
超市、餐厅都关门!
哪儿像国内,消夜、
外卖随便点!
你一个人在
那边,只能自己做!
一顿不做就饿死!!
吃得也不习惯!!
肉多菜少!
坐月子要是没人
照顾会"死"很惨!
欧洲可没什么月
子中心和月嫂!

8 月 23 日　好热啊，朝南的客厅里全是阳光，孕妇体温超高！

8 月 24 日
孕 28 周
生男生女大判决

你怀的是男宝宝还是女宝宝呢？

我不知道!!
不要问我
这个问题！
公立医院
人家不告诉我!!

传说，民间有无数种看男女的江湖妙方……

江湖神算
不准不要钱
五毛一次。
哎？
不如算一下吧？

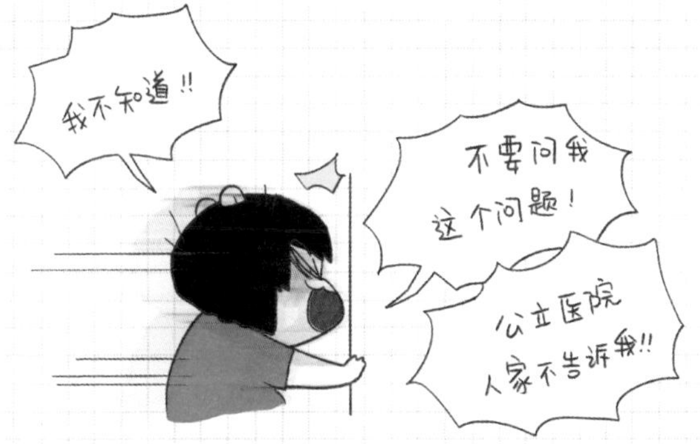

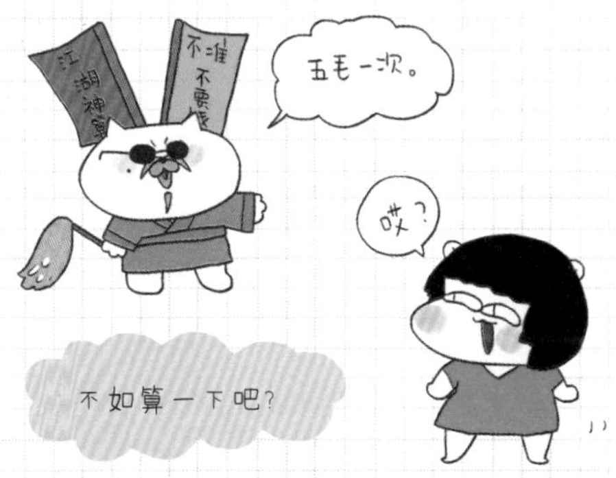

[偏方一]
看肚脐法

给老夫看看你的肚脐。
干吗？
你若肚脐外翻，则为男；
内陷，则为女。
唔……
那我前几个月内陷，现在又有些向外凸，怎么说？
这……这个嘛……

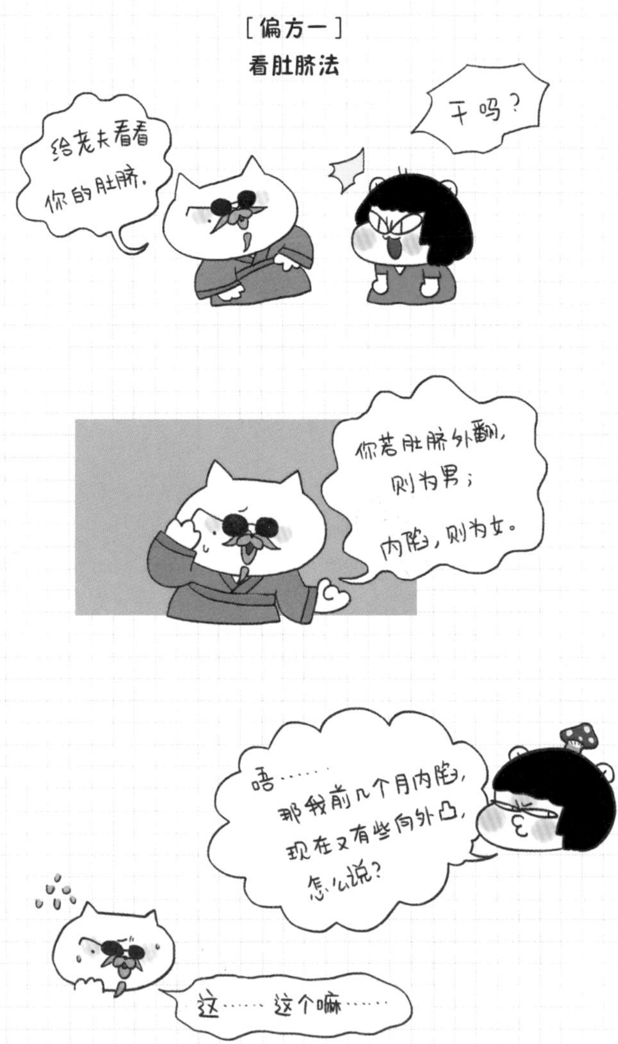

［偏方二］

看妊娠线法

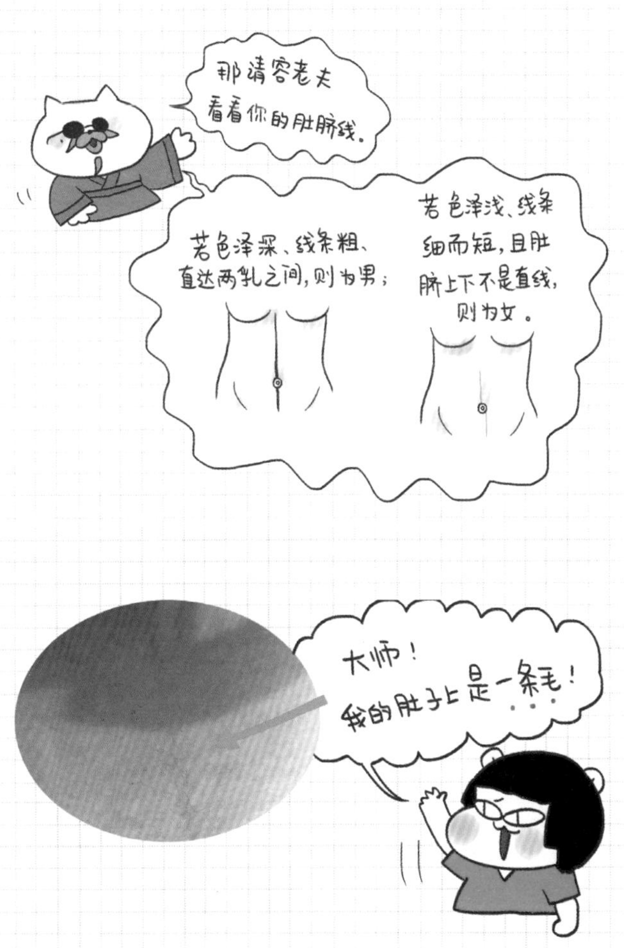
那请容老夫
看看你的肚脐线。
若色泽深、线条粗、
直达两乳之间，则为男；
若色泽浅、线条
细而短，且肚
脐上下不是直线，
则为女。
大师！
我的肚子上是一条毛！

莫不是要生个
孙大圣?!

[偏方三]
看乳房法

若乳晕变深、
变大，则为男；只
变深不变大则为女。
那么，请容
老夫一看♥
滚粗！

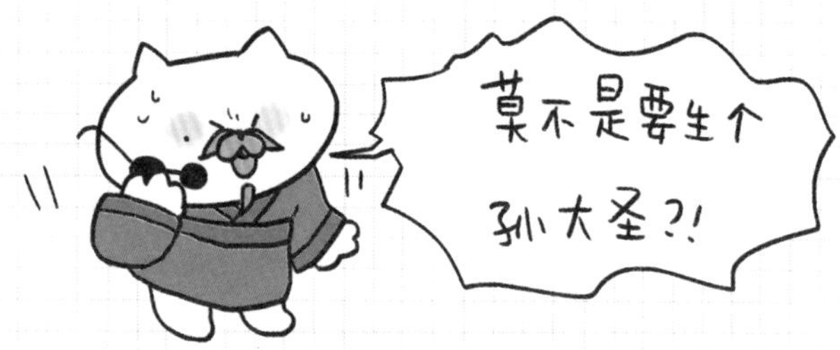

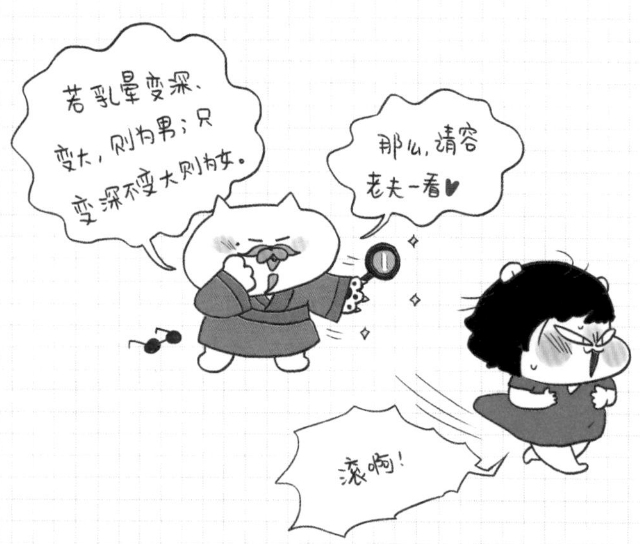

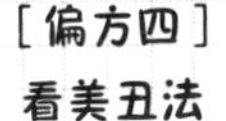

[偏方四]
看美丑法

古人云，男丑妈，女美妈。老夫看你面如圆盆不甚美观，莫非怀的是个男娃？
走开!!
诶，你打我做甚?!

[偏方五]
酸儿辣女法

还有其他法子。
这位准妈妈是爱吃酸还是爱吃辣？酸则生男，辣则生女也。
醋
我喜欢吃麻辣锅蘸醋！
怎么解释？

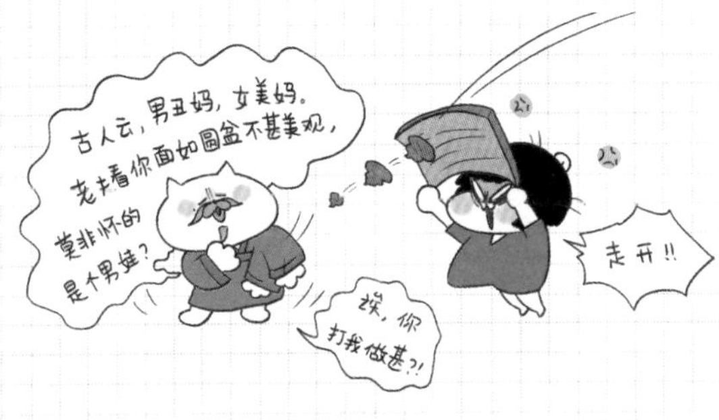

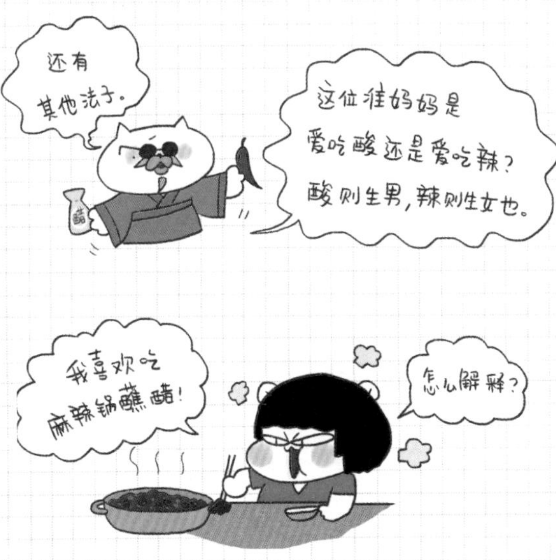

[偏方六]

胎梦法

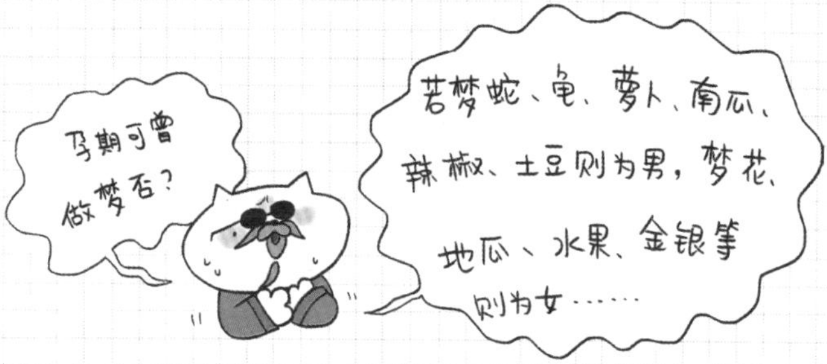

孕期可曾做梦否？

若梦蛇、龟、萝卜、南瓜、辣椒、土豆则为男，梦花、地瓜、水果、金银等则为女……

梦到自己撒尿找不到厕所!!

[偏方七]

左右脚法

那——可曾留意自己进门先迈左脚还是右脚？
若先迈左脚则生男；先迈右脚则生女！

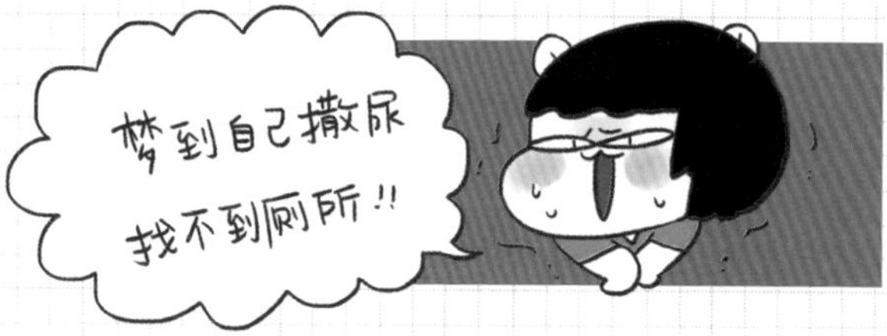

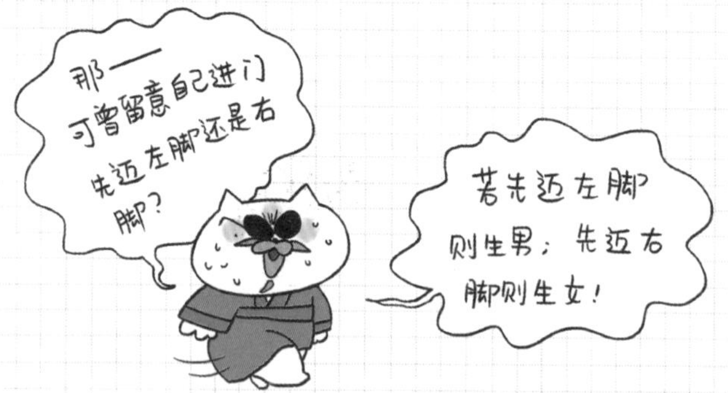

僵尸跳
可恶！实在没办法了!!
这是我三岁的侄儿，据说三岁小儿可开天眼，能看透肚皮，快快让他一看！
喵?
那你快看!!

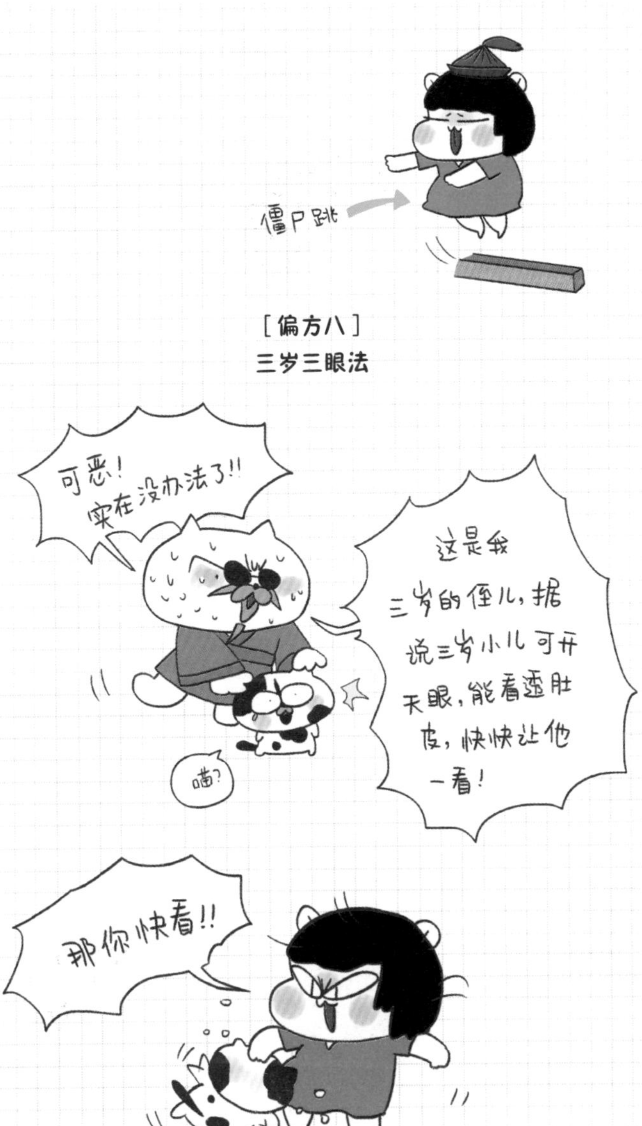

[偏方八]
三岁三眼法

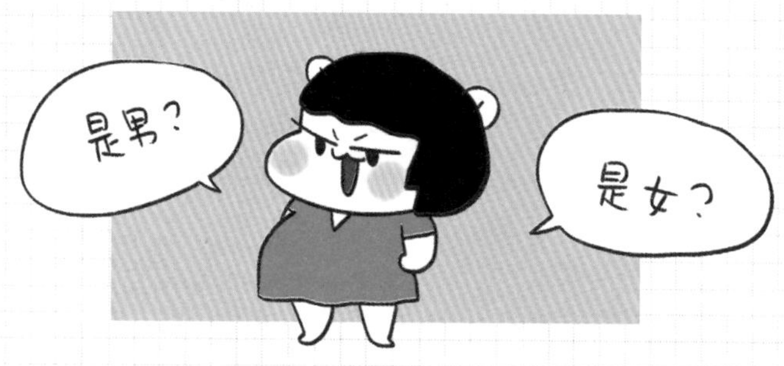
是男？
是女？

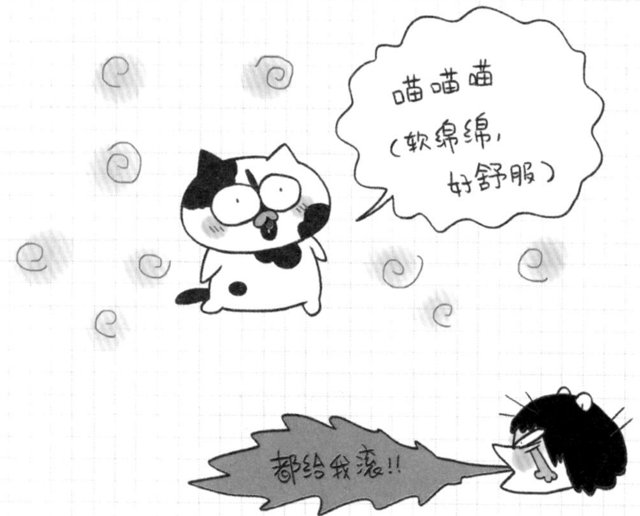
喵喵喵
（软绵绵，
好舒服）
都给我滚！！

8月25日

孕28周

生孩子的“副作用”

说真的，怀孕对女性的好处，我现在是一点都看不出来。

我的胸……
变得好丑啊……
你能想象两个伊丽莎白瓜上顶着两个奶嘴吗？大概是那样吧……
又大又重，还是黑色的奶嘴!!

由于乳腺的发育，胸部暴长，很多衣服都不能穿。

说好的森系小仙女呢？
怎么变成了买菜大妈?!
巴
啦
啦
变!

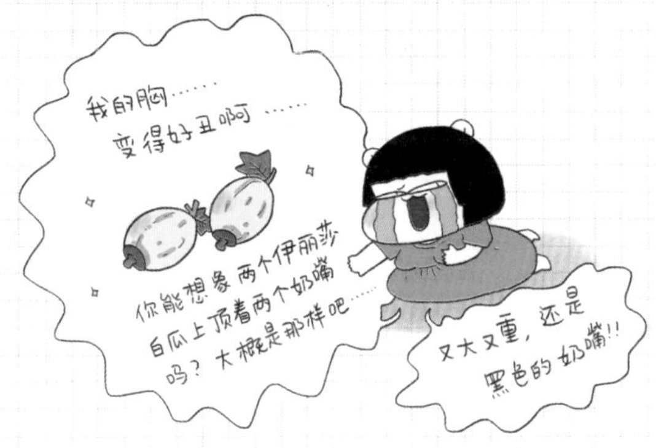

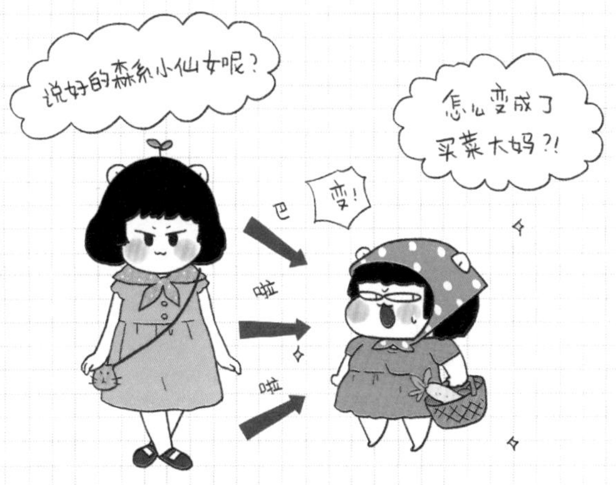

“贫乳”这个时髦的必备条件，再也看不见！

等老了后大概会变烂茄子吧，还可以甩到肩后去，毕竟哺过乳的奶……
就像掏空了的面口袋……

黑色素的沉淀无处不在。

更衣室
哇！好深的腋窝！
……

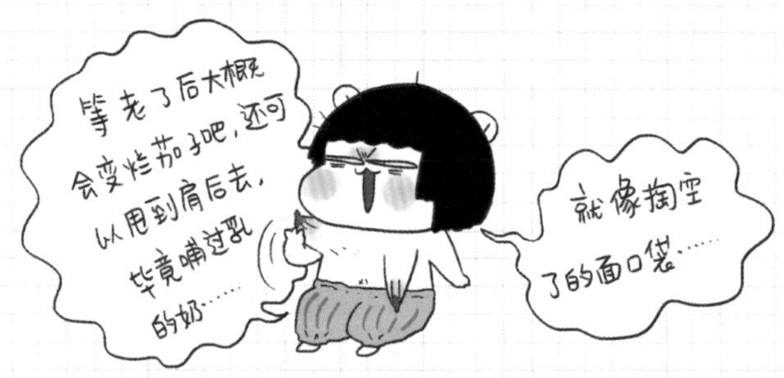

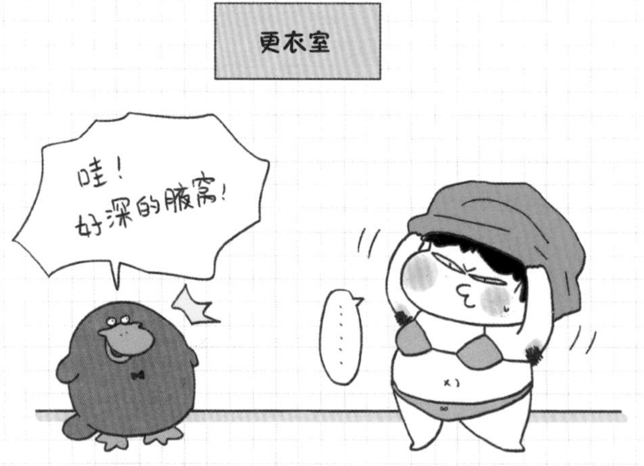

哇，
你好丑啊！
要你管!!
3♫

除了乳晕、乳头、腋下、外阴，甚至连脸上都能长出黑斑和痘痘！

不开心
再加上妊娠纹，
如果剖腹再来道
长长的刀疤……
天哪!!

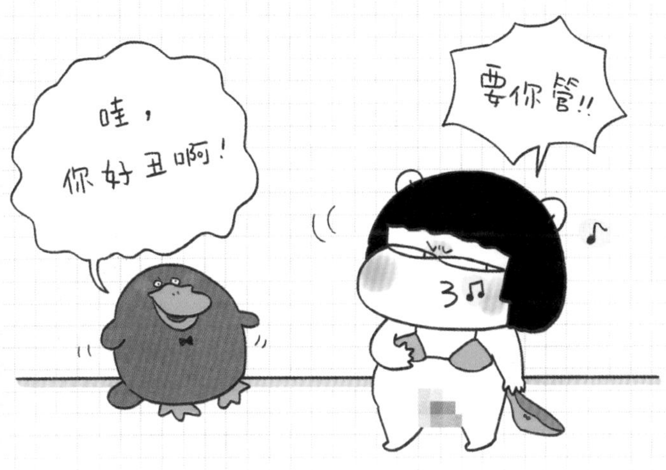

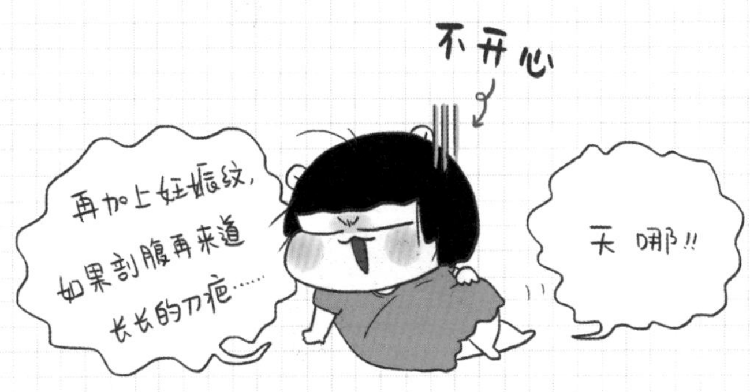

生完后会可能还会遗留妇科病……

乳腺炎好疼，
明天得去开刀。
朋友 A
我现在打个喷嚏都漏尿，出门第一件事就是找厕所！
朋友 B
你非要说好处，也是有的——
对于我来说，
最大的好处……
哈哈哈哈！
孕前一直遮遮掩掩的肉肚子，
现在终于可以光明正大地挺出来啦!!
我挺！

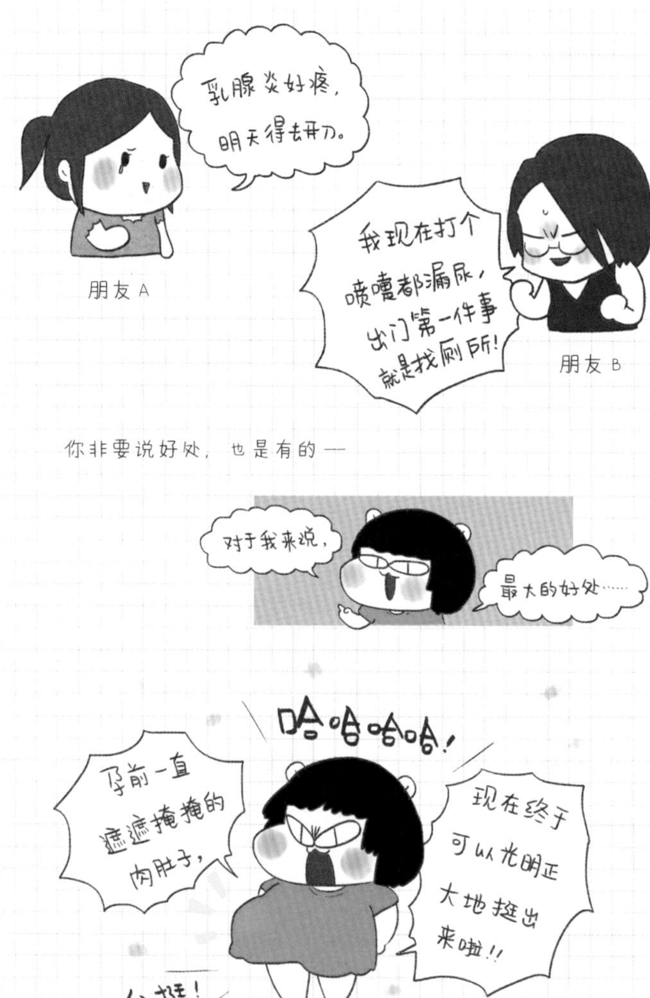

8 月 26 日　胃口好像越来越好了。

8 月 28 日

孕 29 周

生孩子要花多少钱

从怀孕到现在已经花了多少钱呢？

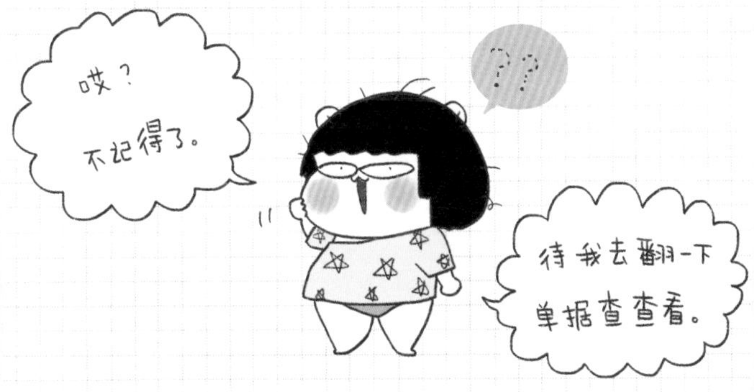

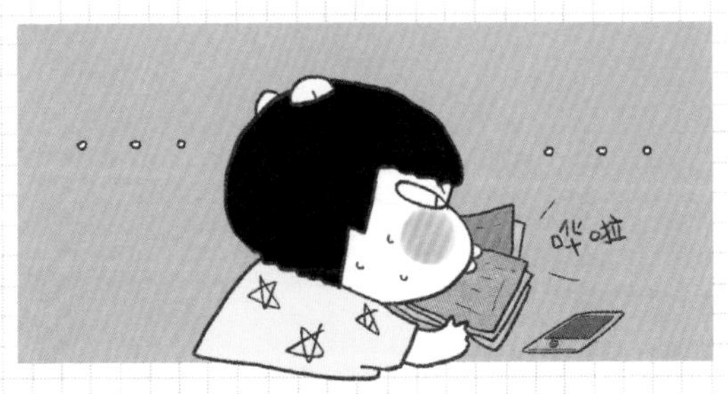

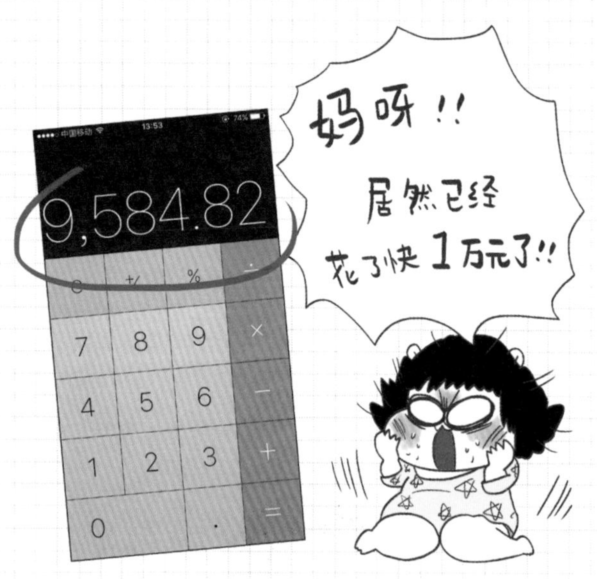

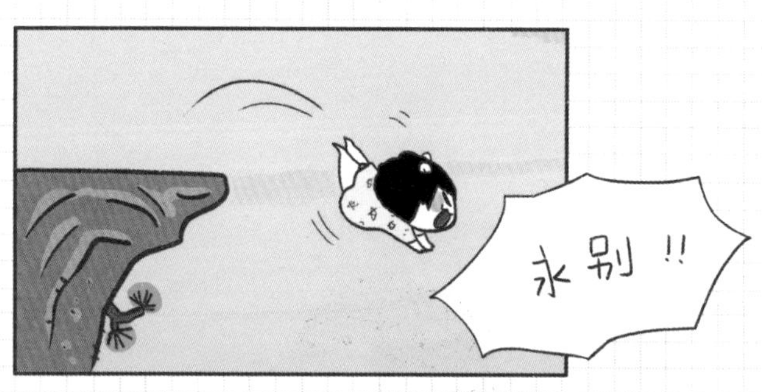

那么，让我们看看这些钱都是怎么花的吧。

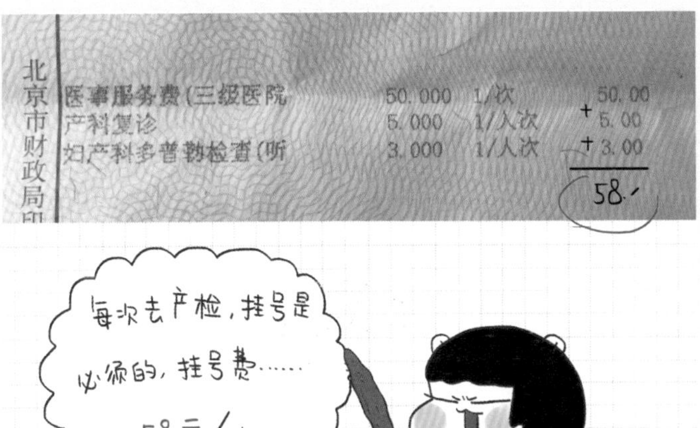

北京市财政局印

医事服务费(三级医院	50.000	1/次	50.00
产科复诊	5.000	1/人次	+ 5.00
妇产科多普勒检查(听	3.000	1/人次	+ 3.00
			58.-

每次去产检，挂号是
必须的，挂号费……
58元/次！

这个没法省……

（北京三甲医院）

流式尿沉渣+干化学			
尿10项或11项仪器	6.000	1/份	6.00
流式尿沉渣全自动分析	20.000	1/份	20.00
血常规(静脉)			
全血细胞分析(五分类	20.000	1/份	20.00
血清铁蛋白(发光法)	40.000	1/项	40.00
静脉采血	6.000	2/人次	12.00

基本每次产检，医生都会
开单子让你去验血、验尿，
这两项加起来100元左右/次。

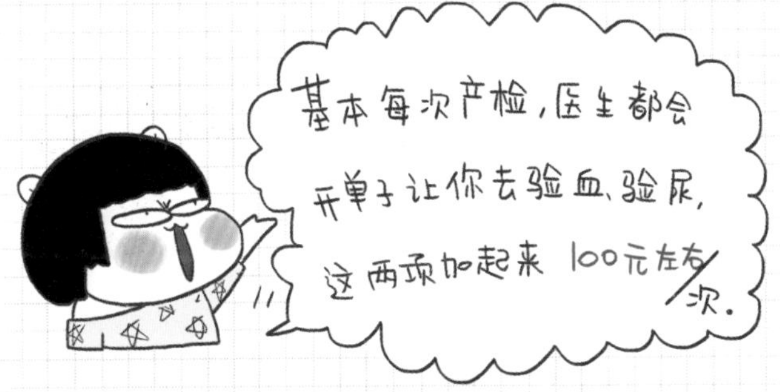

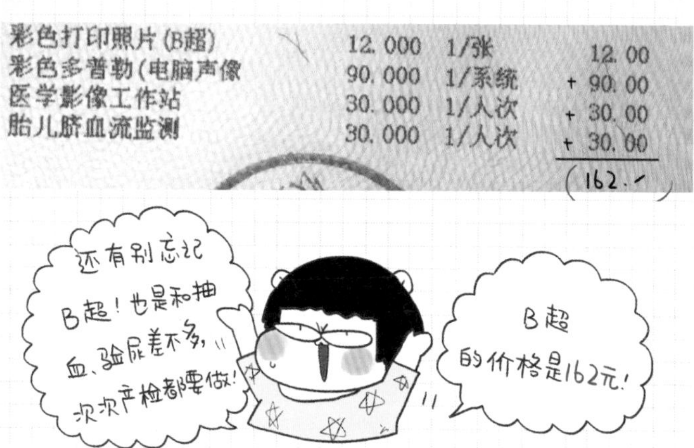

彩色打印照片(B超)	12.000	1/张	12.00
彩色多普勒(电脑声像	90.000	1/系统	+ 90.00
医学影像工作站	30.000	1/人次	+ 30.00
胎儿脐血流监测	30.000	1/人次	+ 30.00
			(162.-)

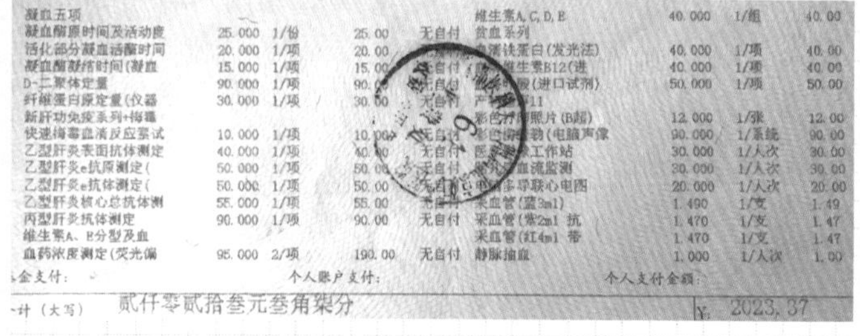

凝血五项					维生素A, C, D, E	40.000	1/组	40.00
凝血酶原时间及活动度	25.000	1/份	25.00	无自付	贫血系列			
活化部分凝血活酶时间	20.000	1/项	20.00	[illegible]	[illegible]清铁蛋白(发光法)	40.000	1/项	40.00
凝血酶凝结时间(凝血	15.000	1/项	15.00	无自付	[illegible]维生素B12(进	40.000	1/项	40.00
D-二聚体定量	90.000	1/项	90.00	无自付	[illegible]酸(进口试剂)	50.000	1/项	50.00
纤维蛋白原定量(仪器	30.000	1/项	30.00	无自付	产[illegible]11			
新肝功免疫系列+梅毒					彩色打印照片(B超)	12.000	1/张	12.00
快速梅毒血清反应素试	10.000	1/项	10.00	无自付	彩色多普勒(电脑声像	90.000	1/系统	90.00
乙型肝炎表面抗体测定	40.000	1/项	40.00	无自付	医学影像工作站	30.000	1/人次	30.00
乙型肝炎e抗原测定(	50.000	1/项	50.00	无自付	胎儿脐血流监测	30.000	1/人次	30.00
乙型肝炎e抗体测定(	50.000	1/项	50.00	无自付	[illegible]导联心电图	20.000	1/人次	20.00
乙型肝炎核心总抗体测	55.000	1/项	55.00	无自付	采血管(蓝3ml)	1.490	1/支	1.49
丙型肝炎抗体测定	90.000	1/项	90.00	无自付	采血管(紫2ml 抗	1.470	1/支	1.47
维生素A、E分型及血					采血管(红4ml 带	1.470	1/支	1.47
血药浓度测定(荧光偏	95.000	2/项	190.00	无自付	静脉抽血	1.000	1/人次	1.00

金支付：　　个人账户支付：　　个人支付金额：

计（大写）　贰仟零贰拾叁元叁角柒分　¥. 2023.37

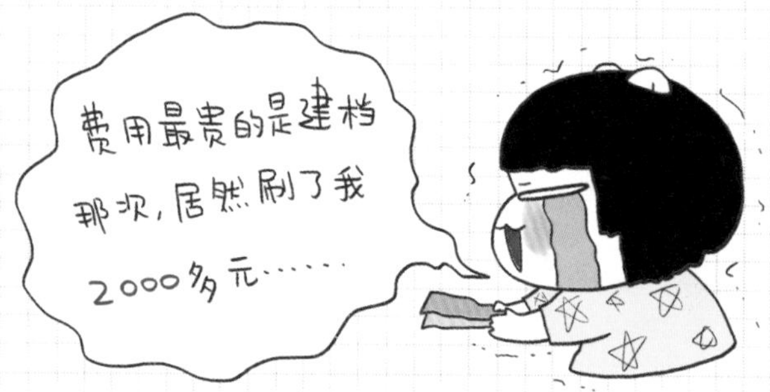

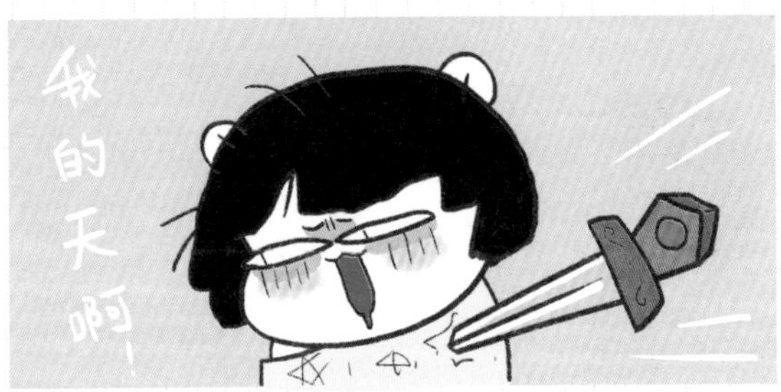
我的天啊！

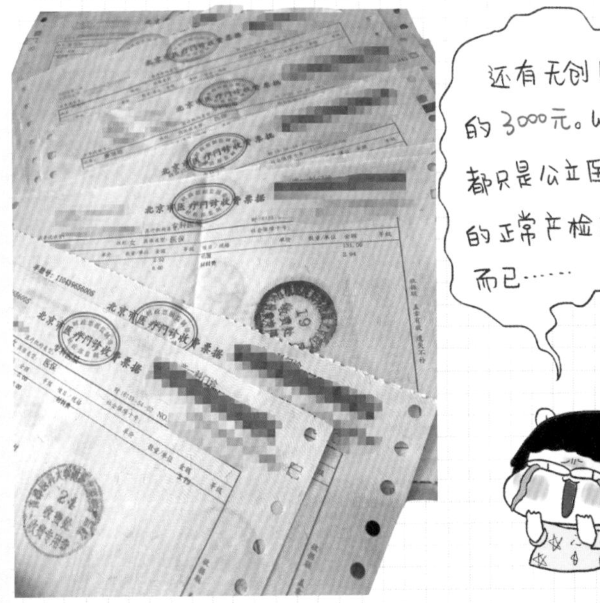
还有无创DNA的3000元。以上都只是公立医院的正常产检费用而已……

本仙女现在才怀孕7个月多一点，后面还有一堆产检和生产费用呢……
如果顺产，大概3000多元？剖宫产的话，5000元左右？？看情况了……

总之，到生完，一共需要花不到两万元吧；私立医院的话，需要十万多元……

因为是自由职业者，没有生育保险，产科不走医保，
所以以上这些费用是全自费的！！

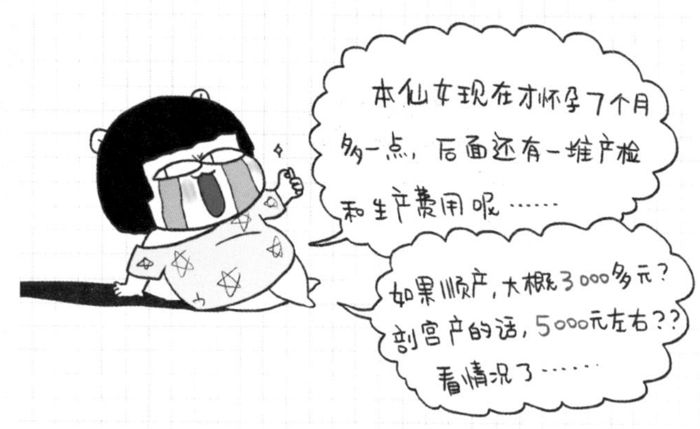

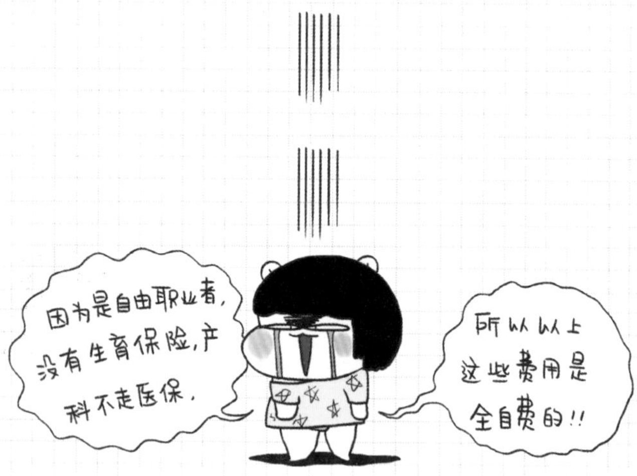

超有钱
但是比起新生命来，
区区两万元
算个屁!!

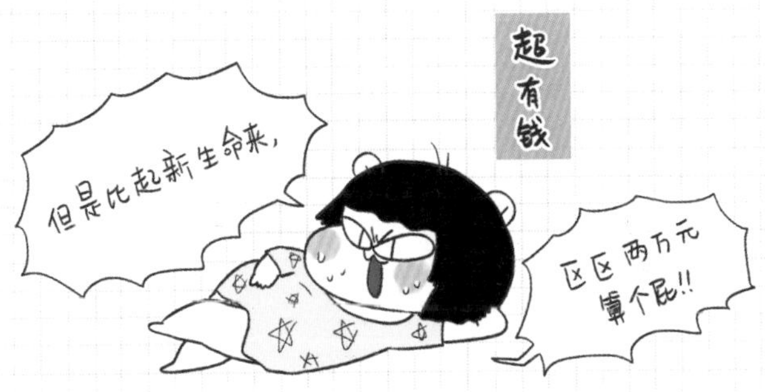

今天是七夕啊，一想到大部分现在有对象的妹子们若干年后都会像我一样挺着大肚子，就莫名暗爽：抓紧嘚瑟吧，妞们!

8月29日

孕29周

凉拌番薯叶

孕期在家如何低成本让生活更有情趣呢?

这个问题
值得认真思考
……

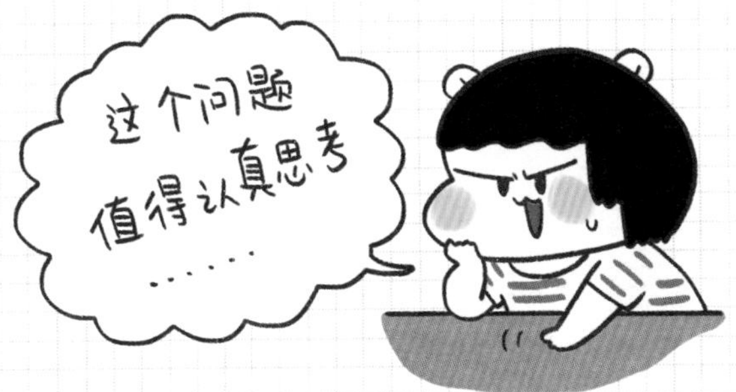

下面，教大家用一个番薯来实现华丽转身！

孕之风景
清凉番薯叶

首先，你需要一个过期番薯（地瓜、白薯、红薯、山芋都行）。
注意，千万别搞成土豆！土豆苗可不能乱吃哦！

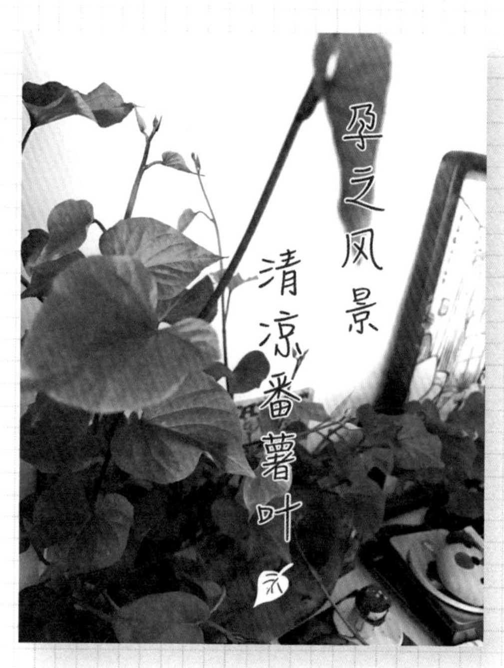

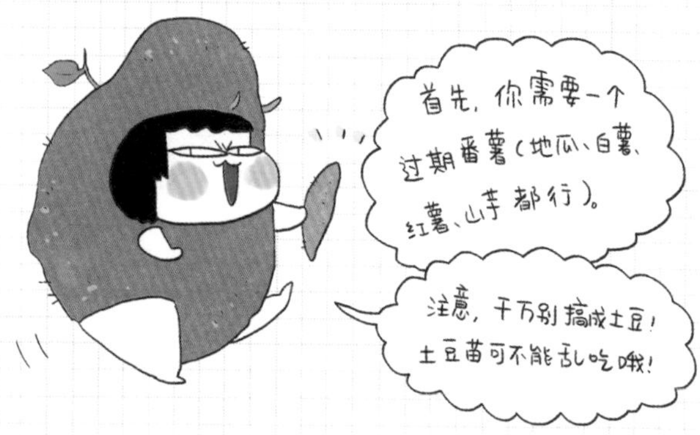

番薯发芽后，把它放进水瓶里，横竖随意。

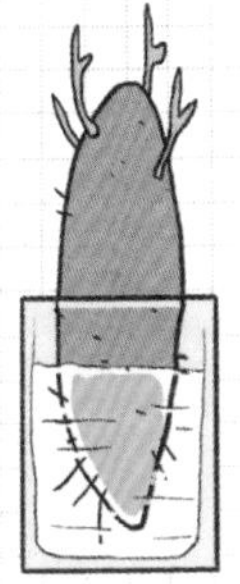

我是横着放的，心里感觉发芽数量能多一些。

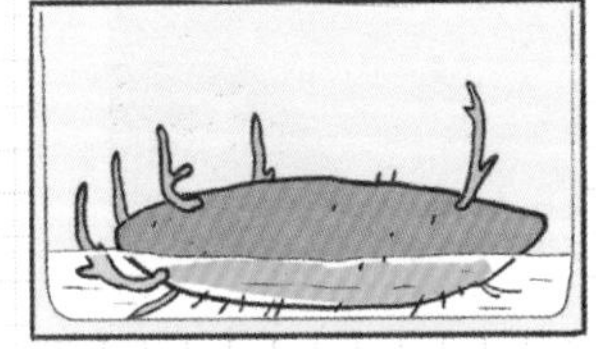

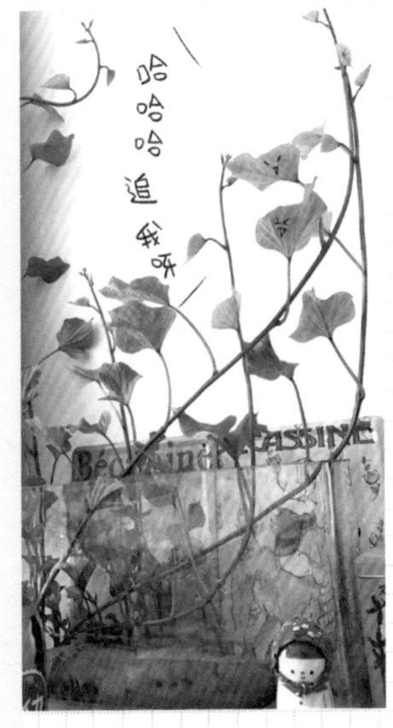

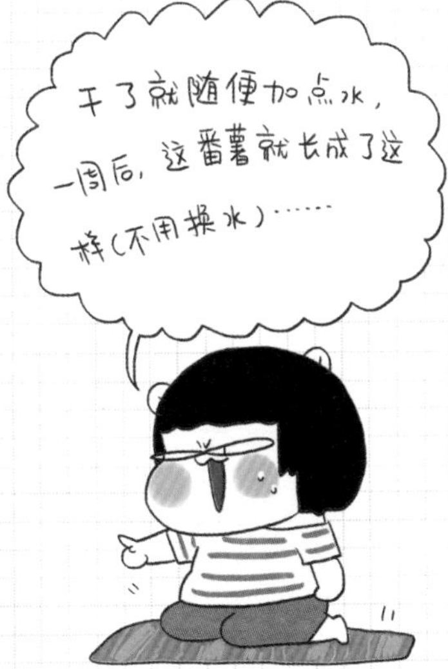

两周后就可以收割！

［摘前］

［摘后］

顺着藤从叶子根部摘，不要浪费了嫩茎呀！
摘完叶以后是这样的：只剩光秃秃的老藤，连嫩芽都被掐掉！
竟然还给我冒白浆!!
Bécassine BÉCASSINE

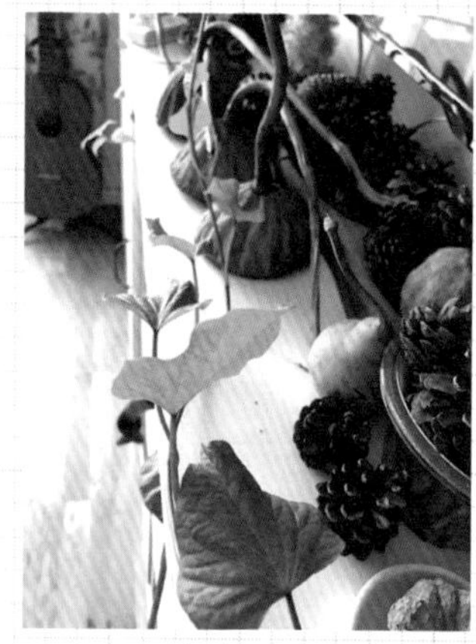

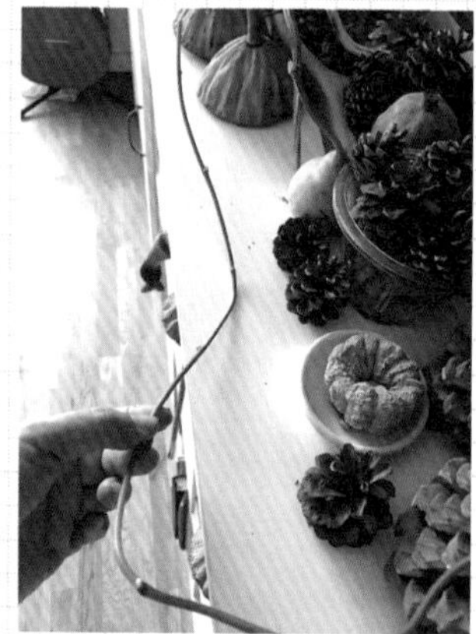

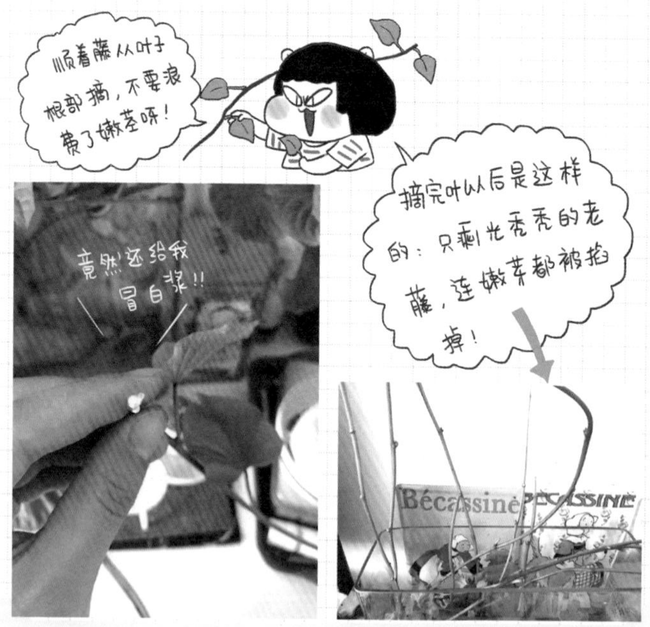

不知不觉，就摘了一小筐！

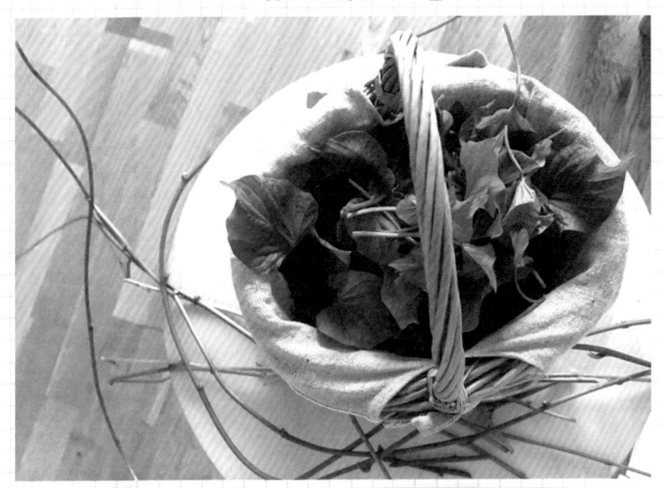

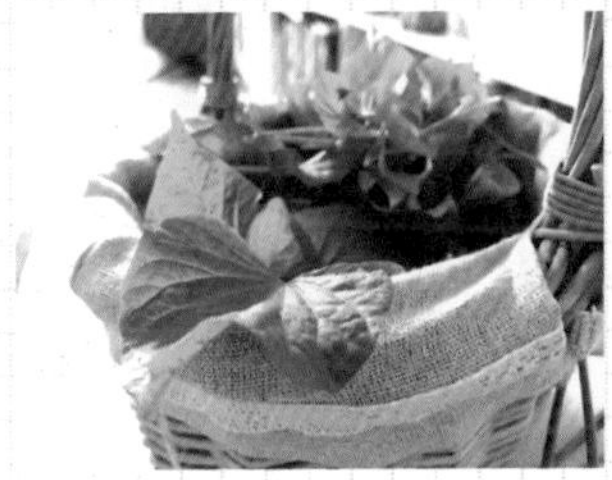

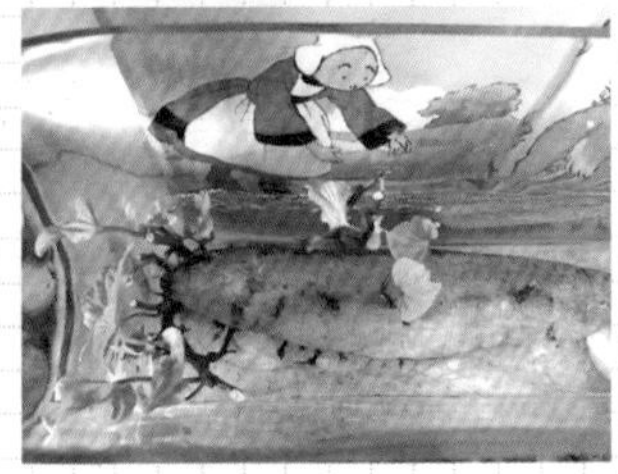

剪掉光秃秃的藤，被摘过的番薯还能继续长。

光有主料还不行，
你必须去弄点辅料
搭配着才行！

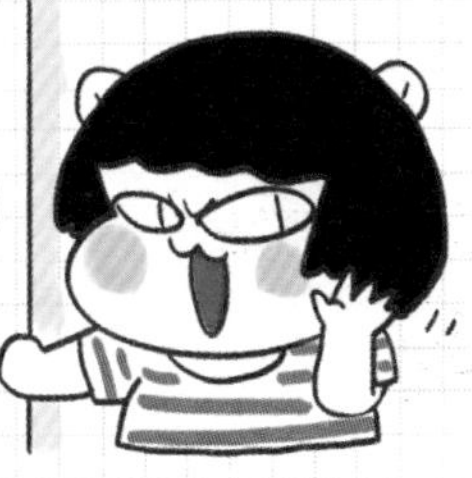

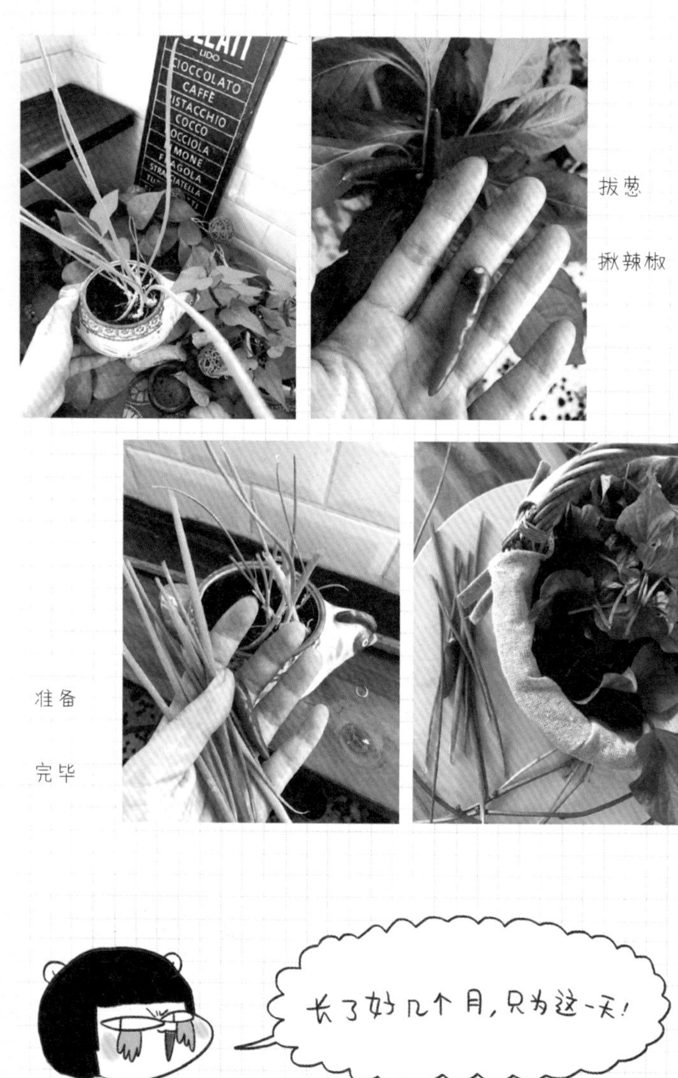

拔葱

揪辣椒

准备

完毕

接着就洗一洗叶子，做起来！

红辣椒、蒜头、小葱切细细。
煮一锅开水，蕃薯叶倒进去汆一下水就熟了。

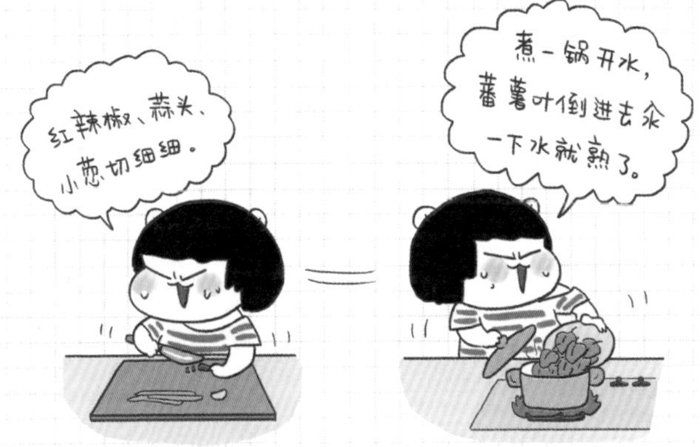

汆过水的番薯叶和切好的辅料混合，

加入适量的酱油、醋、盐、糖、香油拌匀！

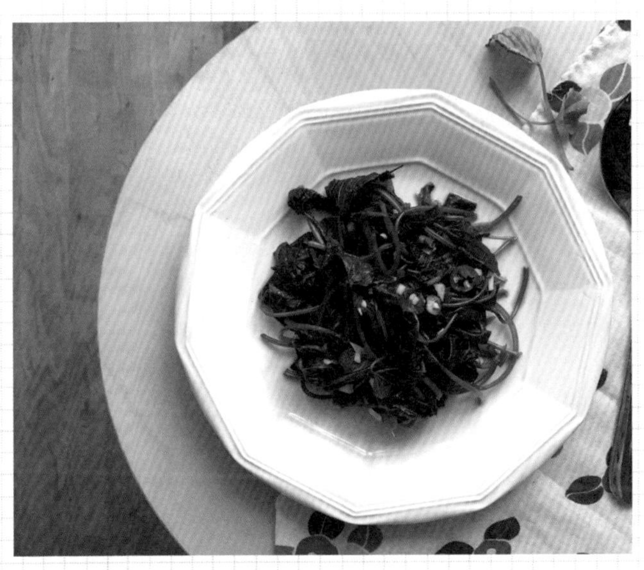

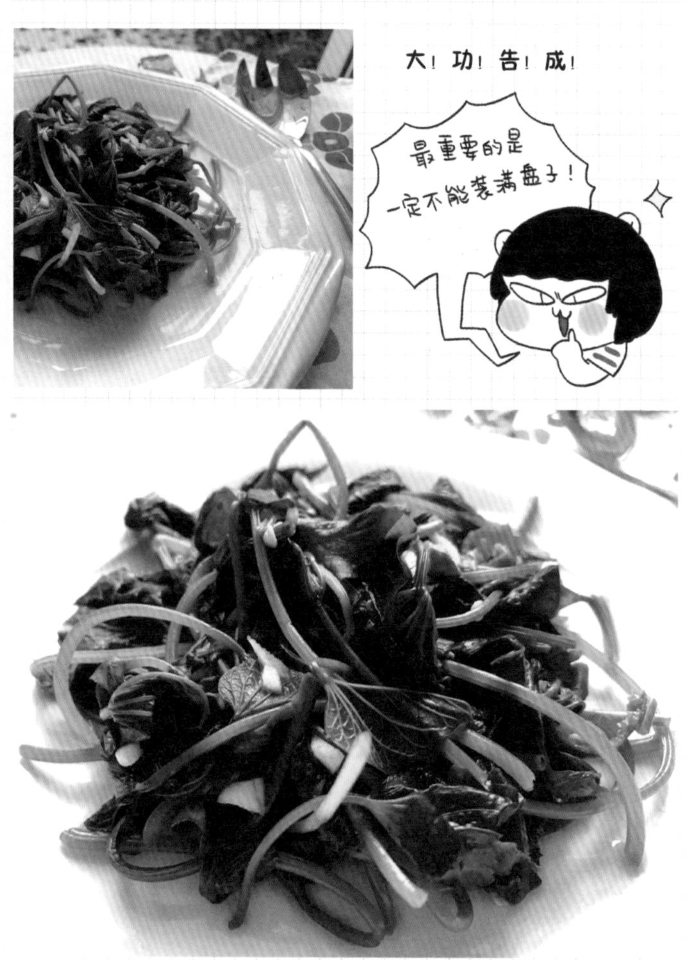

好看的食器，加上装逼的摆拍，这一道
香蒜红椒清拌自产生番薯叶就做好啦！

关键它
还是有机蔬菜！
有机！懂不
懂！！
纯天然！
零污染！
这年头不吃个
有机还敢自
称"时髦精"吗！！

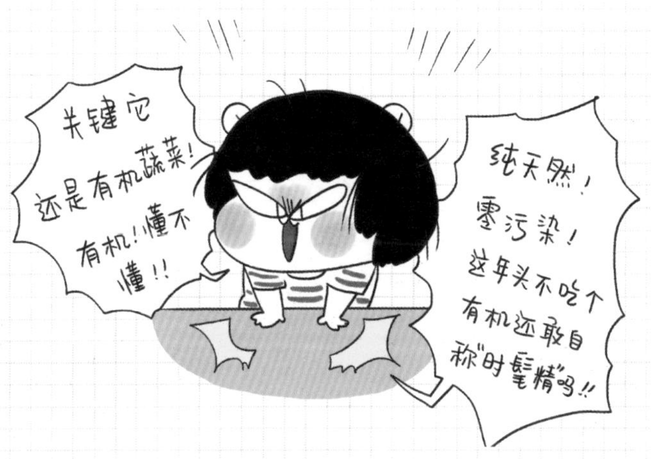

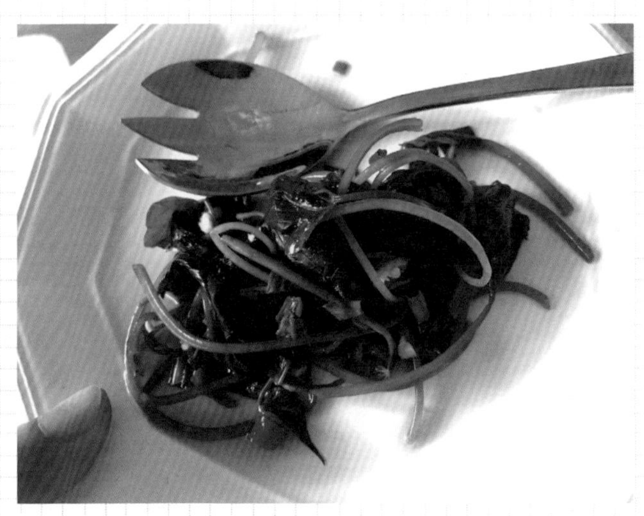

不过，确实好吃。

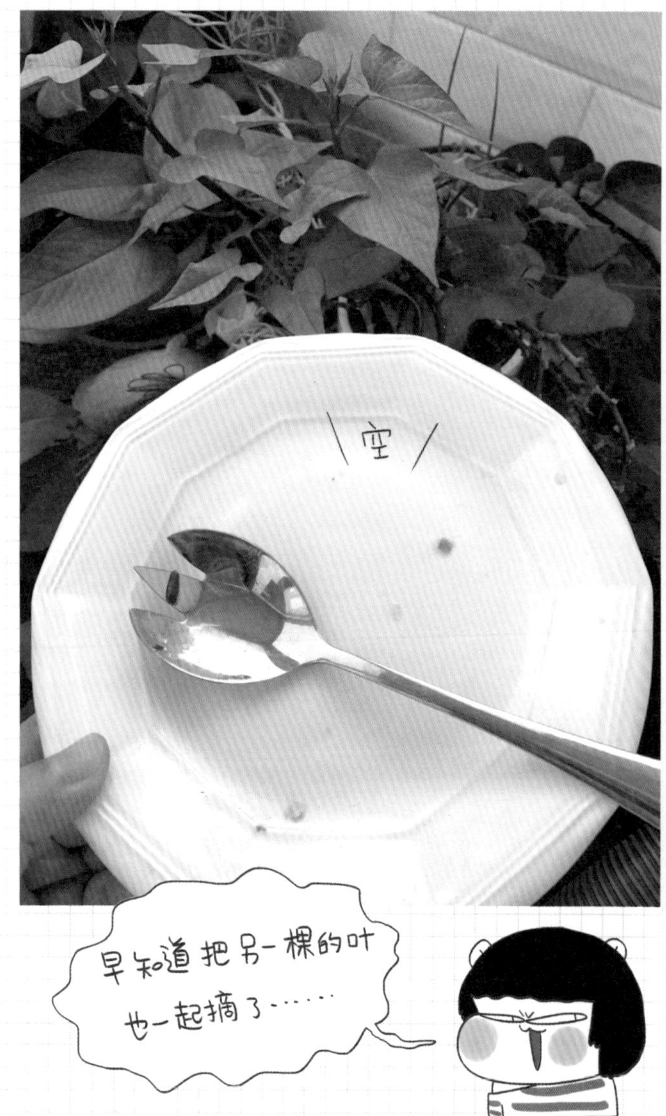
空
早知道把另一棵的叶
也一起摘了……

小贴示：

采摘和做菜过程一定要摆拍啊，

不然我们拿什么发朋友圈显摆呢！

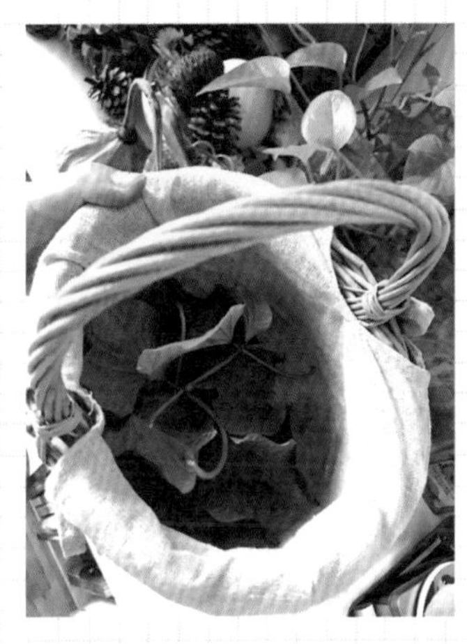

毕竟，

一年只做这一次啊！

（－▽－）

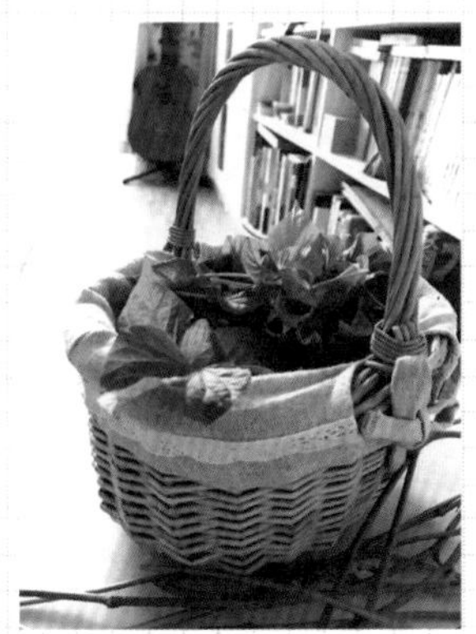

教你如何做一位优雅的孕妇。

8 月 30 日　楼上装修，电钻声很吵，不知道会不会影响肚子里的娃儿。

9月2日
孕 29 周
梦中幼儿园

虽然还没生，但最近的我却焦虑起来。因为——

到底！
上哪所
幼儿园好呢？
公立？
私立？！

连是男是女都不知道，就开始考虑起幼儿园！

私立居然1.8万元
一个月学费！！
吓得我都
吐钻石了
呕

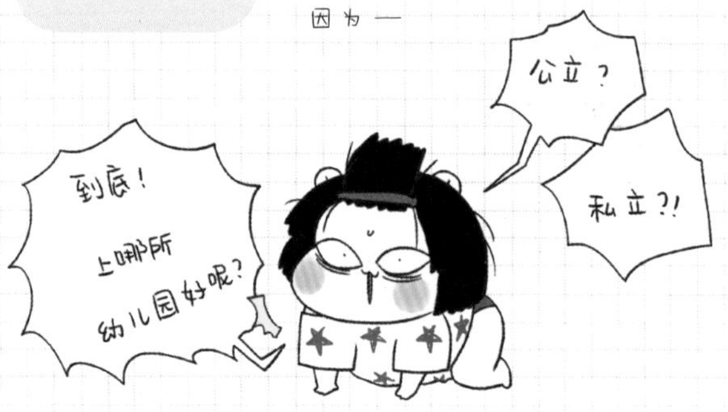

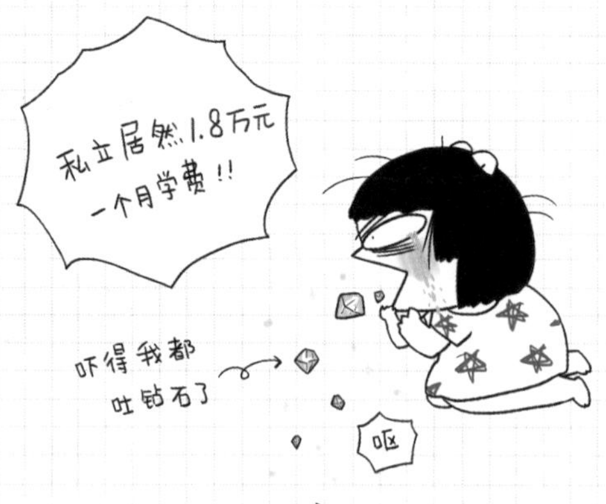

从现在开始每个月
去卖血都不够……

去掉寒暑假（假如有的话），每年大概上9个月……
戳
那么，3年的学费就是——

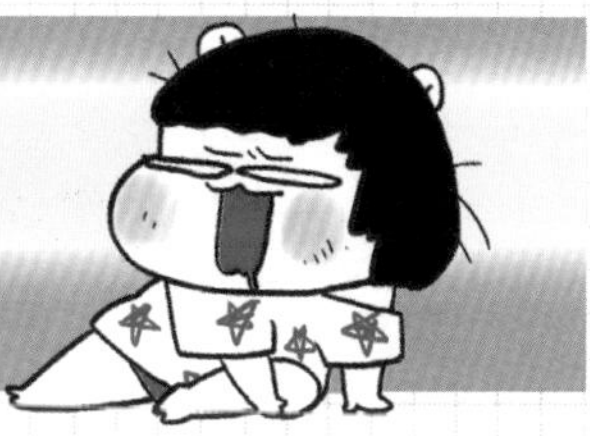

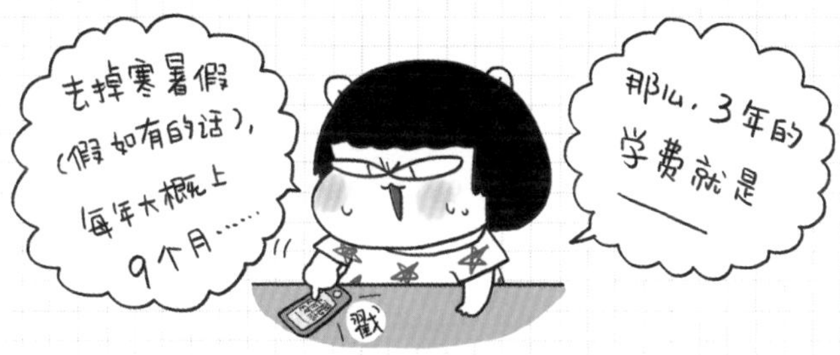

162,000
×3（年）

486,000（元）

私立幼儿园3年的费用

小50万啊!!
让我去死!!
吓到劈叉

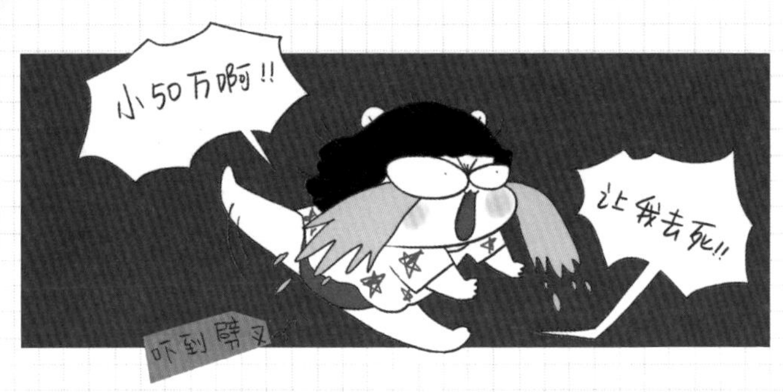

天价私立幼儿园上不起，那么看看公立幼儿园吧！

北京市公办幼儿园执行的收费项目及标准：

1. 保育教育费一级园每生每月750元（市级示范幼儿园可上浮20%）；

2. 二级园每生每月600元；

3. 三级园每生每月450元；

4. 无级类园每生每月250元；

5. 住宿费每生每月300元。

嗯？
这个费用
看着人性多
了……

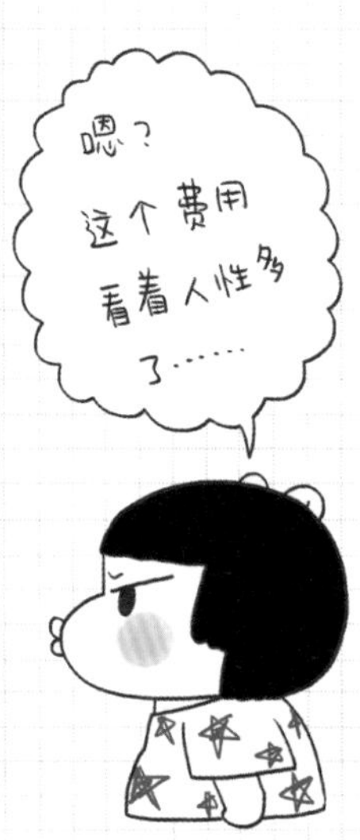

加上伙食费
一个月1000多元，
这个好！
上得起，
上得起！
戳
等一等！
经验告诉我不
会这么简单！

再次上网搜了搜关于上公立幼儿园的帖子后……

天哪！
公立幼儿园要按
户口和房产
来划片录取，不
在范围内基本上
不了啊……

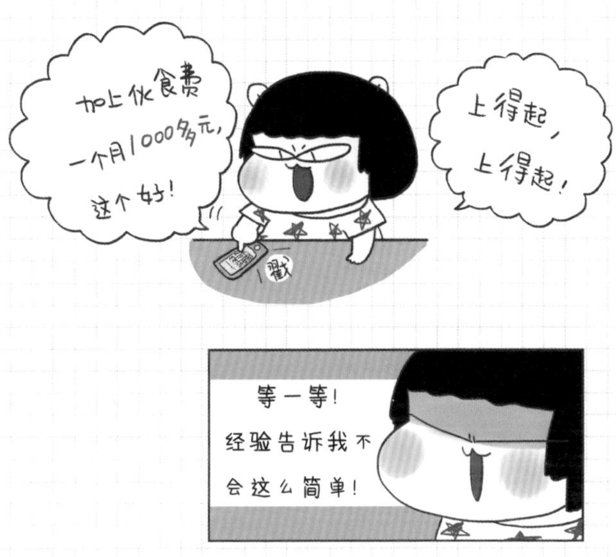

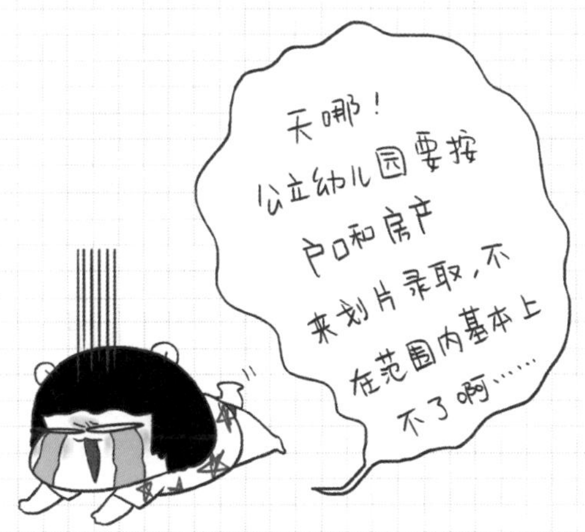

家附近唯一靠谱的公立
幼儿园，一岁半开始上亲子班，
提前一两年准备，很多孕
妇挺着大肚子就得去为
孩子报名了……
也太早了吧……

晴天劈"瓜"!!
让我现在
就了结你这
"烦人精"!

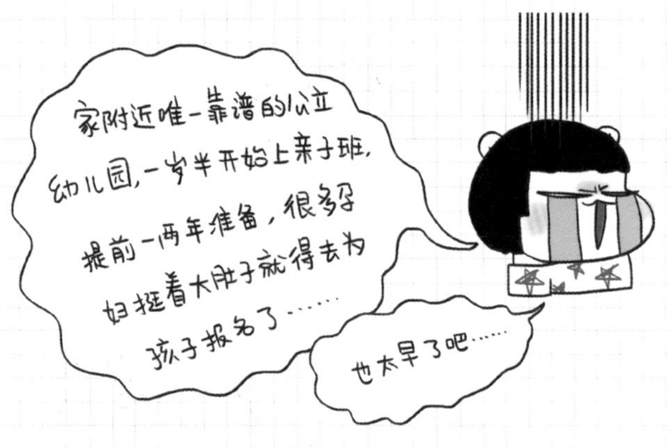

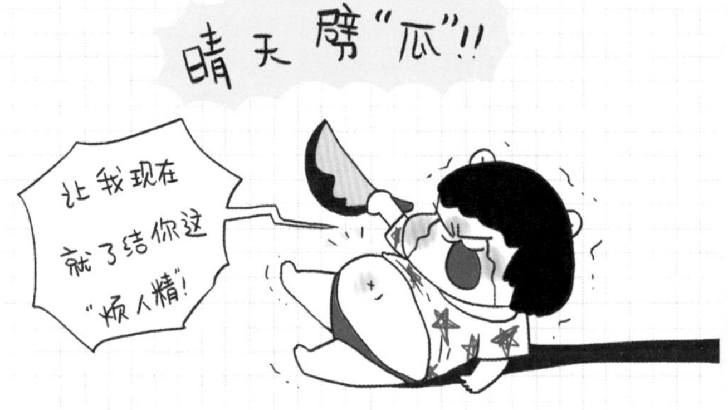

挺着大肚把附近的几家公立幼儿园都实地考察了一遍。

操场好小啊……
教室好简陋啊……
花花绿绿
的配色好可怕啊……

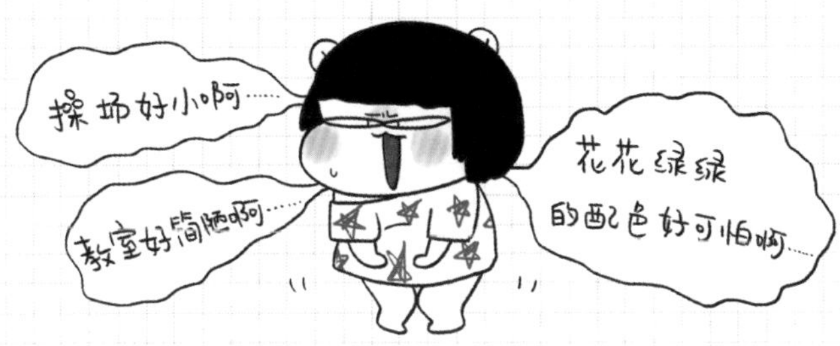

这样的条件，还不一定能上……

9月3日

据说怀孕的时候孕妇想吃的就是胎儿想吃的，那么我很大概率会生一个小馋猫！因为我想吃：凉皮、凉面、麻辣烫、钵钵鸡、奶盖、奶茶、小笼包、生煎、米线、煎饼果子、豆腐脑、肥肠粉、螺蛳粉、豆浆、糖油饼、肉夹馍……总之都是单价不超过20元钱的街头小吃。

9月4日
孕30周
胎位不正？

今天去产检，发现娃儿在肚子里是横位。

哼，我就横着躺，你打我呀~
……

上网一查，横位好像很危险。

上次是臀位，这次又给我来个最麻烦的横位！

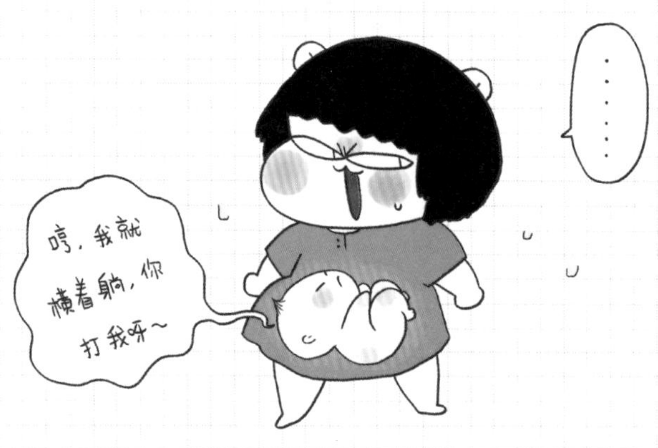

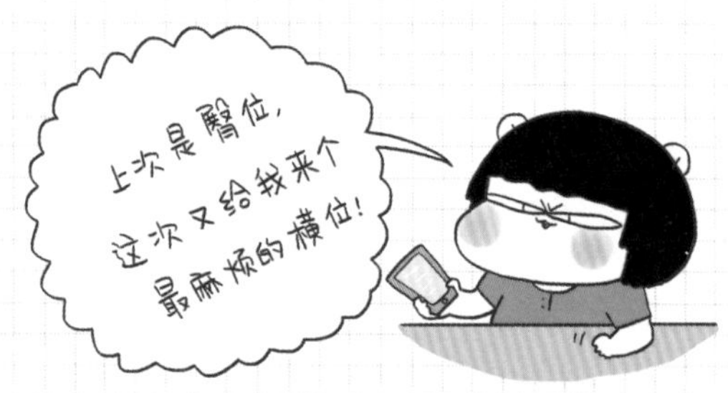

胎儿横卧于子宫内约占分娩总数的0.25%，称为胎儿横位。从医学的角度讲，就是胎体纵轴与母体纵轴成直角，属于胎位的一种，这是一种较为危险的胎位。足月横产不能阴道分娩，对母儿生命威胁很大，应早诊断、早处理，可做选择性剖宫产手术。

也就是说，到生产那天还不转过来的话，就得拉去剖!!
今天是30周，到32周就8个月了……
8个月已经基本能确定胎儿的位置，应该头朝下插在骨盆里才正常……

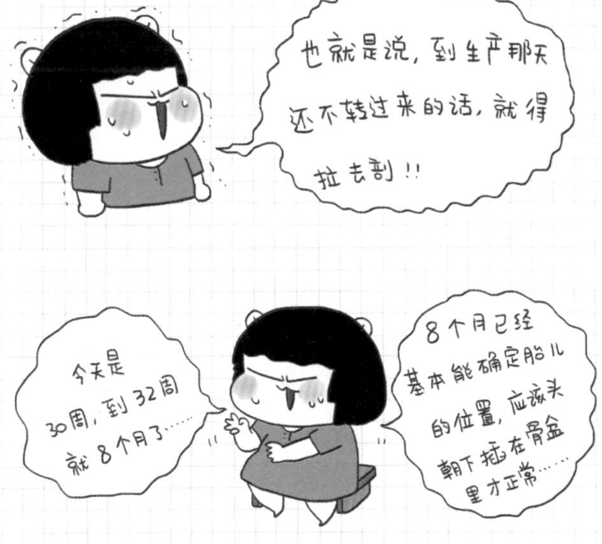

那么，留给我的时间就只剩

……

……

……

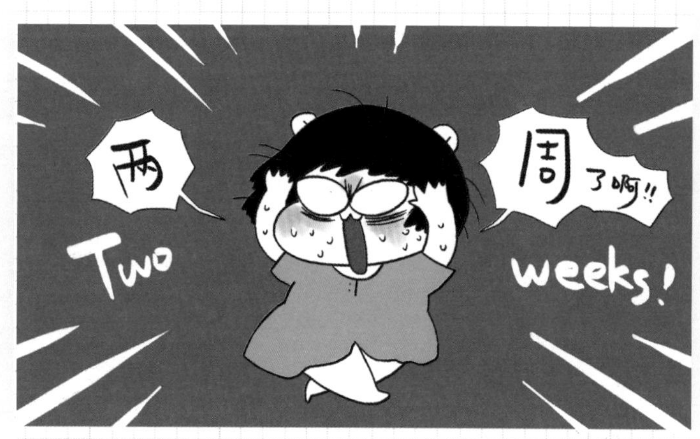

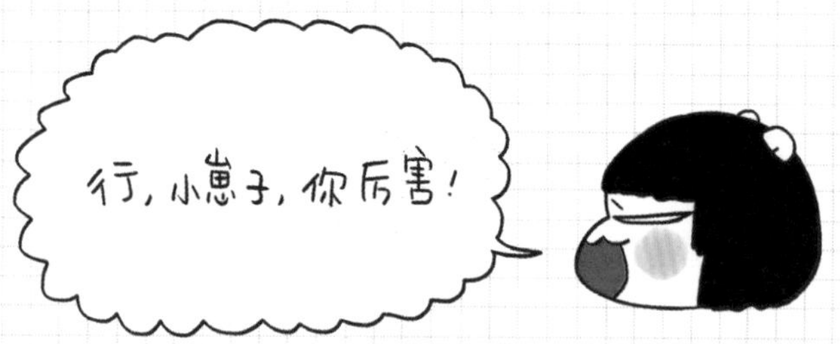

当务之急是要让他在肚子里自己转成头位！

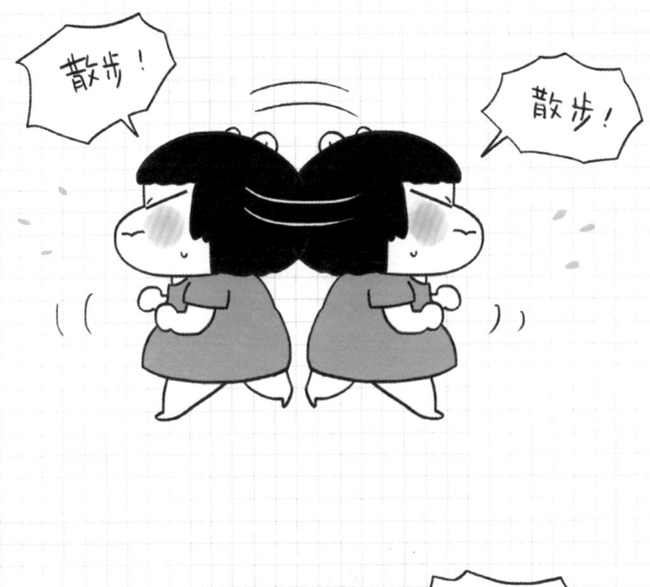

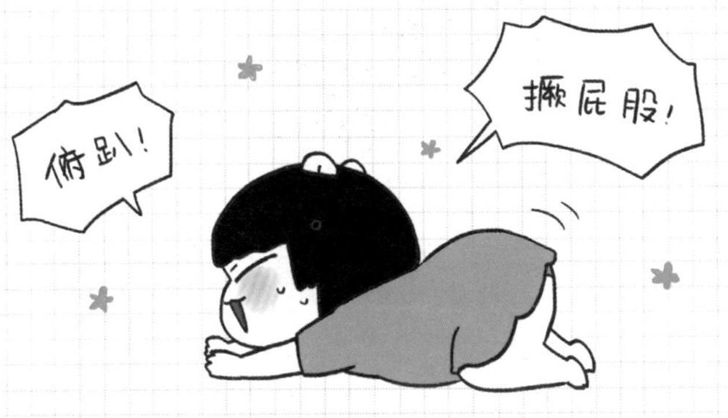

哎嘿嘿
拿艾条
熏脚底~~
住、住手

但是，就算做了这么多……

万一
转得太嗨
……
转过一圈
又回到横位
……
怎么办？！

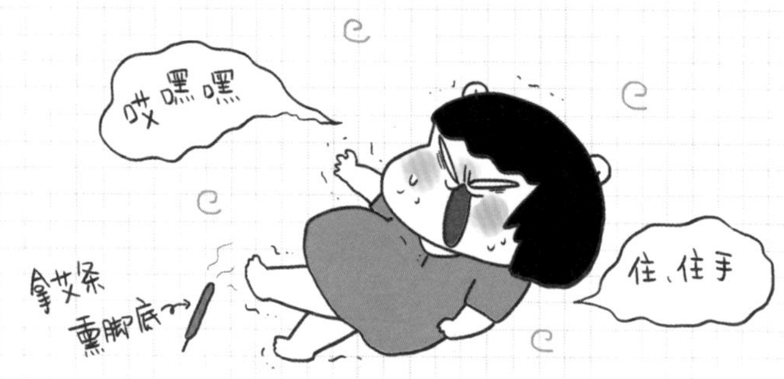

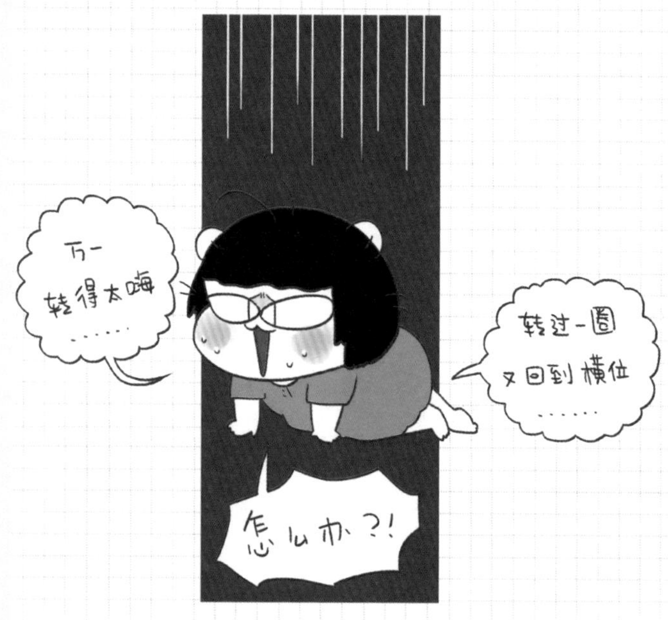

9月5日

2月份撒的草莓种子，今天才发现开了小花花，草莓啊！你跟我怀孕进度差不多！！到生娃那天能吃上吗？

9月6日
孕30周
孕妇的自觉

身为孕妇，要有孕妇的自觉。

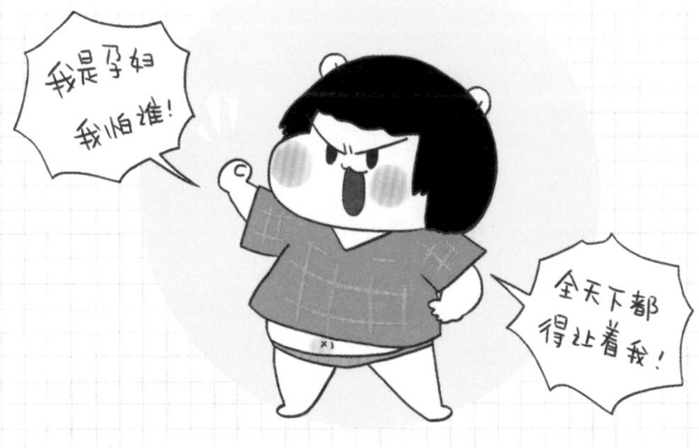

首先，一定要捍卫孕妇的特权！

喂你，
看不到本仙女
是孕妇吗！
快点给我
让座！

该坐就坐，绝不腿软！

其次，一定要让全世界都知道我是个孕妇！

孕妇本人
你们都得宠着我
PP
怀孕好累……
4分钟前
2
鸭鸭：想吃！
PP回复鸭鸭：不给！
孕妇又刷屏了，
我的流量……
我发！
哼！怀孕有多
辛苦，你们知道
吗？！

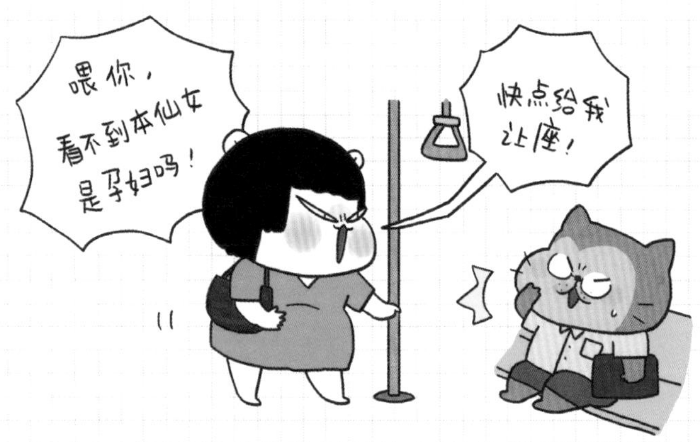

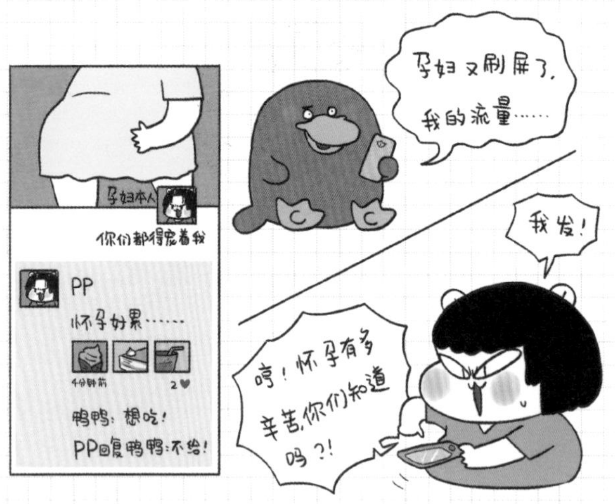

排队的时候要特别注重自己的身份！

鸡排限每日前30位
让一让！
你们竟敢让
一个孕妇排队，
还是不是人了!!
推

第三，坚决要让老公把自己宠上天！

帮我系鞋带！
king
我弯不
下腰！
是！
仆

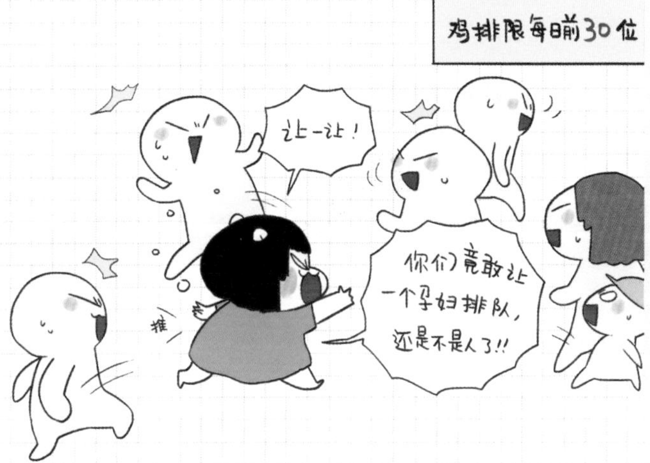

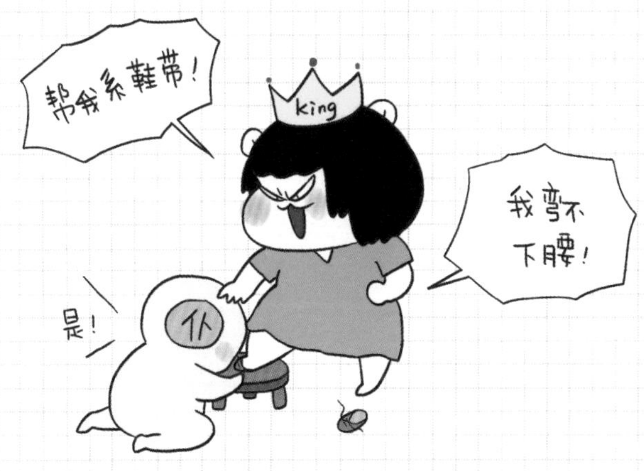

当然，也要和同事搞好关系！

领导，你看
人家都怀孕了，就
帮人家换个轻松点
的工作嘛。
撒娇
摇
人家怀孕了
好困、好想睡
哦，你就帮
我做一下嘛！
诶
？

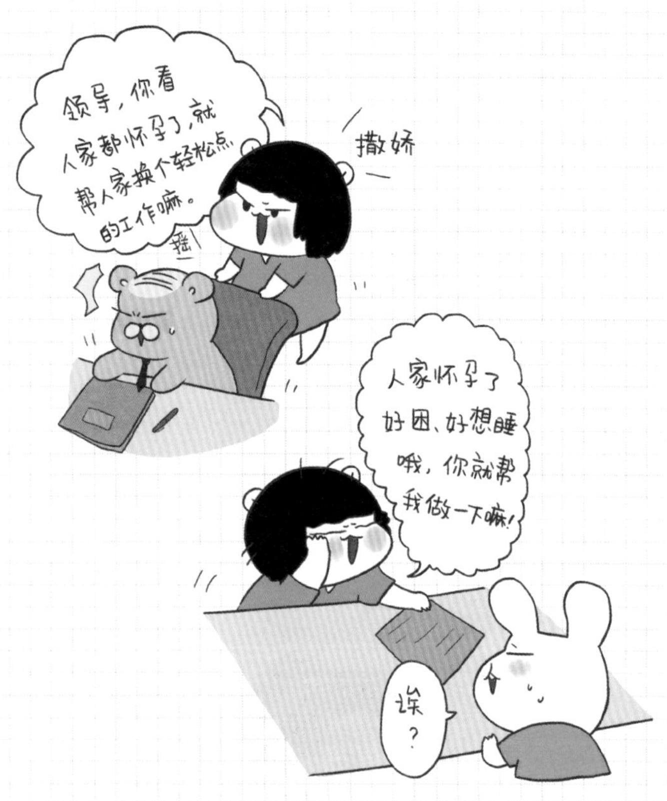

作为过来人，要积极指导年轻朋友们！

你啊，
再不怀就怀
不上啦！
什么！丁克?!
你就等着老了可怜
吧!!

更要积极关心邻居的生活!

喂！能不能
把你家的微波炉和
Wi-Fi关了！辐射射
到我啦!!
咚
咚
咚

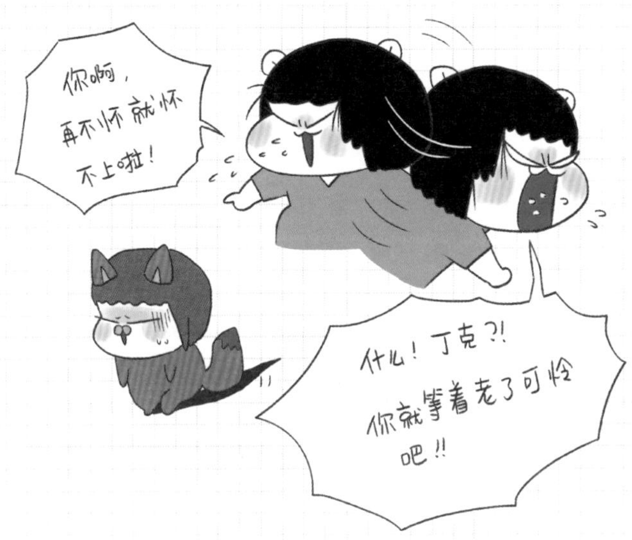

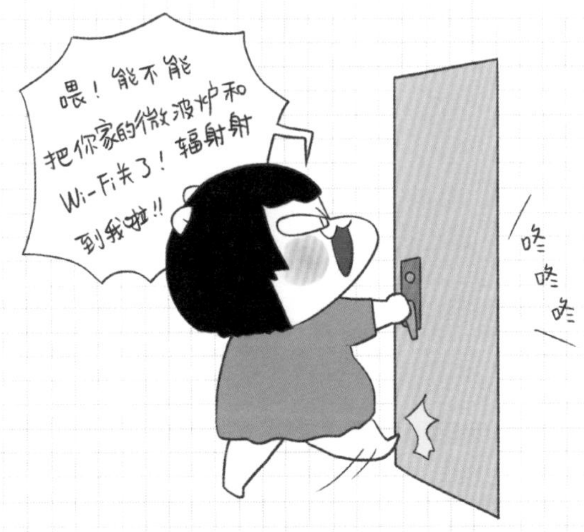

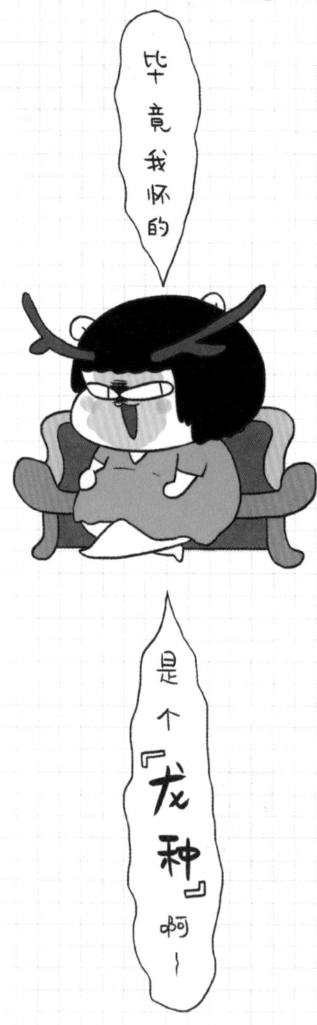
总之，全天下都必须宠着我！
毕竟我怀的
是个『龙种』啊～
一般人我还不告诉他呢！哼！

9月7日
孕30周
坐到死的月子

在网上看到一些产妇坐月子的经历，惊呆！

我一天要吃
40个鸡蛋……
早上红糖煮鸡蛋
10个
中午鸡蛋汤
15个
晚上炒鸡蛋
15个
一天三顿鸡蛋吃得我想吐，一点青菜没有……

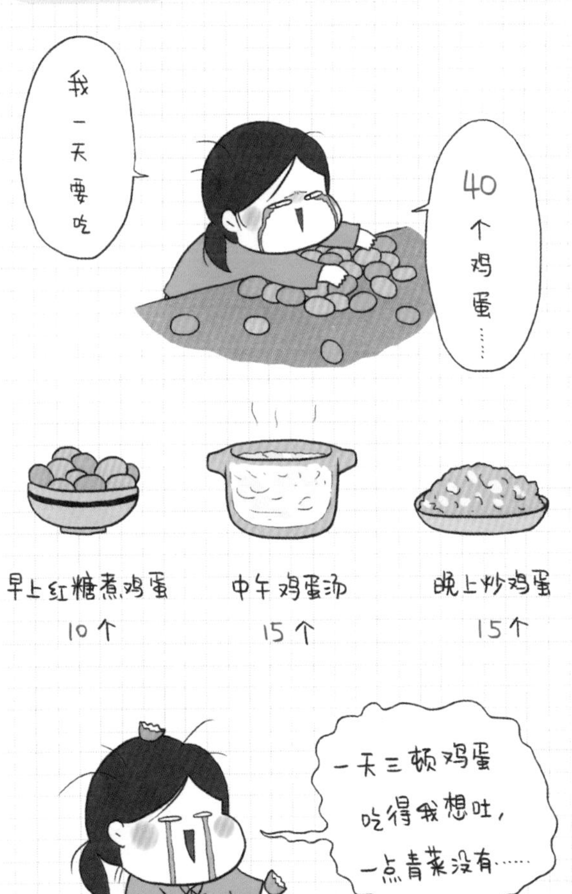

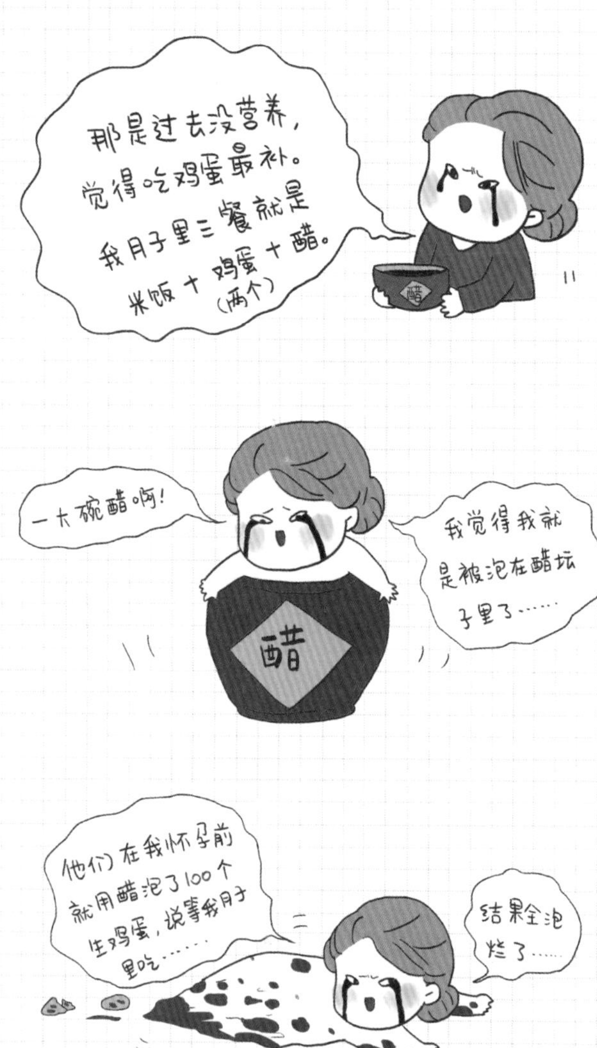
那是过去没营养，
觉得吃鸡蛋最补。
我月子里三餐就是
米饭＋鸡蛋＋醋。
（两个）
醋
一大碗醋啊！
醋
我觉得我就是被泡在醋坛子里了……
他们在我怀孕前就用醋泡了100个生鸡蛋，说等我月子里吃……
结果全泡烂了……

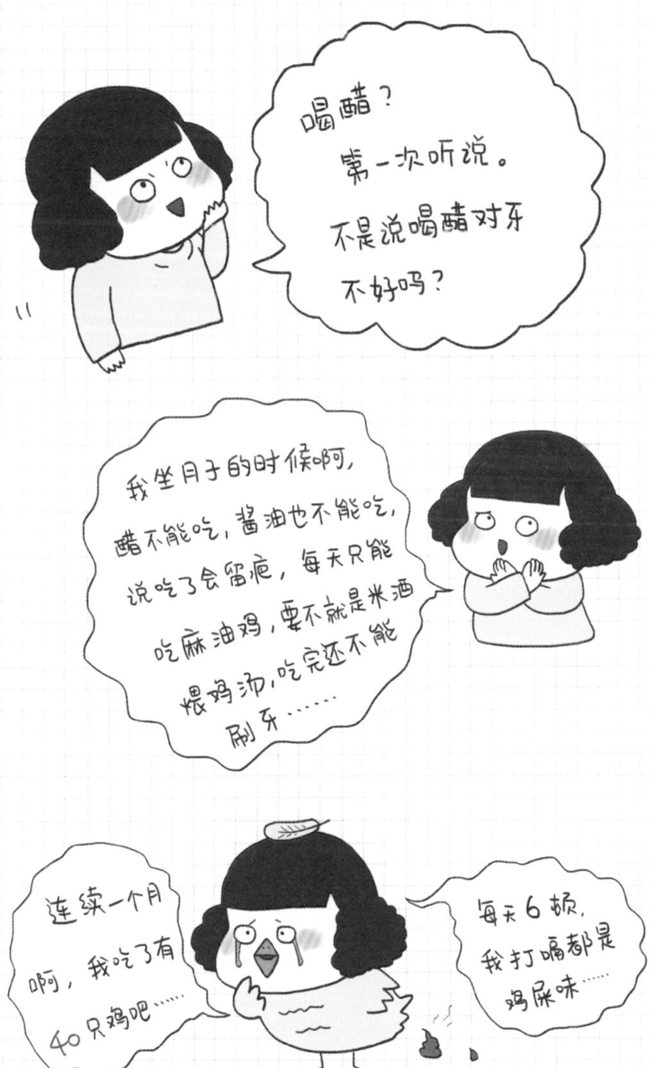
喝醋？
第一次听说。
不是说喝醋对牙
不好吗？
我坐月子的时候啊，
醋不能吃，酱油也不能吃，
说吃了会留疤，每天只能
吃麻油鸡，要不就是米酒
煨鸡汤，吃完还不能
刷牙……
连续一个月
啊，我吃了有
40只鸡吧……
每天6顿，
我打嗝都是
鸡屎味……

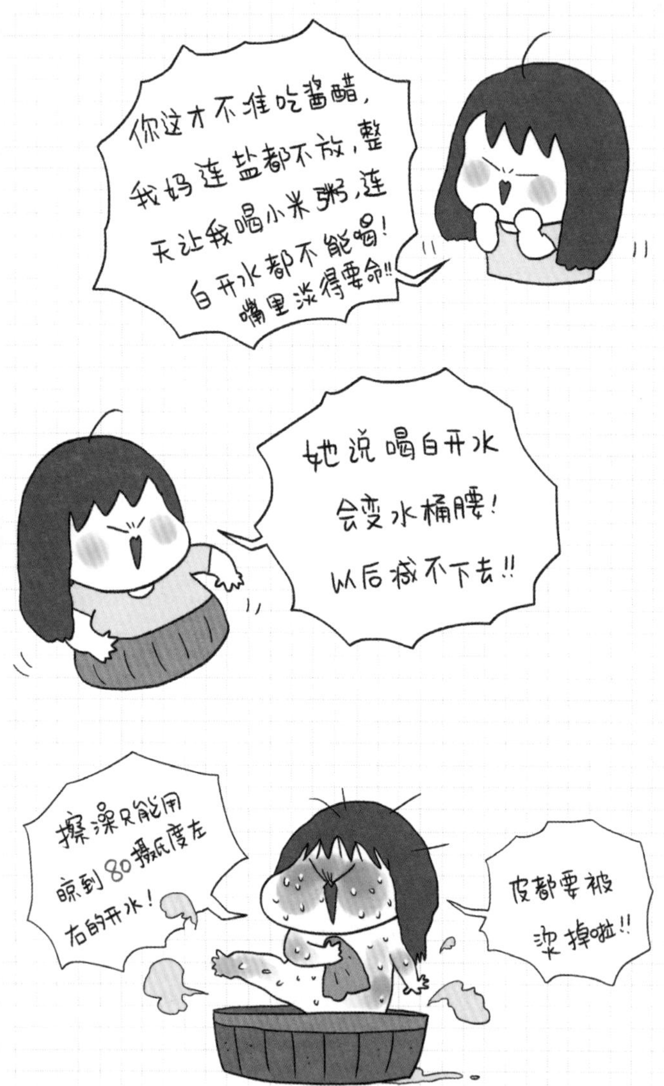
你这才不准吃酱醋，
我妈连盐都不放，整
天让我喝小米粥，连
白开水都不能喝！
嘴里淡得要命!!
她说喝白开水
会变水桶腰！
以后减不下去!!
擦澡只能用
晾到80摄氏度左
右的开水！
皮都要被
烫掉啦!!

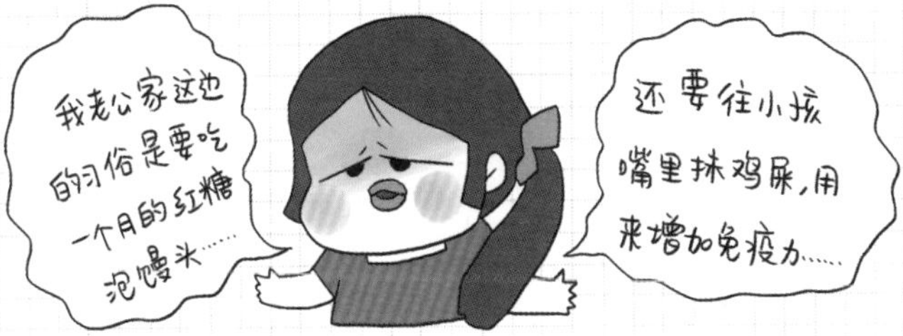

我老公家这边的习俗是要吃一个月的红糖泡馒头……

还要往小孩嘴里抹鸡屎，用来增加免疫力……

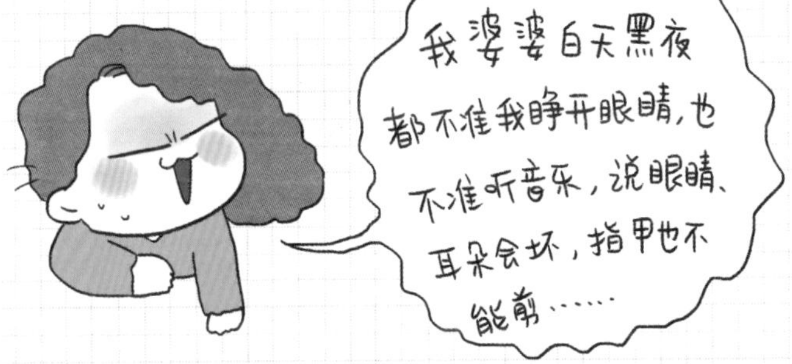

我婆婆白天黑夜都不准我睁开眼睛，也不准听音乐，说眼睛、耳朵会坏，指甲也不能剪……

看完以后我只想说：

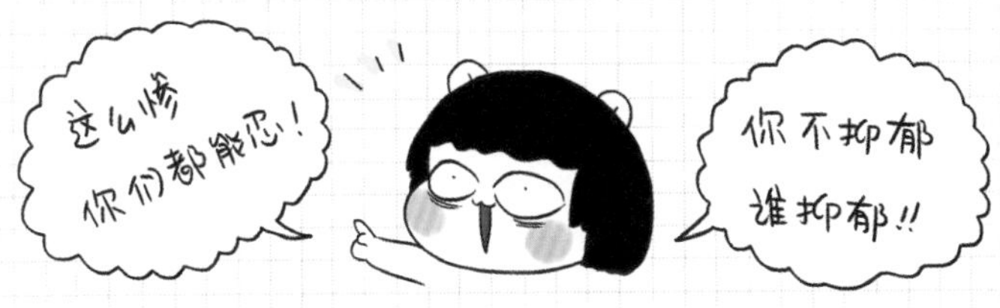

9月9日

孕30周

保大人还是保小孩

问了很多朋友一个关乎生死的问题：

假如你生孩子时候难产，医生问你保大人还是保小孩，
你会选谁？

大部分朋友都这么回答：

当然是保自己啊!!
这还用问吗？

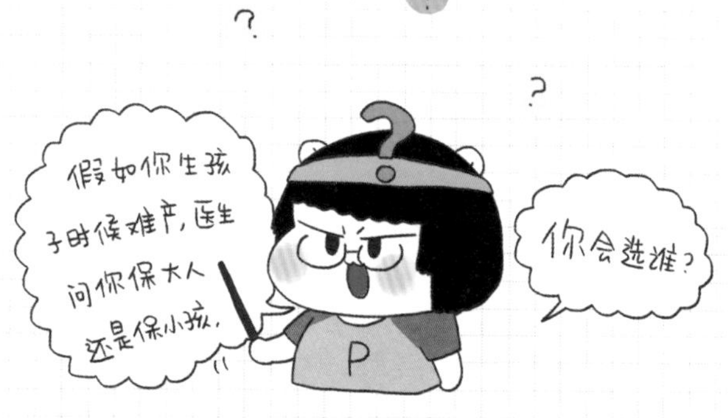

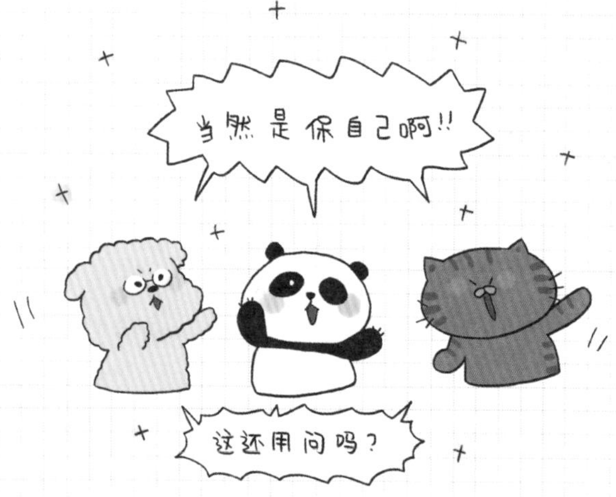

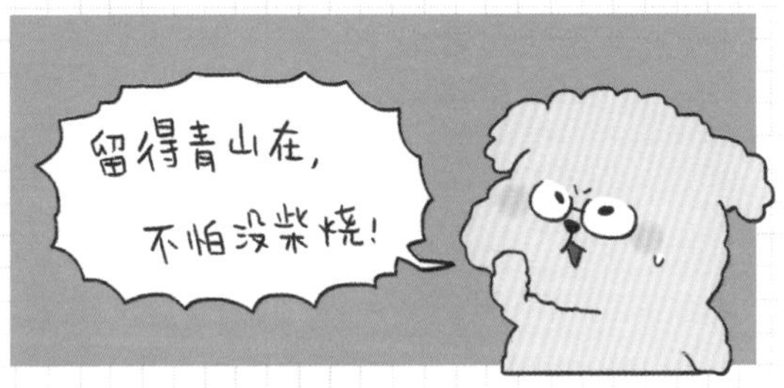
留得青山在，
不怕没柴烧！

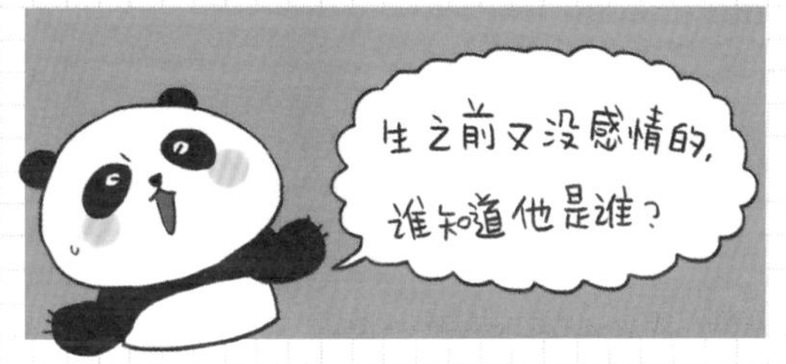
生之前又没感情的，
谁知道他是谁？

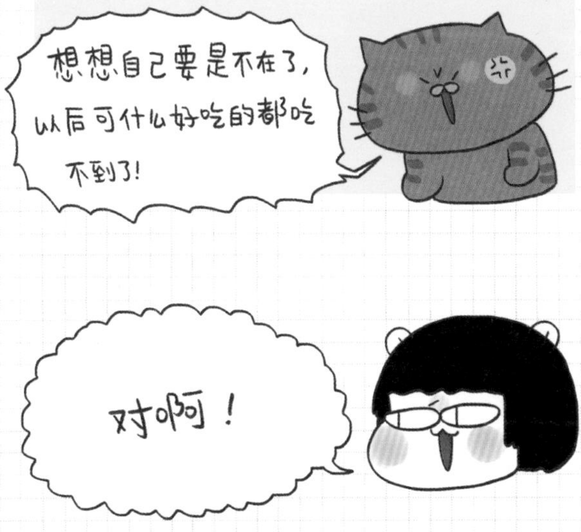
想想自己要是不在了，
以后可什么好吃的都吃
不到了！
对啊！

只有一个朋友是例外，她回答：

我……
说不好……
也许是本能吧，
这跟发生灾难时母亲保护
孩子是一个道理。
这么牺牲自己?!
过几年你老公
就另娶啦!! 谁还记得
你!! 留个小孩也不一定
好过!!

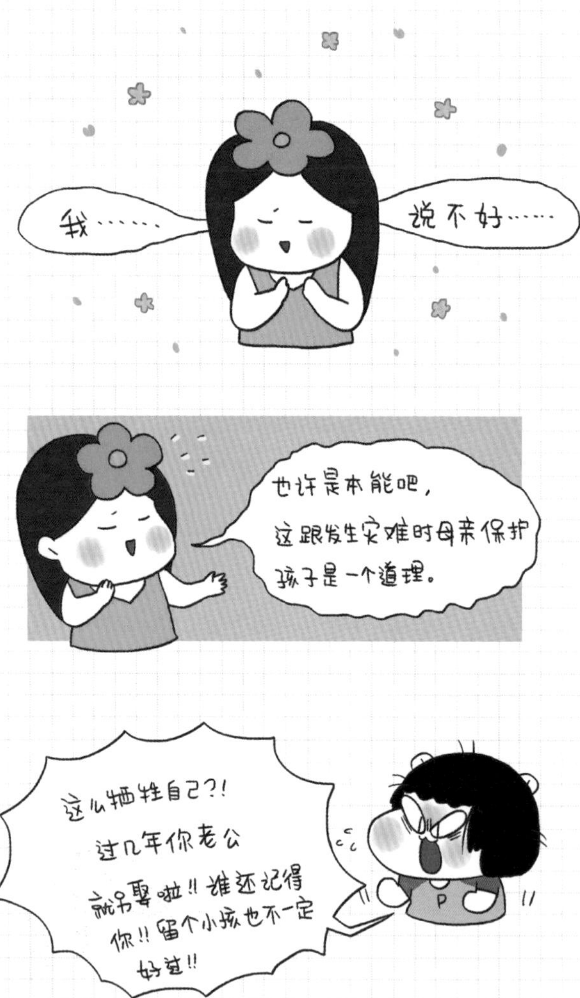

另娶是正常的啊，
没必要守着骨灰盒……

要不要这么无私!!

他在我肚子里一动，我
就能感觉到他是个有思想的
人，尤其是你烦的时候
他也动得厉害……

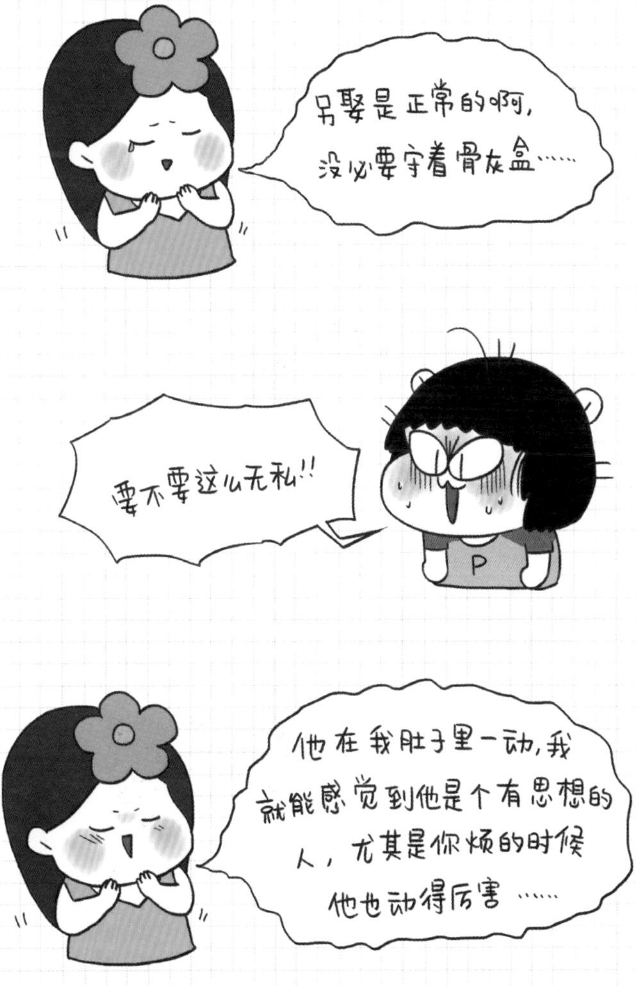

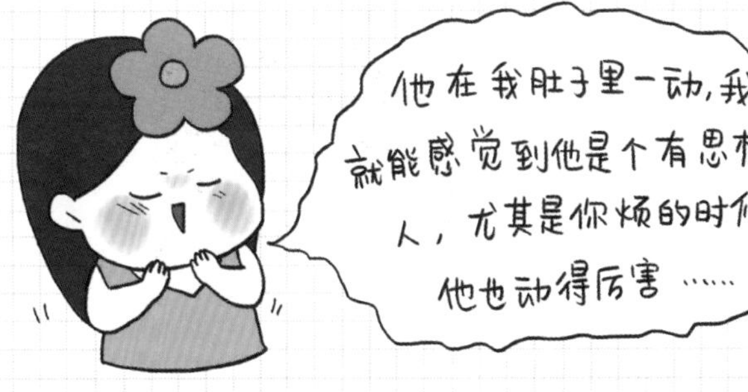

9月10日
孕31周
待产包

孕期接近8个月，貌似可以准备待产包了？

哎？
网上说孕7个月
就可以准备了？
我已经
晚了？

包

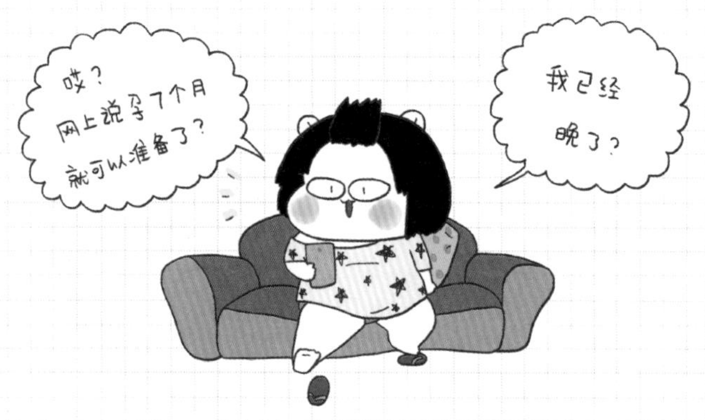

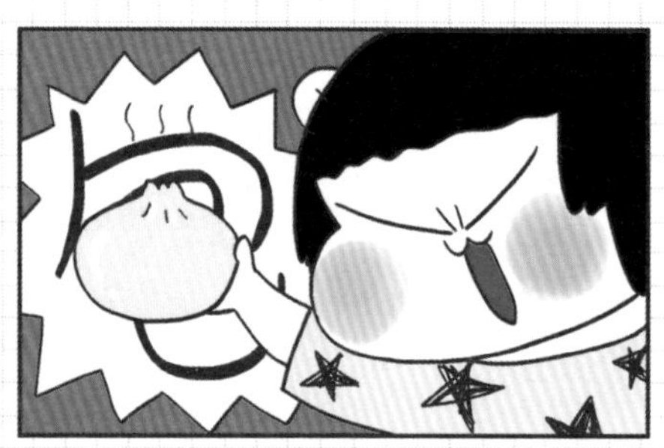

包准备好了，我该往里面装些什么呢？
包，ready！
空

@PP殿下

#怀孕真可怕# 是时候准备待产包了！！该准备些啥？？

在网上发出了这样的问题后，得到了大家的热情回复！

以下根据大家的推荐，准备得杂七杂八。

首先是我用的"大人的东西"！

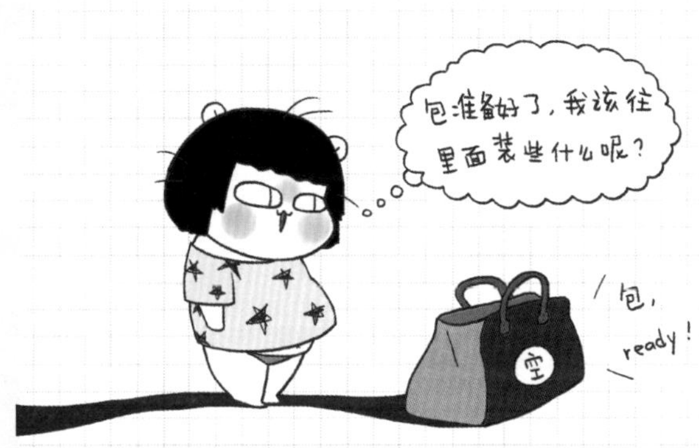

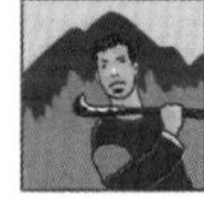

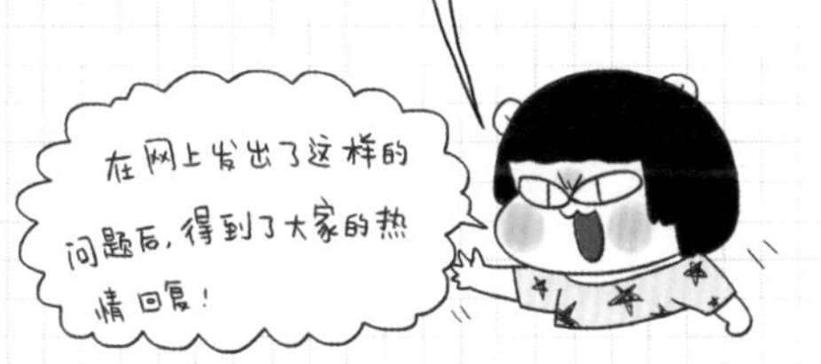

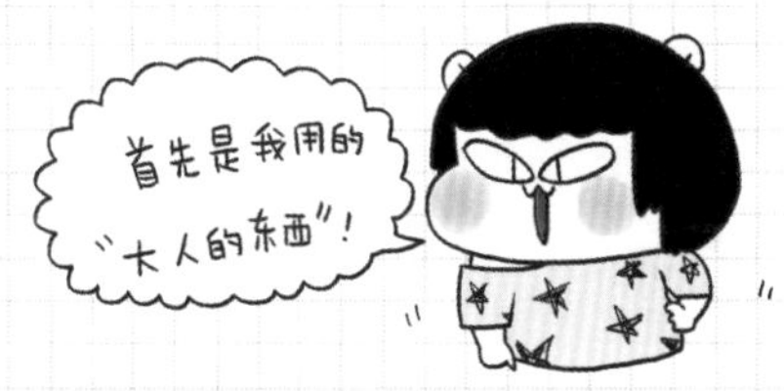

〔便携式冲洗器〕

产后在病房卫生间冲洗阴道和屁屁用。

〔溢乳垫〕

防止乳汁溢出的可粘贴的一次性小垫子。

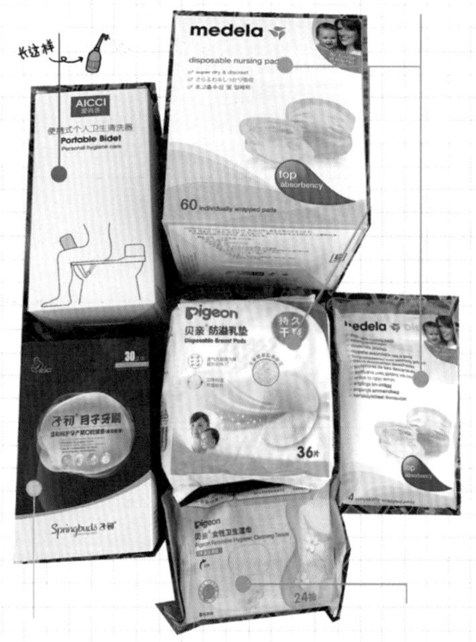

〔月子牙刷〕

产后刷牙的软纱布牙刷，用普通软毛牙刷也行。

〔女性柔湿巾〕

有备无患，带不带随意。

［产褥垫］

产后垫在屁股下
防止恶露污染，
也可做婴儿隔尿垫。

［卫生巾］

产后恶露用，买超长夜
用就可以，也有产妇专用的。

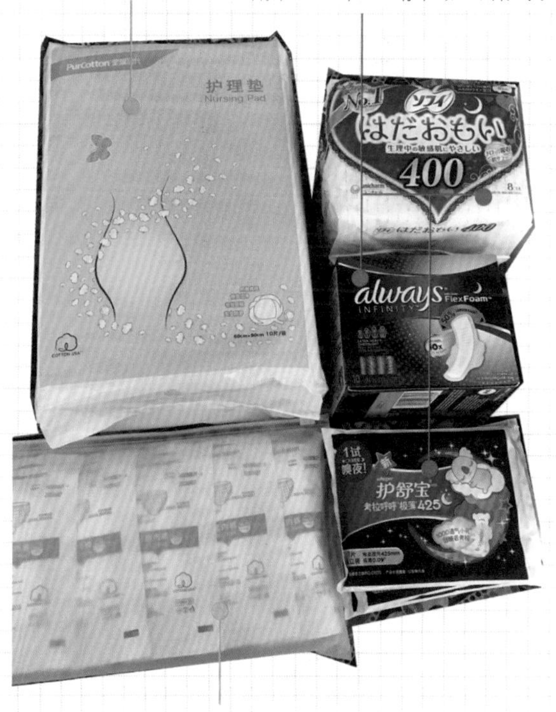

［一次性内裤］

产后恶露和汗多，
洗内裤太麻烦，
一次性内裤穿完就扔。

[袜子] 产后防止着凉。

[抽纸和卷纸] 不够再买。

[杯子] 保温杯和一次性水杯，喝水，刷牙。

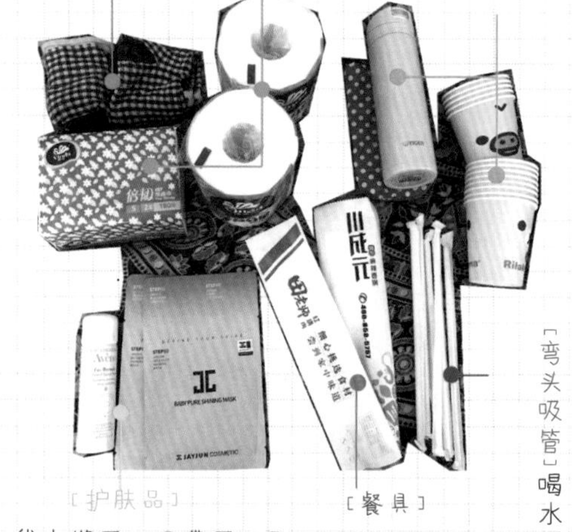

[弯头吸管] 喝水用

[护肤品] 我太懒了，只带了喷雾和面膜保湿用。

[餐具] 最方便莫过于一次性筷子、勺子。

[盆] 洗脸洗脚。

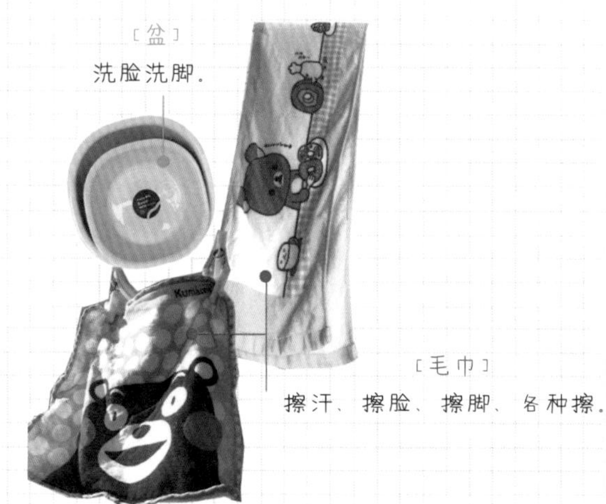

[毛巾] 擦汗、擦脸、擦脚、各种擦。

如果医院没有病号服，还要自己带换洗睡衣。

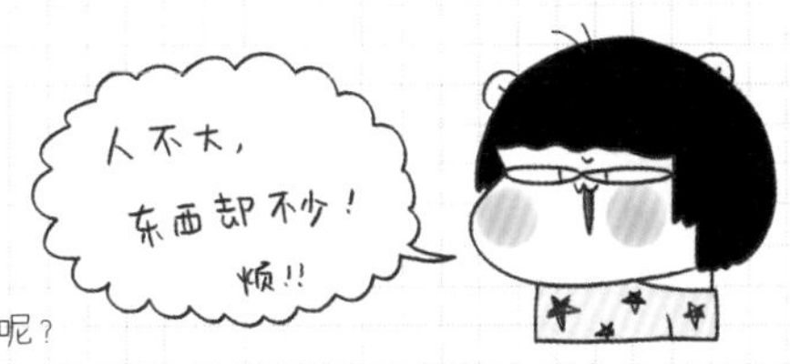

那么新生儿的呢？
一起来看看都有些啥——

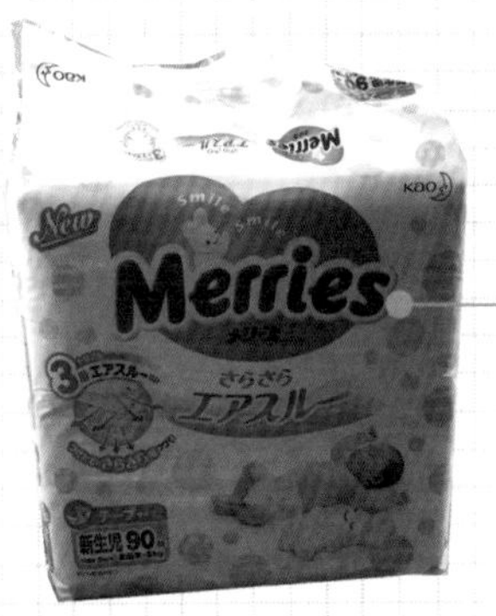

[尿不湿]

新生儿出生后就要用到，但是在医院几天不会用很多，一包NB（新生儿尿不湿）就够了。

[吸奶器]

有电动的和手动的，电动的比较方便。
我提前把所有配件都烫了一下，用保鲜膜包好，
到用的时候直接组装起来就行。

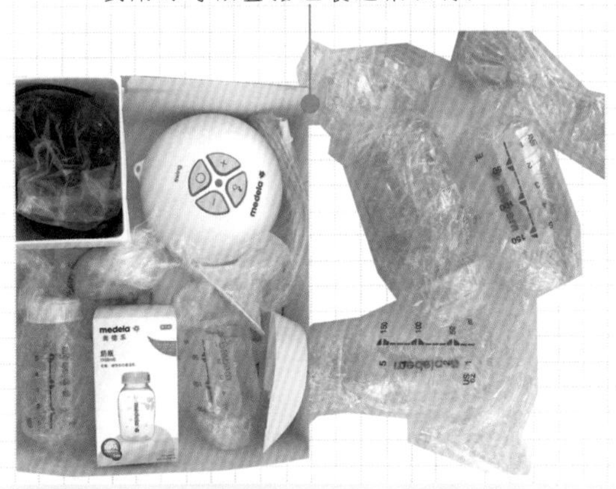

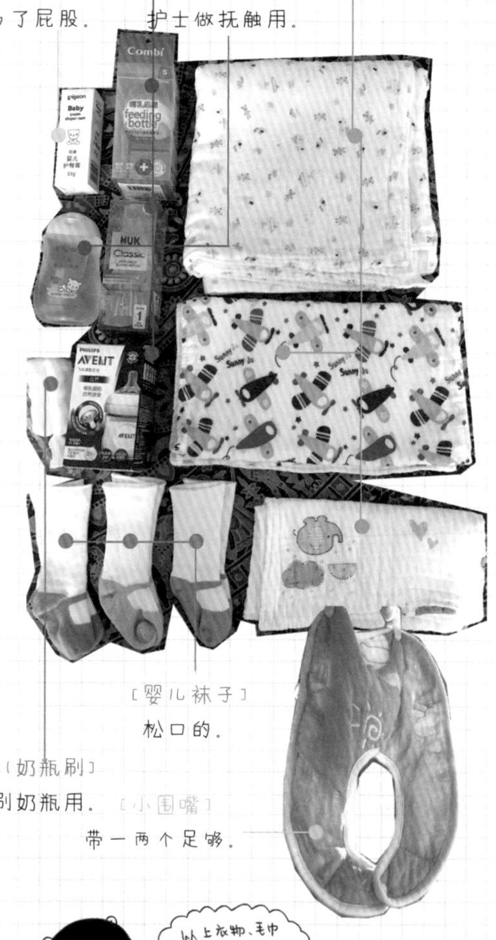

以上衣物、毛巾
都得提前洗干净！

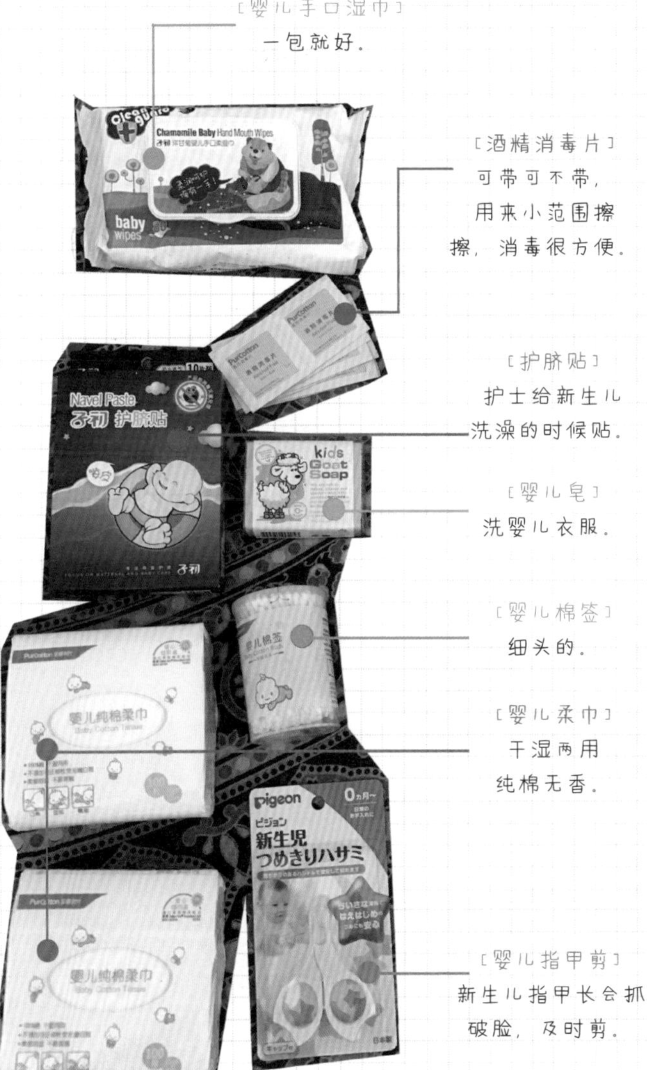

［婴儿手口湿巾］
一包就好。

［酒精消毒片］
可带可不带，
用来小范围擦
擦，消毒很方便。

［护脐贴］
护士给新生儿
洗澡的时候贴。

［婴儿皂］
洗婴儿衣服。

［婴儿棉签］
细头的。

［婴儿柔巾］
干湿两用
纯棉无香。

［婴儿指甲剪］
新生儿指甲长会抓
破脸，及时剪。

[新生儿奶粉]

其实不用带大罐，一小盒够用几天就行了。有的医院是不准自己带奶瓶、奶粉的，护士自己会定量喂。

[隔尿垫]

婴儿隔尿用，换尿布时候也用得上。

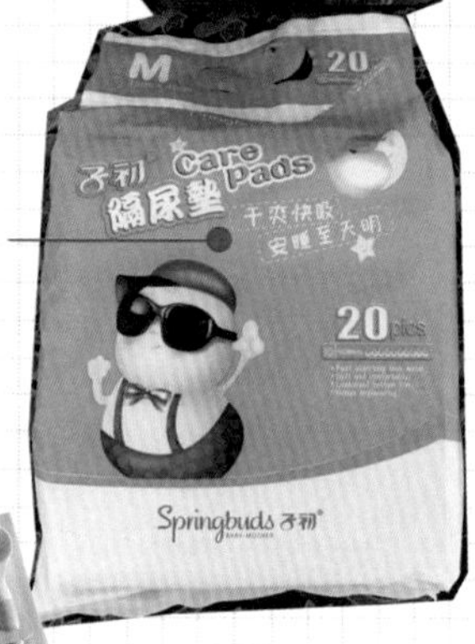

[硅胶软勺]

婴儿喝水用

[储奶袋]

妈妈奶多用不完就用吸奶器吸在袋子里存起来，可以放冰箱保存。

小贴士：

现在很多医院都有待产包，大概几百元钱。可以提前摸清楚自己所在医院的待产包内容再买。比如我所在的妇产医院待产包是 200 多元，里面包括尿不湿和婴儿包被、小衣服等。

光是待产包就
花了不少钱，生下来
之后的话……
"地狱"之门
向我打开……
钱

9月13日
孕31周
备皮大战

备皮，你知道是啥吗？

算了，
不卖关子了。
其实大概
就是刮毛啦！

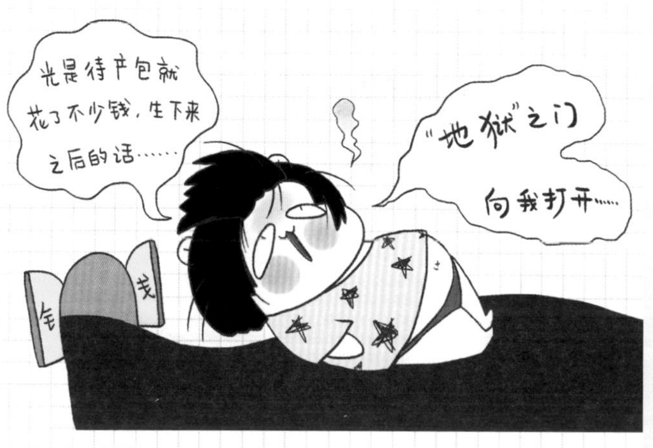

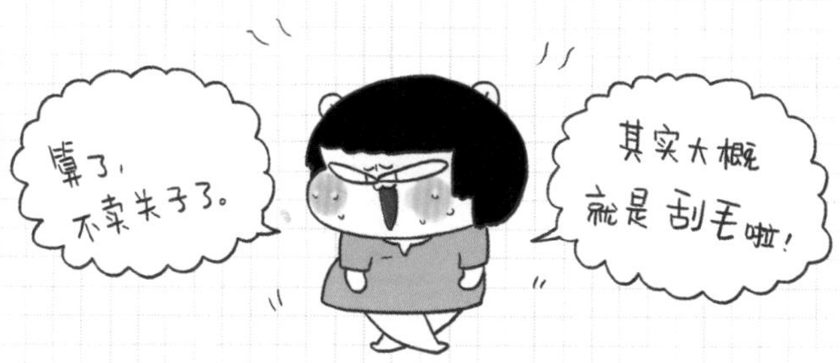

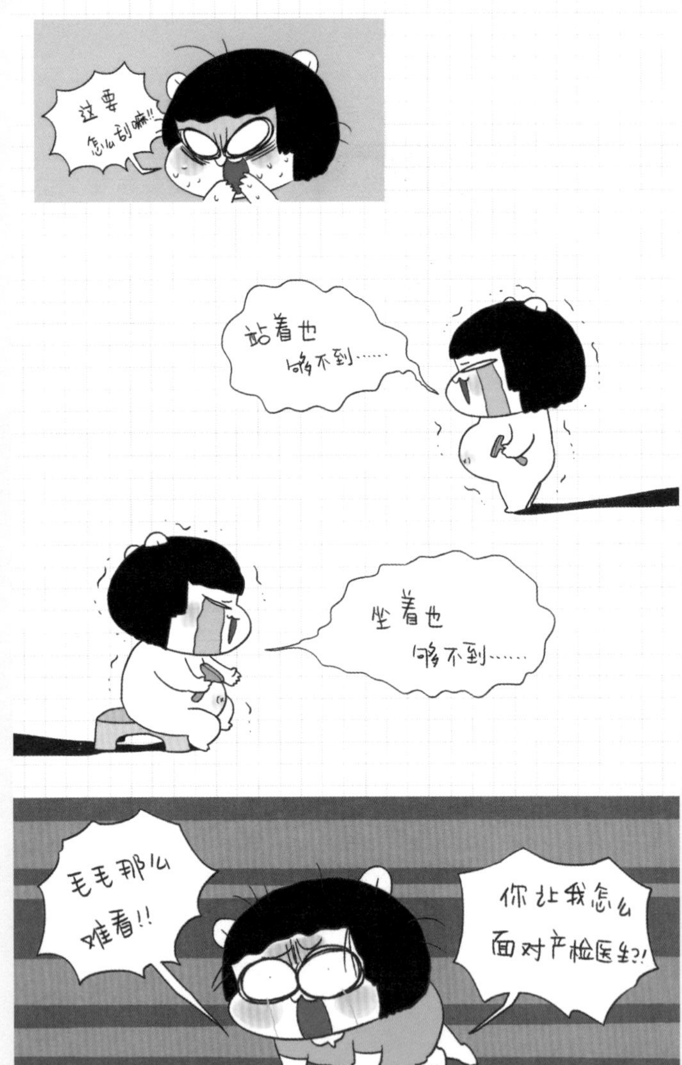

这要
怎么刮嘛!!
站着也
够不到……
坐着也
够不到……
毛毛那么
难看!!
你让我怎么
面对产检医生?!

你放心，
产前护士会帮
你搞定的。

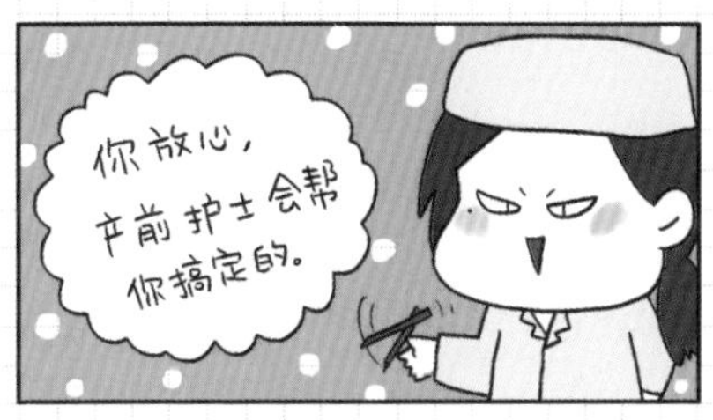

每次做B超都好像打仗，提前半个月预约到下午的号后，B超当天早上先来排下午的分诊，大概排一小时，接着等分诊叫号，大概等两小时，等做完已经下午三四点，大半天过去啦！

9月15日
孕31周
牙是个问题

身体里硬邦邦的部分，除了骨头，还有什么？

哎？突然问
人家这种问题
……

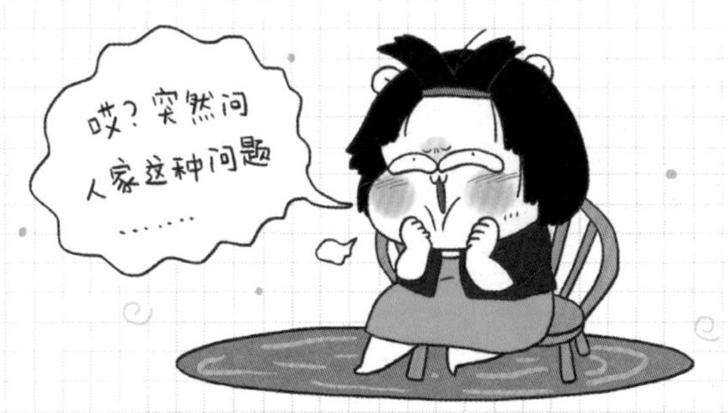

身体里硬邦邦的部分，除了骨头，是一

牙!!
是牙!!

这也是孕期特别要关注的地方。

生个孩子
掉一颗牙?
呸

那是因为过去
的婆婆、妈妈不
好好爱牙!

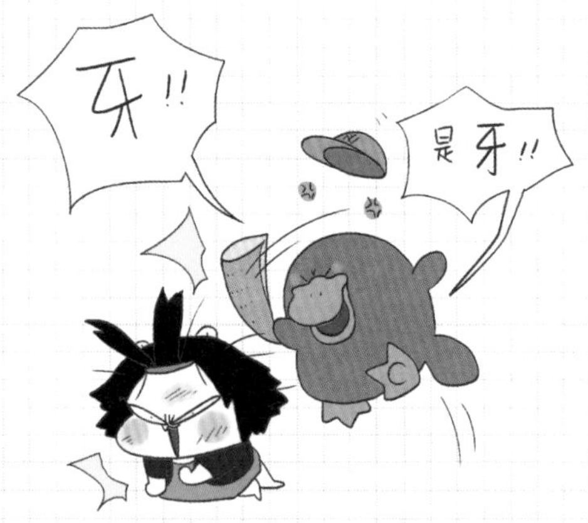

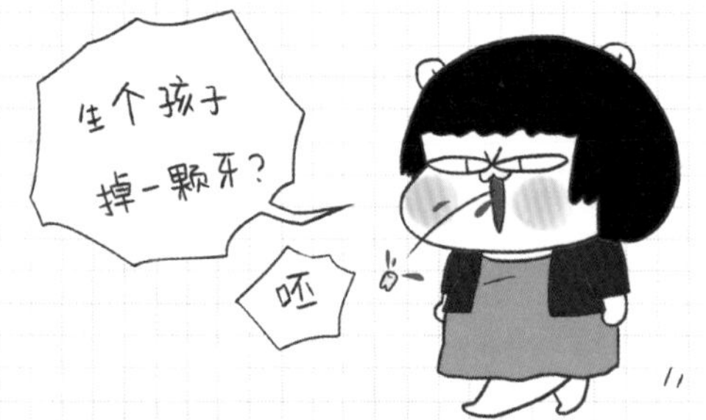

孕期一天6顿地吃！
再来一碗！
月子里又一个月不刷牙！
奴家口好臭！
你不掉牙谁掉牙！

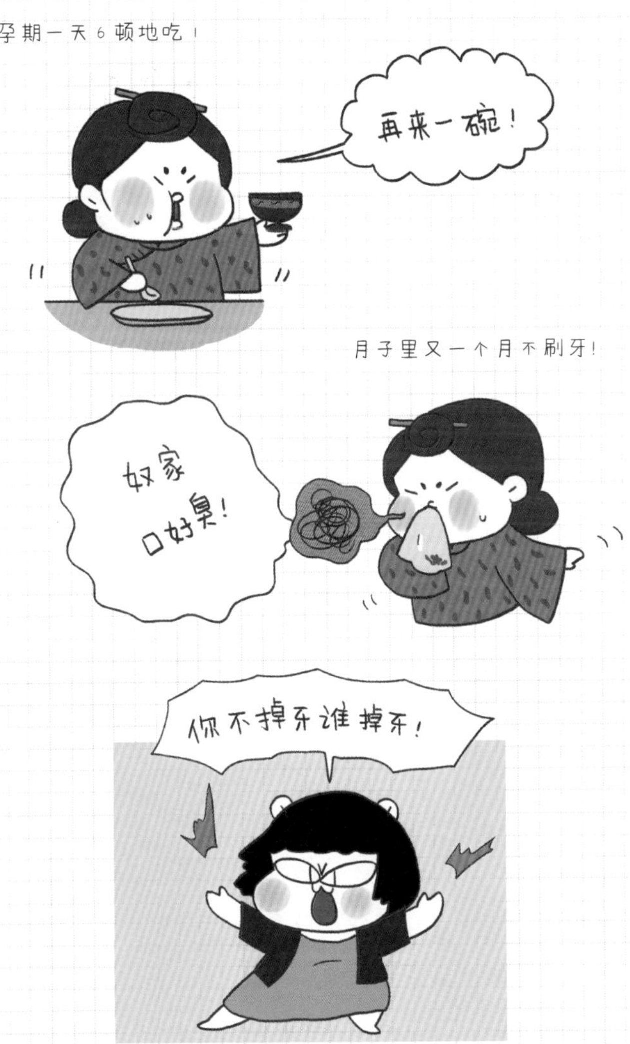

如果可能的话，尽量在打算怀孕前做一个全面的口腔检查。

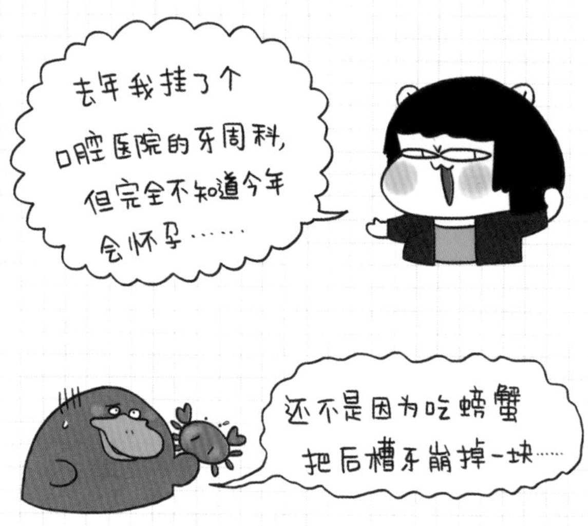
去年我挂了个
口腔医院的牙周科，
但完全不知道今年
会怀孕……
还不是因为吃螃蟹
把后槽牙崩掉一块……

检查的结果出人意料……

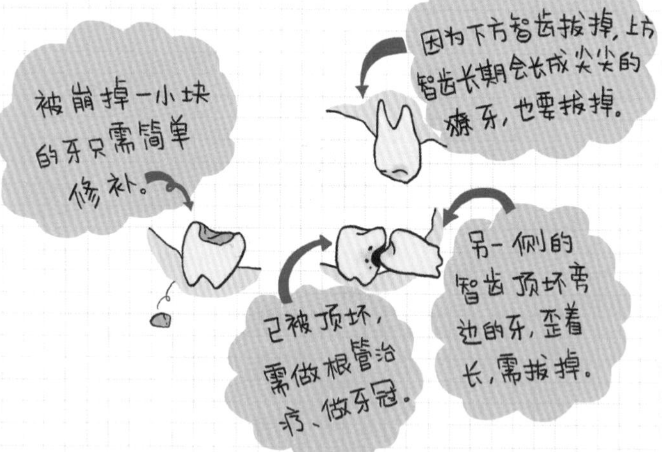
被崩掉一小块
的牙只需简单
修补。
因为下方智齿拔掉，上方
智齿长期会长成尖尖的
獠牙，也要拔掉。
已被顶坏，
需做根管治
疗、做牙冠。
另一侧的
智齿顶坏旁
边的牙，歪着
长，需拔掉。

断断续续
花了好几个月
时间……
一共花了
一万多元才
搞定……

但却因祸得福，避免了孕期因为激素等的变化引起更大的牙齿问题。

孕前三个月和孕后三个月
都最好不洗牙也不拔
牙，牙疼只能忍！
饭后及时漱口，
早晚两次刷牙，
软毛牙刷用起！
结果人家
生孩子才掉
一颗牙，
我还没
生呢，都能
掉两颗！

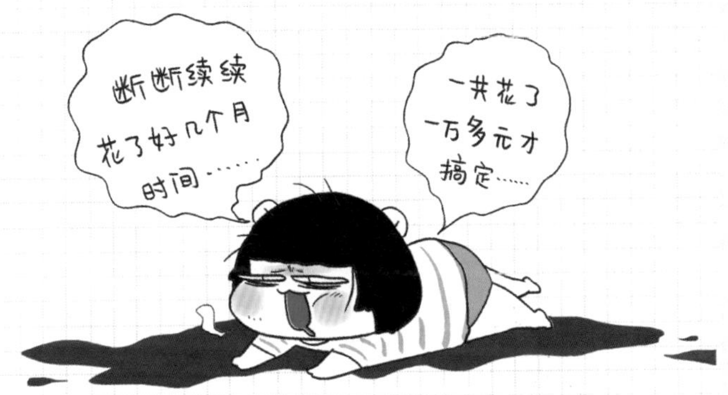

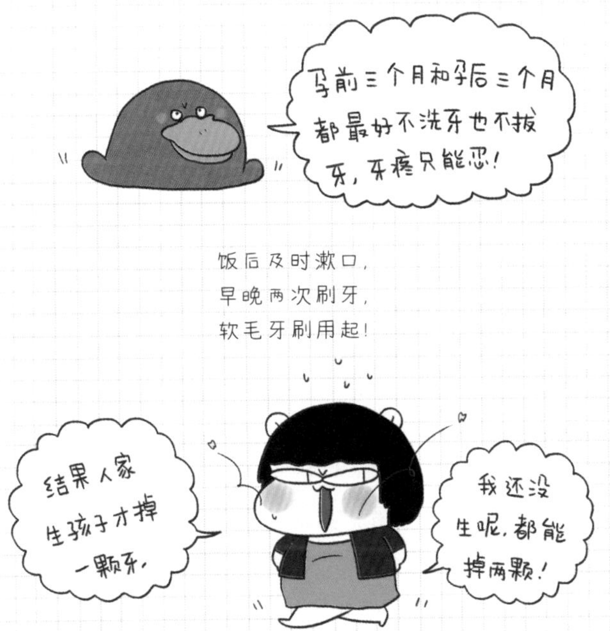

9月18日

孕32周

8个月的负担

进入怀孕的第8个月，我发觉我变成了傻子。

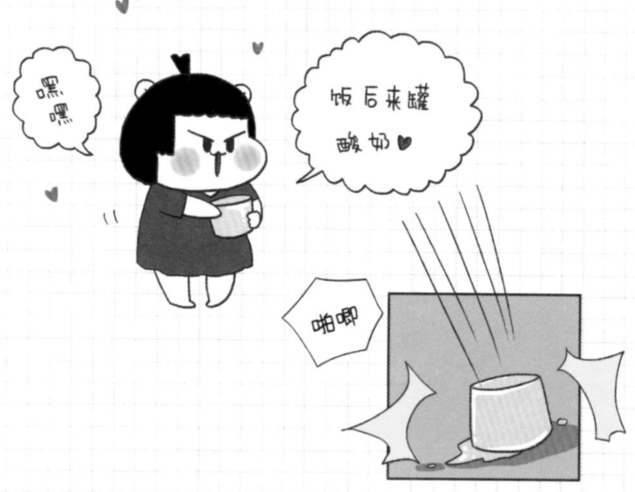

酸奶，掉地上了！

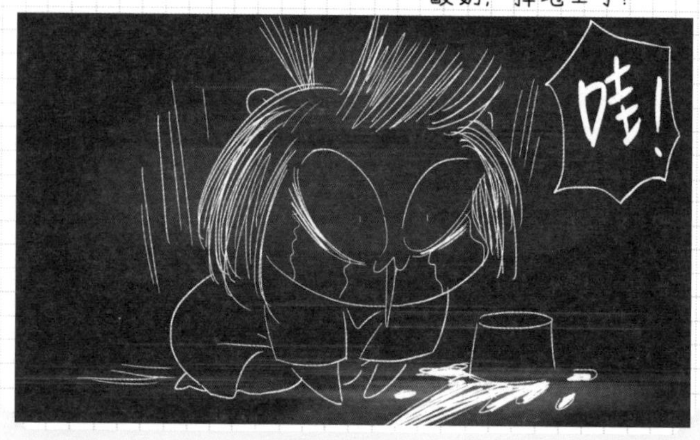

快点用纸
刮起来,还能吃!

小心点，还能吃。

酸奶配蜂蜜,
真好吃啊!
塑料渣
iPad

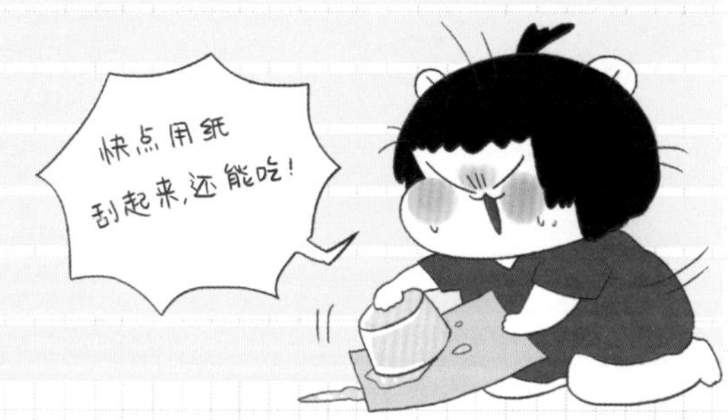

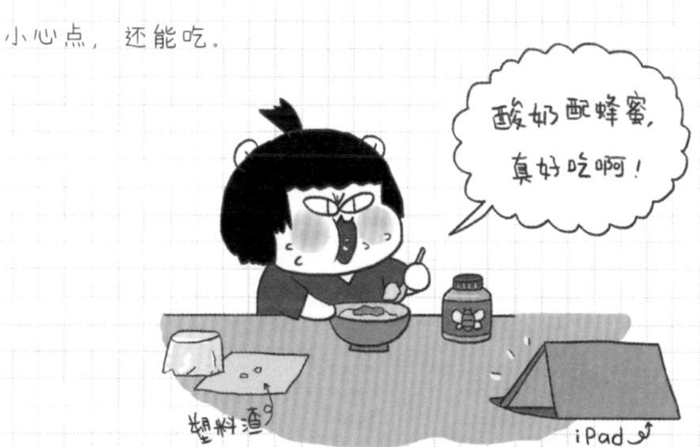

吃完把东西收拾回厨房。

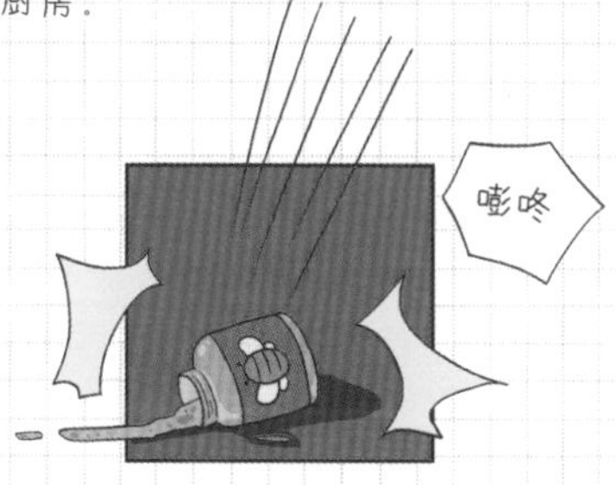

蜂蜜，掉地上了!

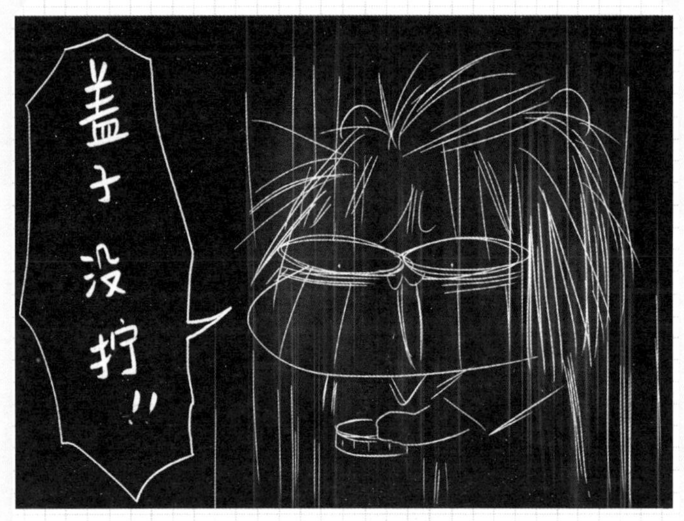

好不容易擦干净黏糊糊的蜂蜜回到客厅。

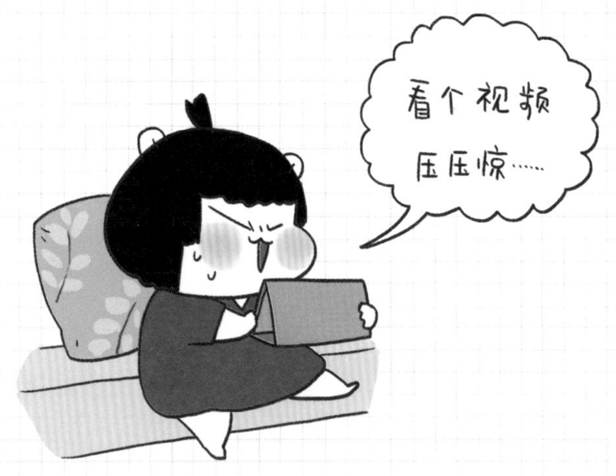

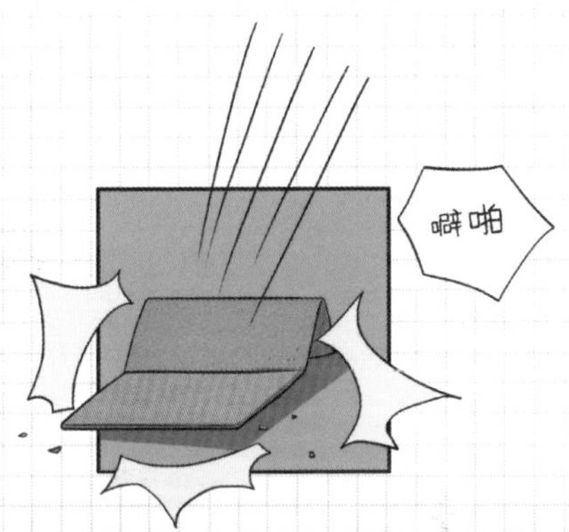

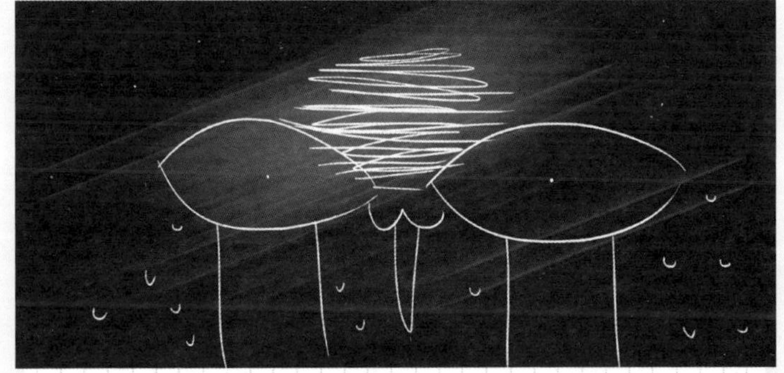

一个晚上连摔三次！！

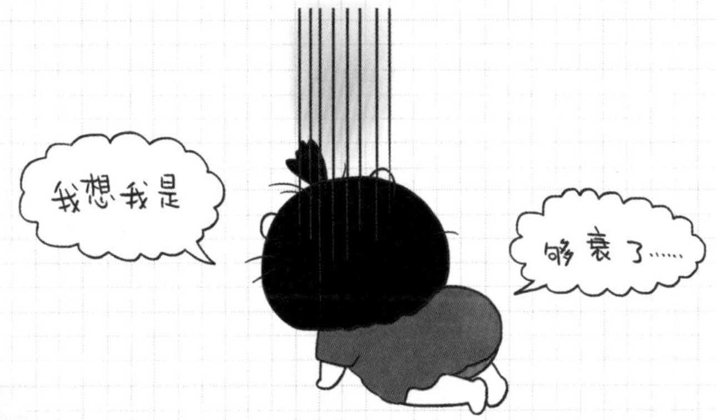

而这一切都是因为——

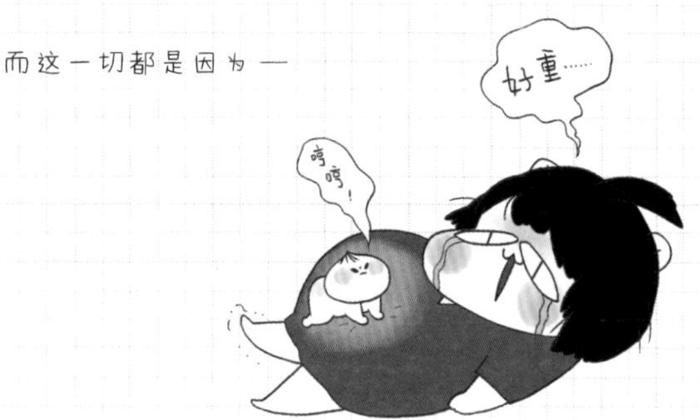

你的压迫，
这甜蜜的负担。

9月20日

路过房产中介店面，发现学区房好贵啊！

9月21日
孕32周
按摩油和顺产茶

朋友送了我一瓶按摩油和一盒顺产茶。

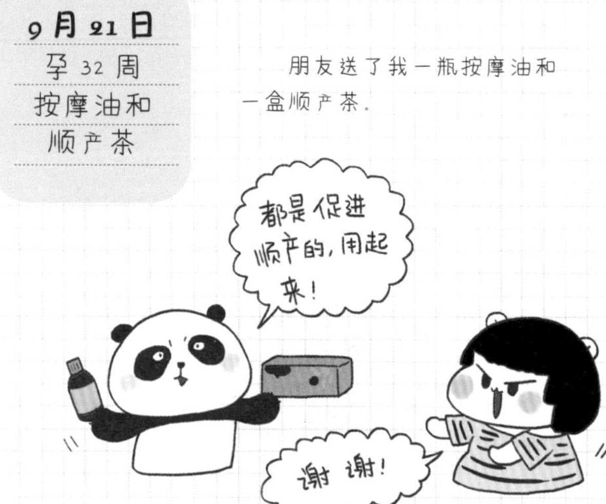

按摩油是按摩某个神秘地方的。

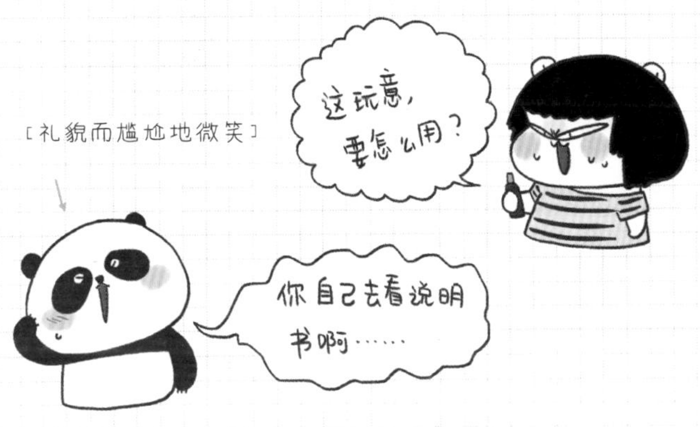

等朋友走后，打开说明书。

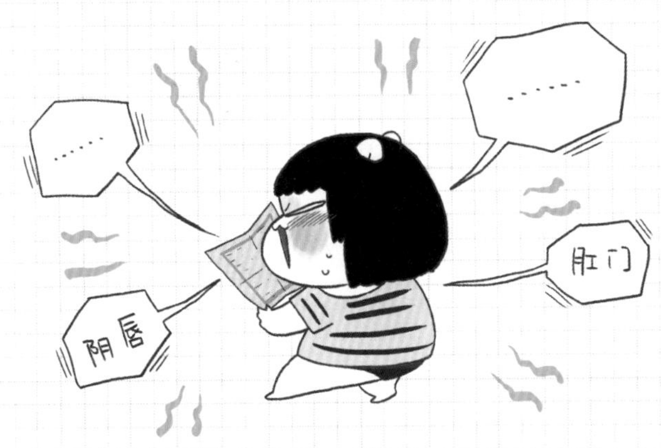

这么多
羞耻性的
词一起出
场……
自从小学
生理卫生
课之后已经很久没有
这种体验了!!

按照说明书上的步骤实际操练一下：

播放音乐
放松放松
剪个指甲
啪
洗干净手

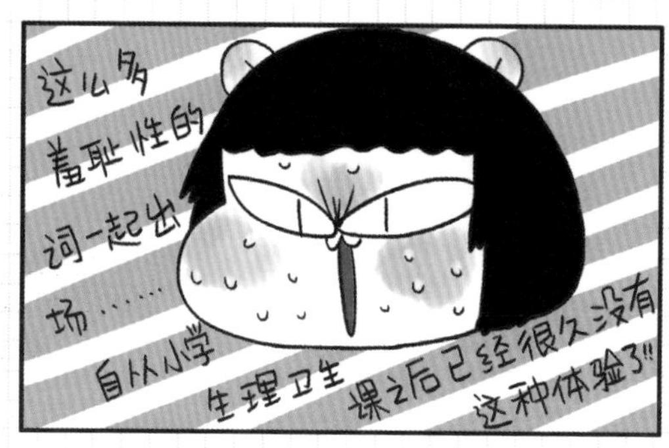

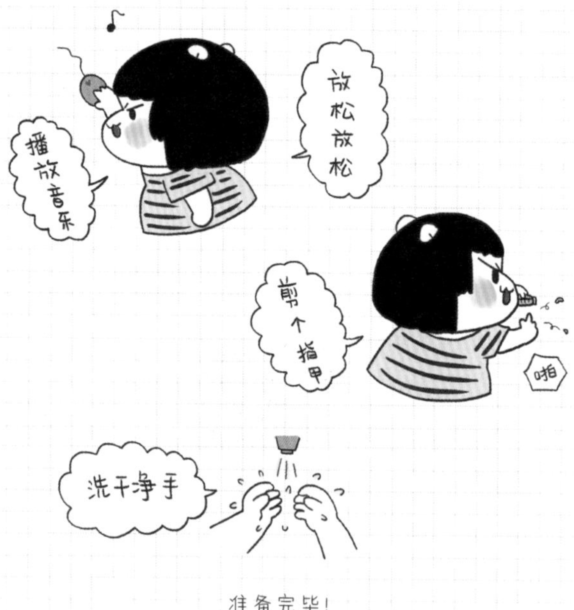

准备完毕!

为什么
会有一种即将
做坏事的
羞耻感
和
兴奋感呢!!

用按摩油湿润自己的手指.

轻轻按摩
阴唇;
像时钟指针从
3点到9点位置来回
摆动，持续打圈
式轻揉。

待有轻微
发麻感时，

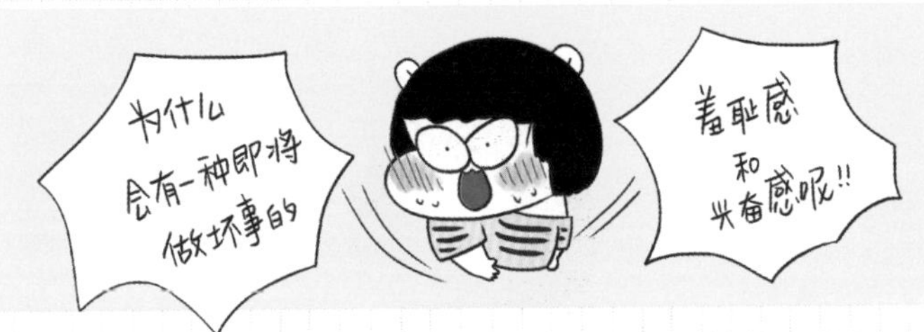

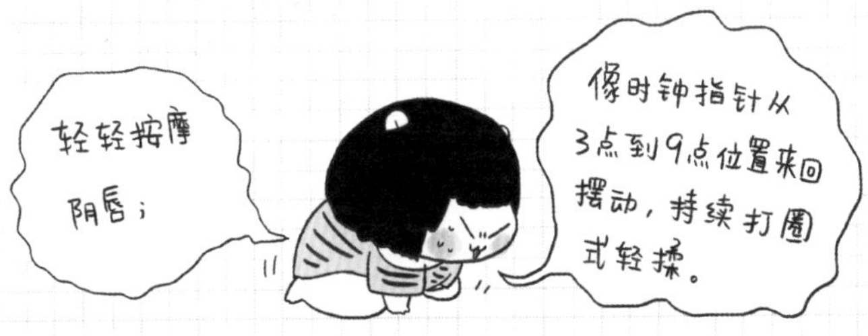

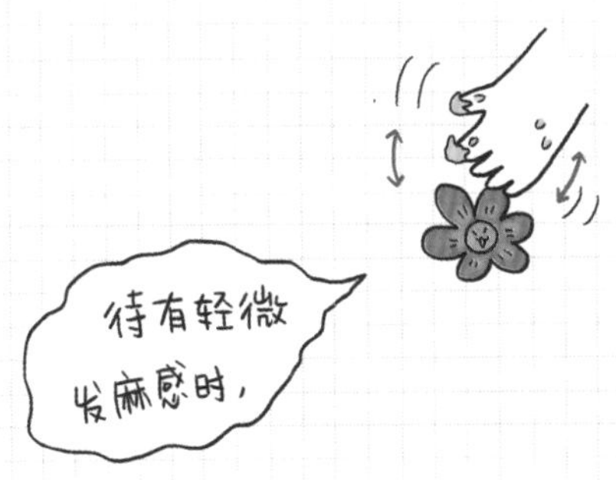

呼气，
放松下来。
呼……

这样隔天按
5～10分钟，就
可以减少侧切
或撕裂的可能？

按摩完后干脆冲杯顺产茶喝。

80℃的水
扔个茶包进去

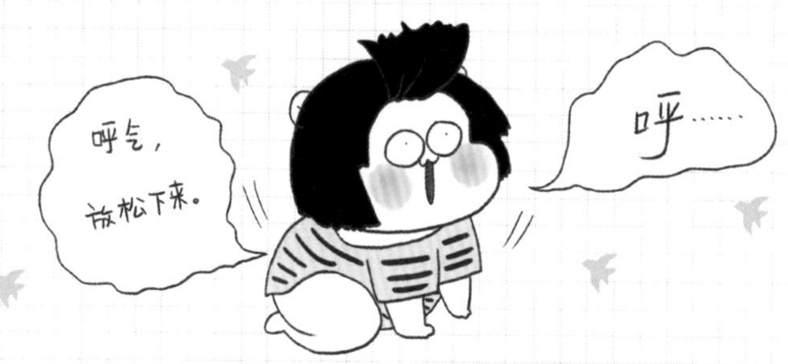

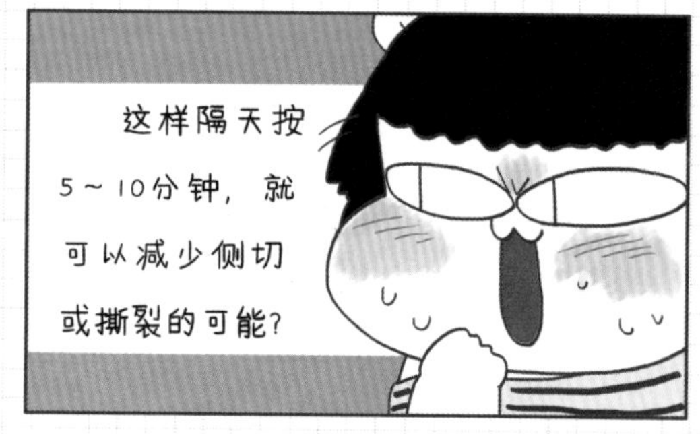

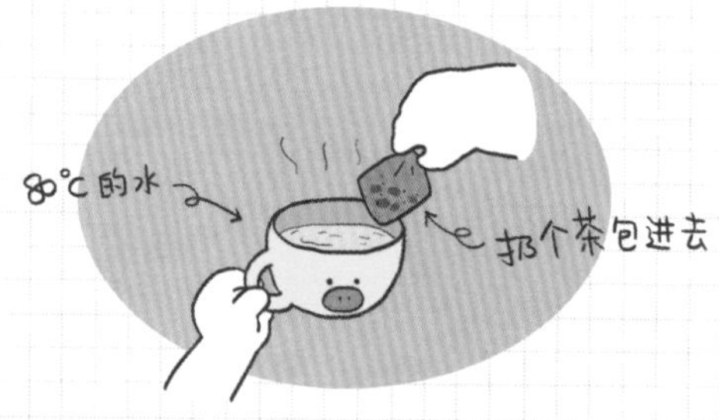

咕噜咕噜

喝完坐等。

1个多月后，痛痛快快顺产无误！
万无一失!!

下午出门去公园散步。

怎么没走两步就肚子发紧!!

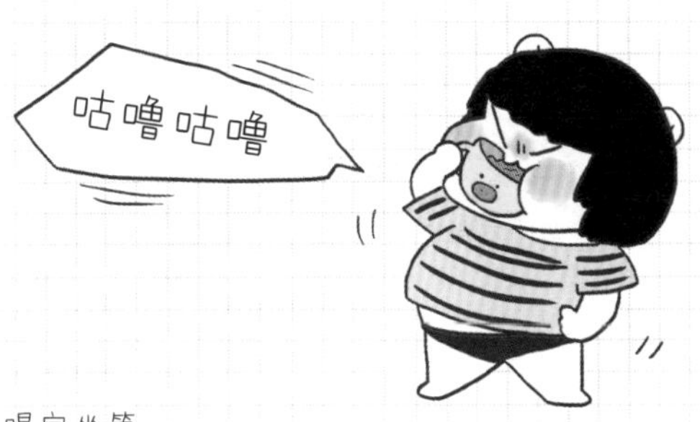

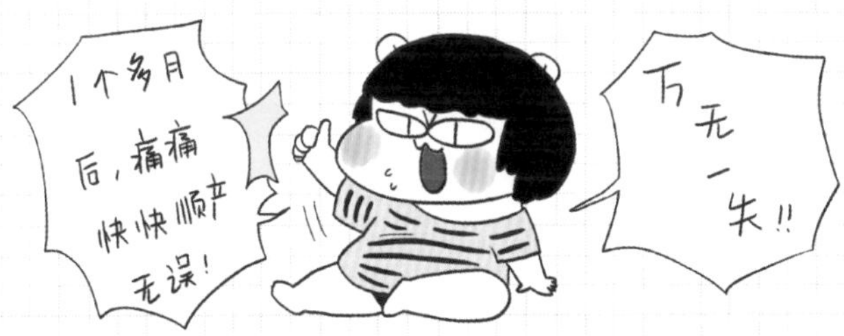

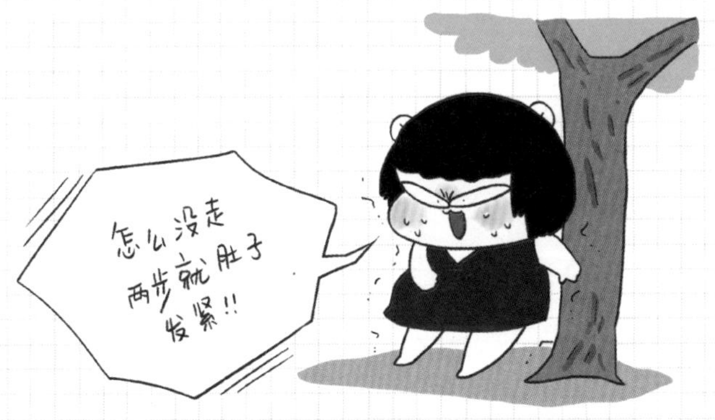

还缩着
疼两下!!

赶紧回家!

第二天去医院产检，问医生是怎么回事。

什么茶!
什么油!
没听说过!!
还软化宫颈?!
增加弹性?!

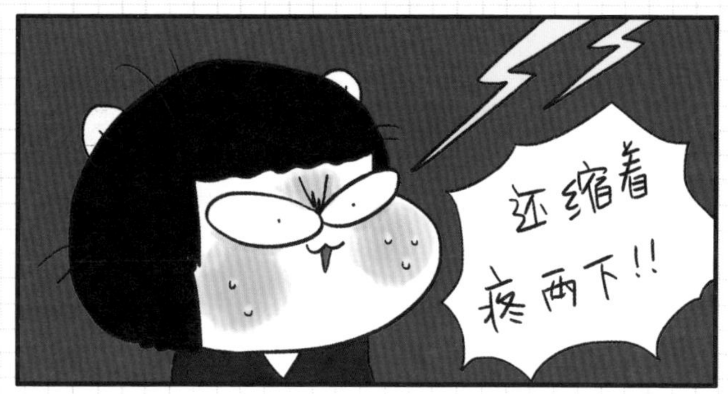

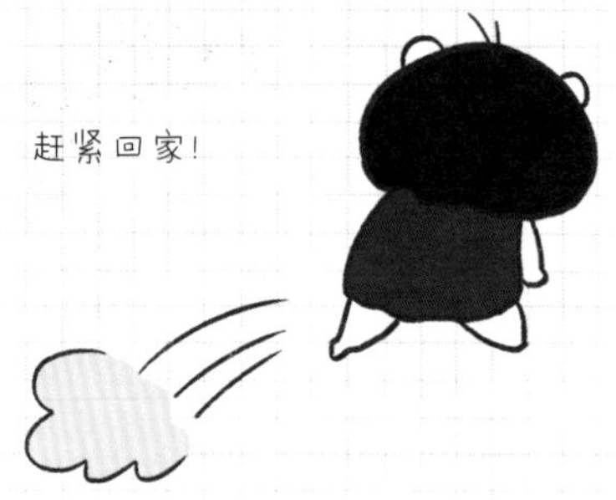

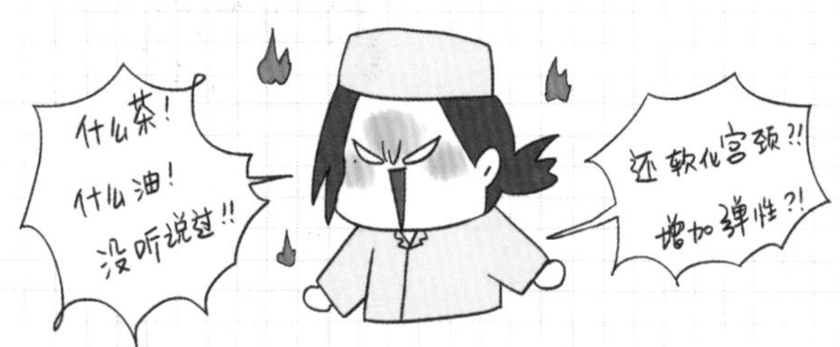

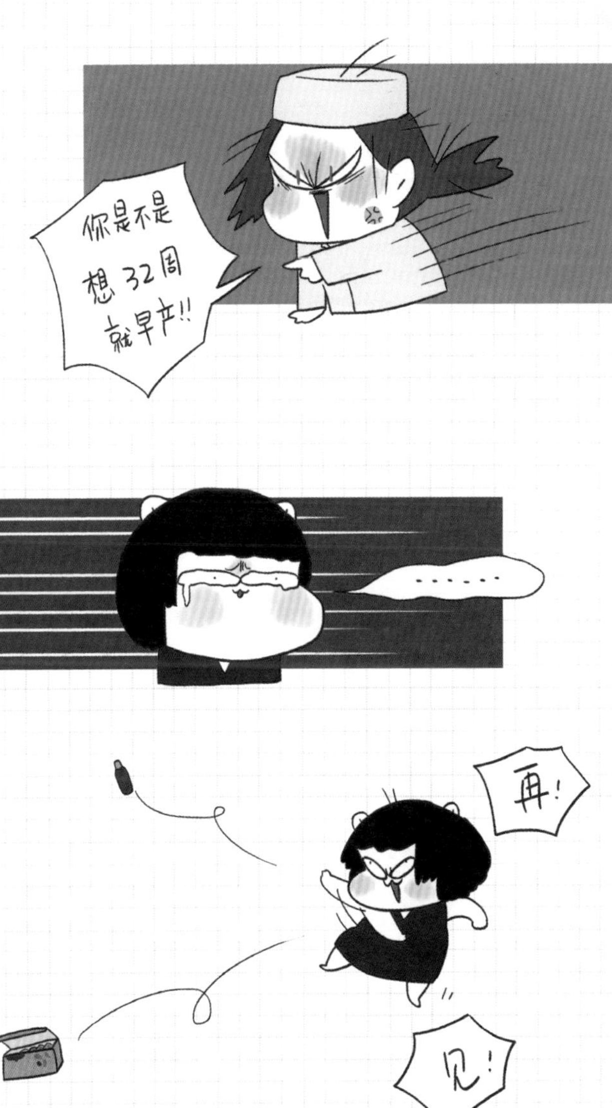
你是不是
想32周
就早产!!
……
再!
见!

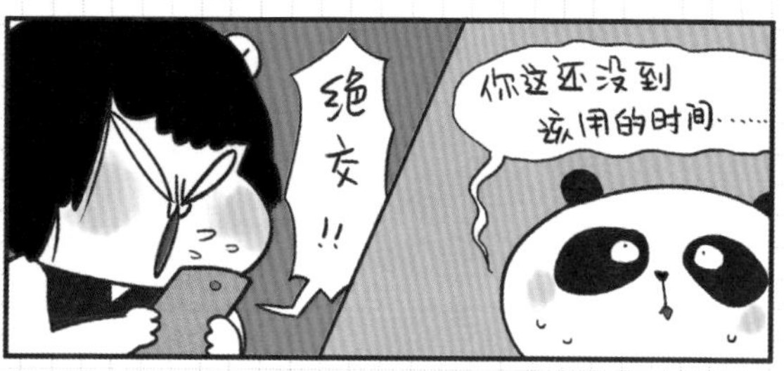

9月23日

强烈胎动！感觉小孩子好像在肚子里飞！自拍了一张肚子，惨不忍睹……

9月26日
孕33周
起名字好难

很快就要生了，但是娃儿的名字还没想好。

不要问我
这个问题！
我不知道!!

实在想不出来，只好借助工具。

听说找本书闭着眼翻，用手戳到哪个字就可以用那个字当名字！
试试看！

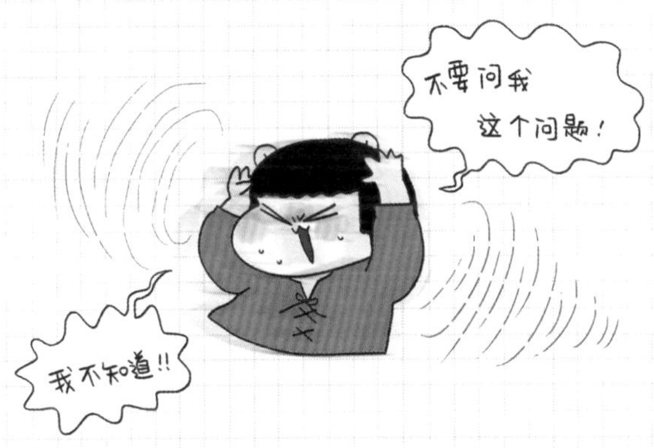

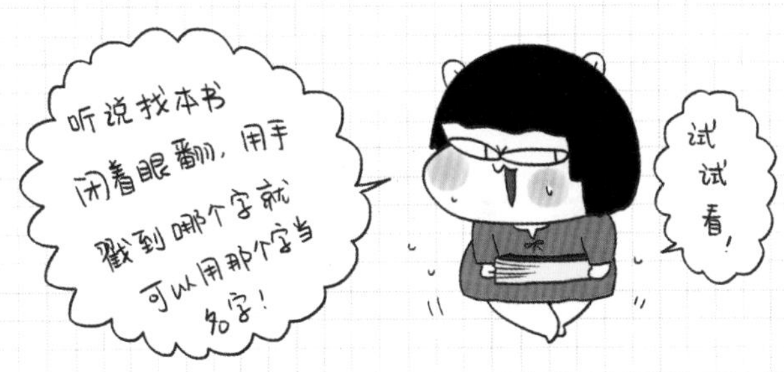

一时找不到辞典，用手头最厚的一本替代吧。

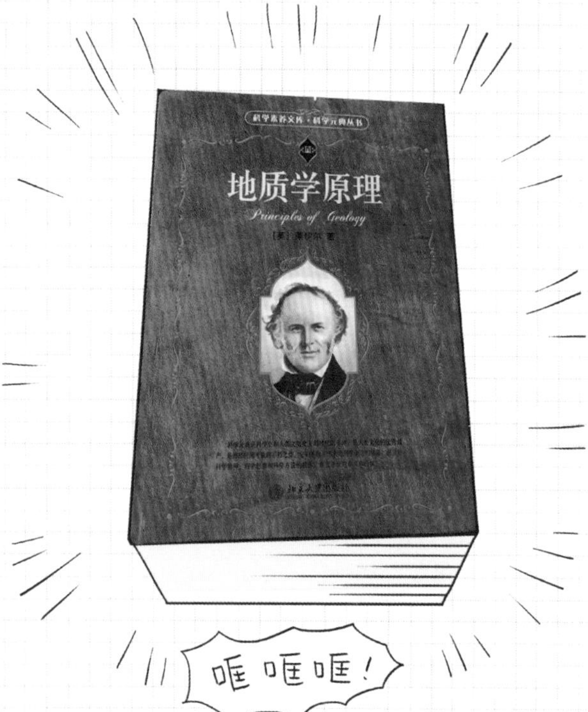

地质学原理

Principles of Geology

哐哐哐！

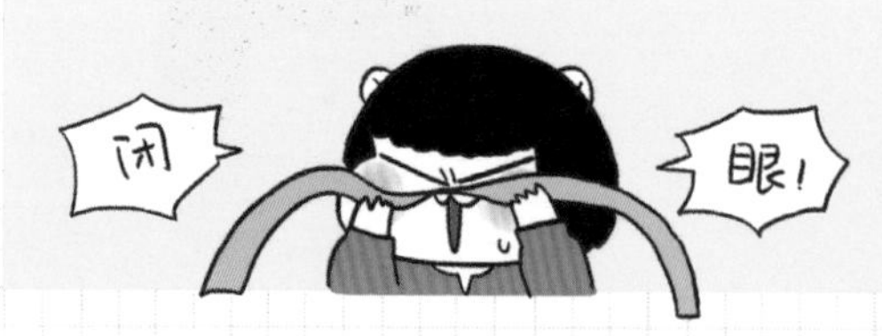

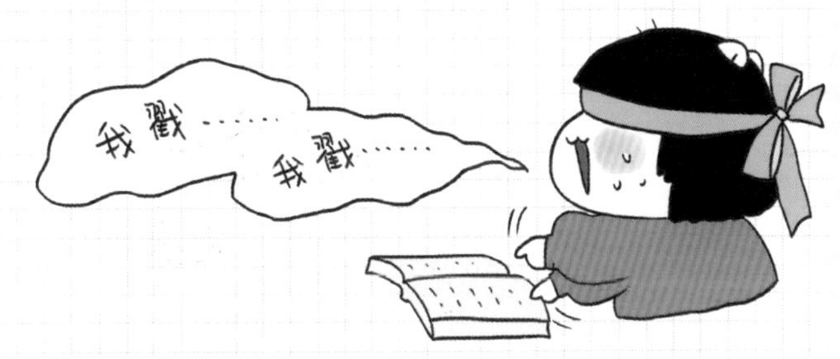

一个……以通过，西印度群岛的珊瑚和

我们再向前追溯——研究始新世的陆生

而地球上几个相距很远的地区，都可以

疑与现在绝不相同，至于当时的海洋，我

，表示许多现……各大陆脊梁的山脉，在

没在海水下

所以，在……世代之中，大陆虽

变动的。……所以如此缓慢，是由

在本章……行讨论。

假如……扩展到第三纪的极限

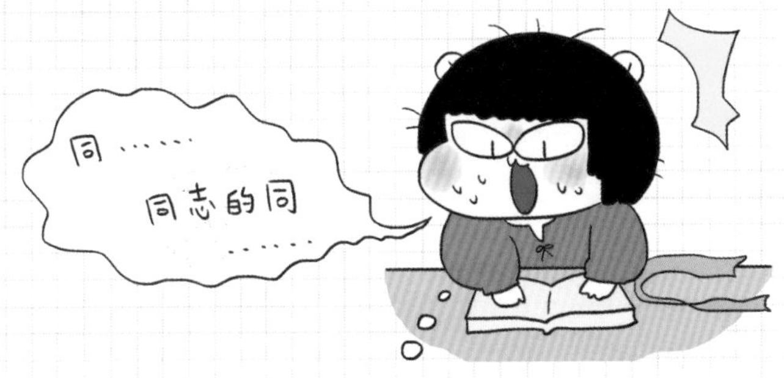

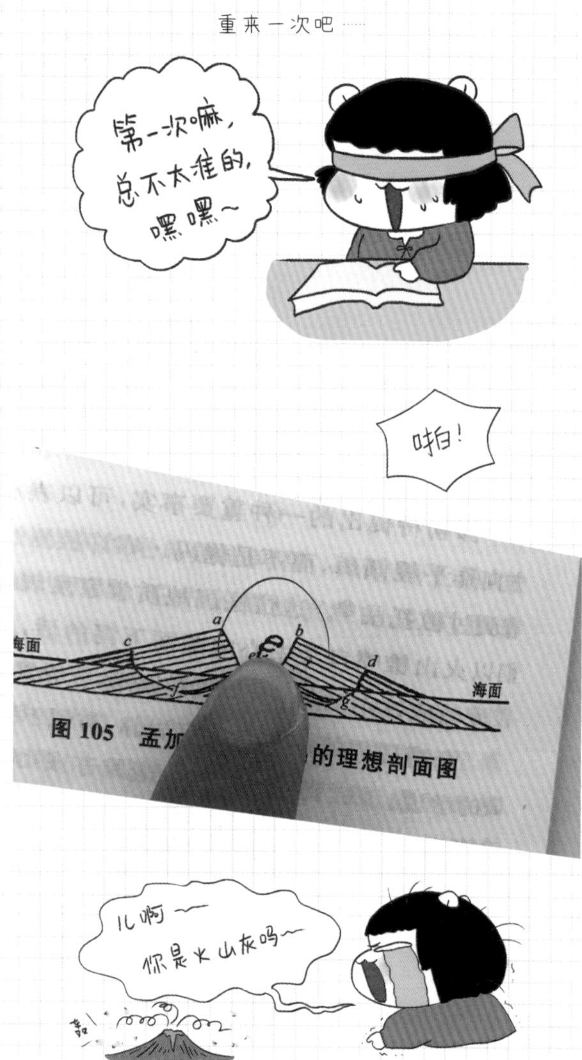

重来一次吧……
第一次嘛，总不太准的，嘿嘿~
啪！
海面
海面
图 105 孟加
的理想剖面图
儿啊——
你是火山灰吗~

一定是这本破书不准！

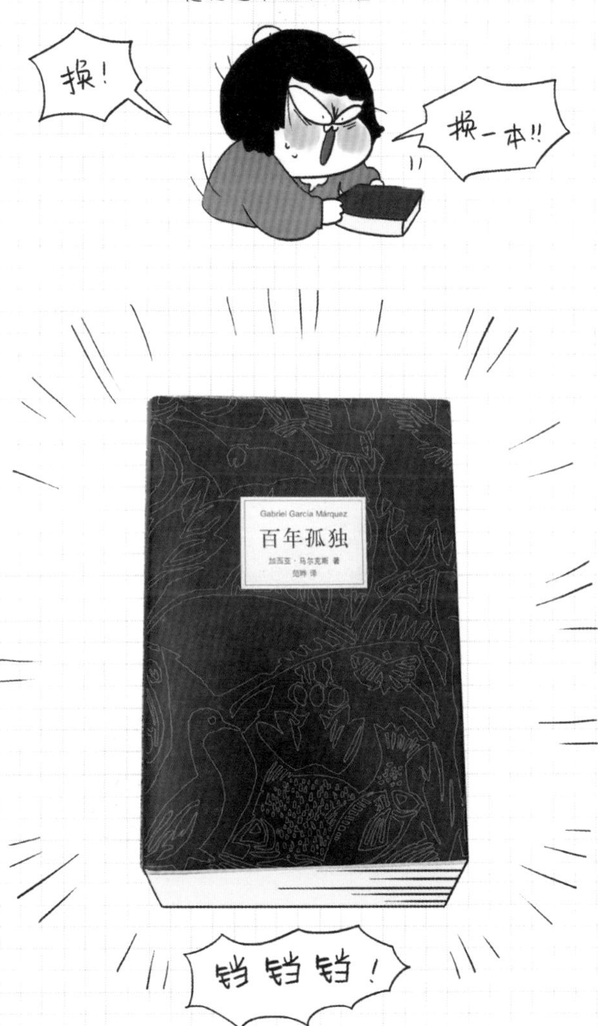

呼
再来一次！

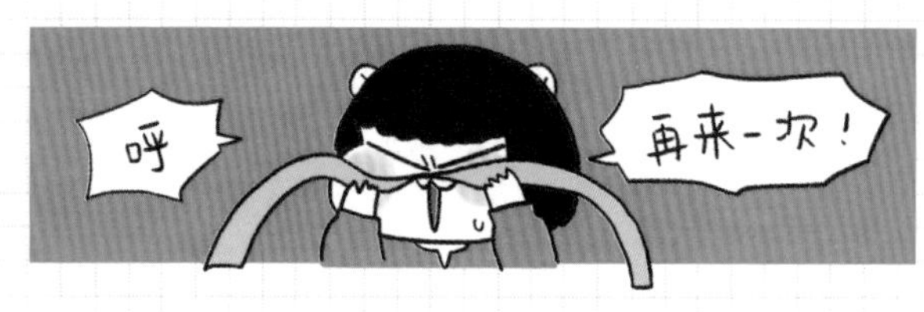

啪！

好，朋友，何塞·阿尔卡蒂奥·布恩迪亚说，
是因为您门前那几个拿猎枪的土匪，而是看在
上。”
阿波利纳尔·摩斯科特一阵茫然，但何塞·阿
给他反驳的机会。“只有西　件，”他补充
想漆什么颜色就漆什么　，士兵得立
持秩序。”里正举起右手
“以荣誉担保？”

??
茫？茫然的茫？
苍茫茫一片大地
真干净的茫？
叫“茫”字的人生
会不会太虚无了？
不过已经比之前
好多了……

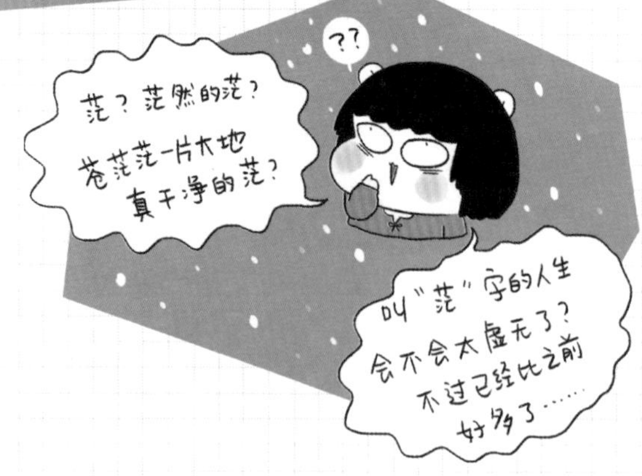

啪！

堆满了家具和箱笼。有人未经批准就随便在
旗鼓地干起木工活。也有人在巴旦杏树林间
光天化日众目睽睽之下寻欢做爱。唯一保持
列斯群岛生性平和的黑人的居住区，他们把
建成一条街道。每到傍晚，他们便坐在家
托语唱起　　美诗。短短时间内发生了
特先生　　月，马孔多的老居民每天
己的

道……
道士的道……
如果是女儿的话……
妈，我下山去传道咯！
小兔崽子，快把你那假胡子给摘了！

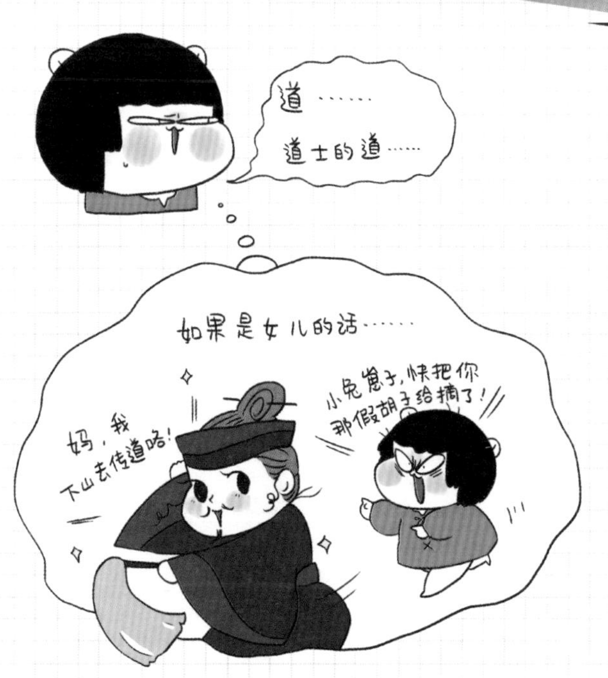

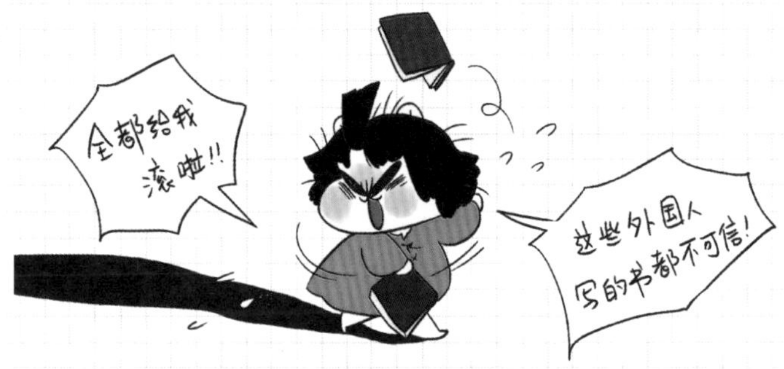

全都给我
滚啦!!
这些外国人
写的书都不可信!

还是看看中国的八字吧!

我们中国人,
还是要讲究点
的好……
嗯嗯

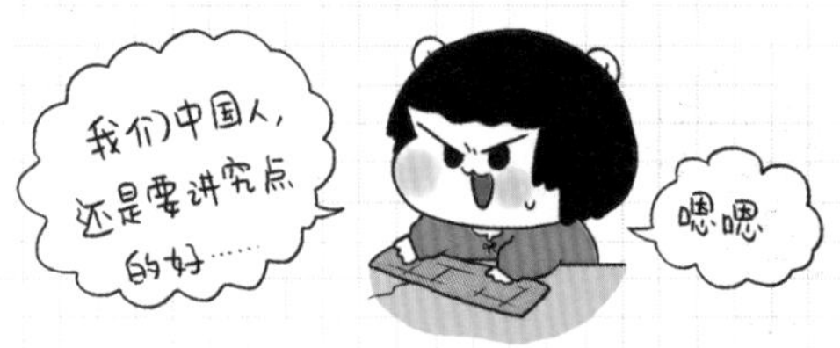

智能综合分析				
起名信息：	姓氏：性别：男 生日：2017年11月12日 9时0分			
真太阳时公历	2017年	11月	12日	9点
真太阳时农历	丁酉年	九月	廿四	巳时
八　字：	丁酉	辛亥	癸卯	丁巳
五　行：	火金	金水	水木	火火
纳　音：	山下火	钗钏金	金箔金	沙中土
五行强弱分析	金 27%			
	木 18%			
	水 23%			
	火 32%			
	土 0%			

（因为还不知道什么时候生，
所以性别和时辰是瞎填的。）

完全看不懂！
看名字居然还要扫码付29元?!
哔
算了，还是付了吧，我孩子应该比29元值钱……

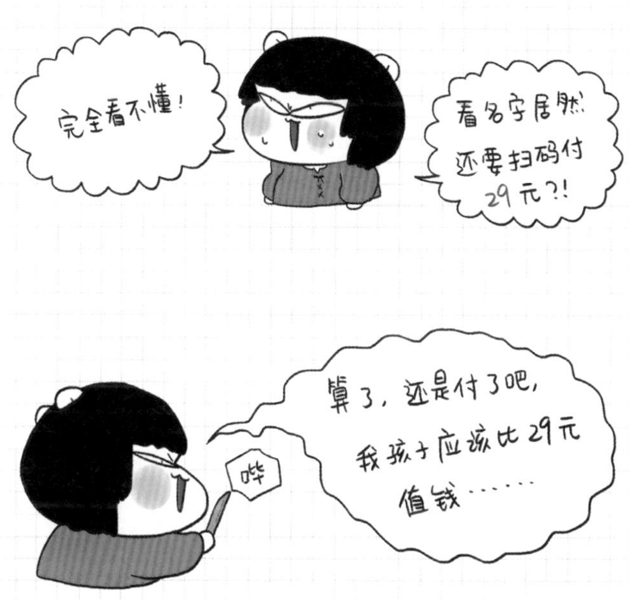

结果立刻出现100个名字！

文睿 | 查看详情	书晨 | 查看详情	晋唯 | 查看详情	月齐 | 查看详情
益强 | 查看详情	轩崇 | 查看详情	少齐 | 查看详情	展鹤 | 查看详情
展望 | 查看详情	引嘉 | 查看详情	晋野 | 查看详情	伦振 | 查看详情

续表

峻绍 查看详情	展英 查看详情	天睿 查看详情	伦乾 查看详情
益浩 查看详情	书彬 查看详情	书苑 查看详情	文嘉 查看详情
峻祥 查看详情	晋茂 查看详情	轩祥 查看详情	晋康 查看详情
哲绍 查看详情	晋章 查看详情	书健 查看详情	轩茂 查看详情
轩启 查看详情	峻浩 查看详情	文齐 查看详情	展章 查看详情
哲康 查看详情	展浩 查看详情	晋若 查看详情	轩浩 查看详情
月睿 查看详情	仁豪 查看详情	峻健 查看详情	轩振 查看详情
峻野 查看详情	晋浪 查看详情	展崇 查看详情	益坚 查看详情
健光 查看详情	章旭 查看详情	若帆 查看详情	强旭 查看详情
镜嘉 查看详情	识齐 查看详情	健帆 查看详情	镜诚 查看详情
章舟 查看详情	识华 查看详情	鹏诚 查看详情	彬光 查看详情
识福 查看详情	鹏嘉 查看详情	绍全 查看详情	绍宇 查看详情
若亦 查看详情	健全 查看详情	商吉 查看详情	镜华 查看详情
健舟 查看详情	野吉 查看详情	彬宇 查看详情	浩旭 查看详情
若旭 查看详情	浩全 查看详情	章吉 查看详情	国全 查看详情

续表

浩年 查看详情	苑吉 查看详情	章亦 查看详情	鹏荣 查看详情
识维 查看详情	伟光 查看详情	鹏睿 查看详情	鹤宇 查看详情
晨宇 查看详情	伟宇 查看详情	鹏齐 查看详情	晨羽 查看详情

疯了……
这是要给言情小说
选男主角吗……

还我29元!!

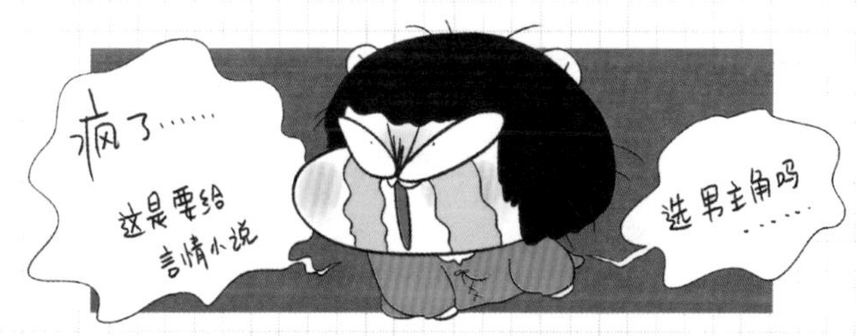

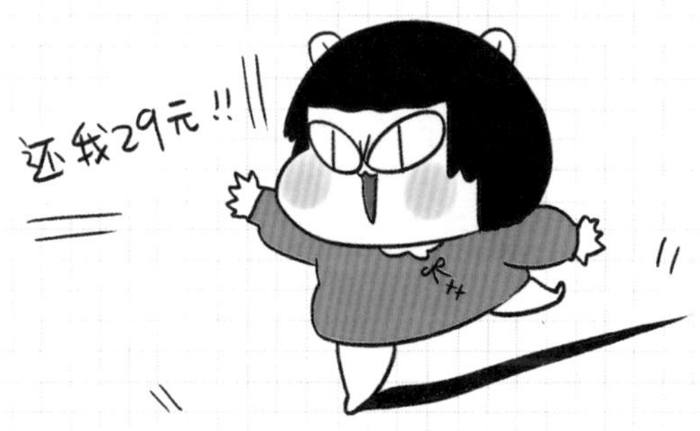

事已至此，干脆连娃儿将来打游戏会起什么网名都测测看吧……

好听的游戏角色名

字数：不限

出生时间：2017/11/11/

风格：-请选择-

个性 霸气 伤感 唯美
搞笑 超拽 可爱 文艺
励志 古风 诗意 内涵
繁体 帅气 森系 成熟
好听 爱情 小清新 非主流

请最多选择三个网名风格哦~

游戏是大家……网页游戏，单……那么如何给自己起一……你征战于游戏沙场……好听的游戏角色名字大全。包括男生女生都有。来挑吧。

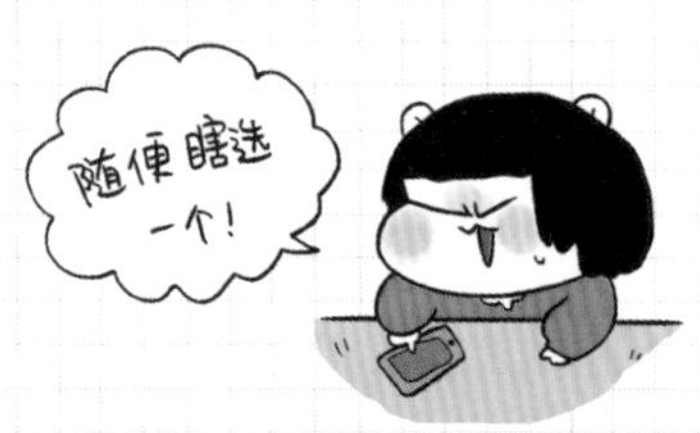

结果登场！！

病态

[复制网名] [个性变换]

92分
(综合评分)

网名病态非常合你的生辰八字、星座、数理。能开运你的事业、财运。查看详情

八字开运： 97分
八字大运分析，本项重要

财运评分： 85分
梅花易数评定财运事业运势

数理评分： 96分
流行八十一数理吉凶评分

星座开运： 93分
星座运势、敌对星座评分

用户喜欢度： 86分
大数据用户喜欢度评分

风声取笑我

[复制网名] [个性变换]

95分
(综合评分)

网名风声取笑我非常合你的生辰八字、星座、数理。能开运你的事业、财运。查看详情

毁你未来

[复制网名] [个性变换]

95分
(综合评分)

网名毁你未来非常合你的生辰八字、星座、数理。能开运你的事业、财运。查看详情

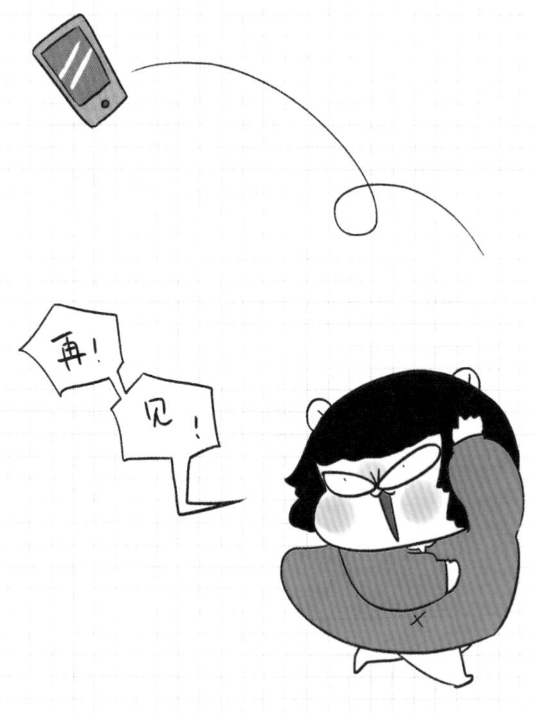
再!
见!

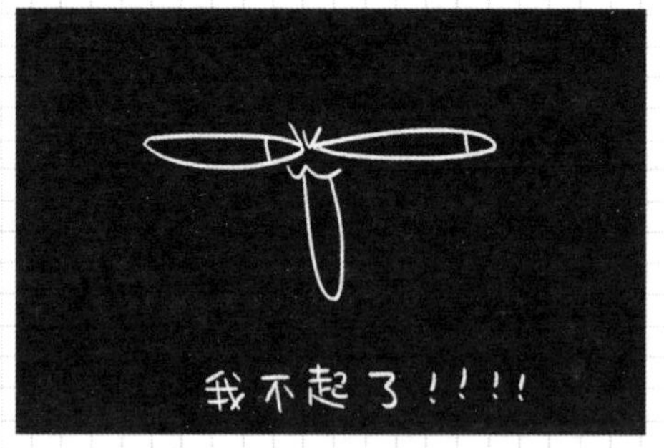
我不起了!!!!

9月29日
孕33周
给我让个座嘛

昨天出门坐地铁，从头到尾都没人给我让座。

耶！
不枉费我全程遮遮掩掩！
啪
成功！！

出门前本想打车，可是一看地图……

妈呀，
堵成这样子，
打车得什么时候才能到……
还是地铁靠谱……
全城一片红

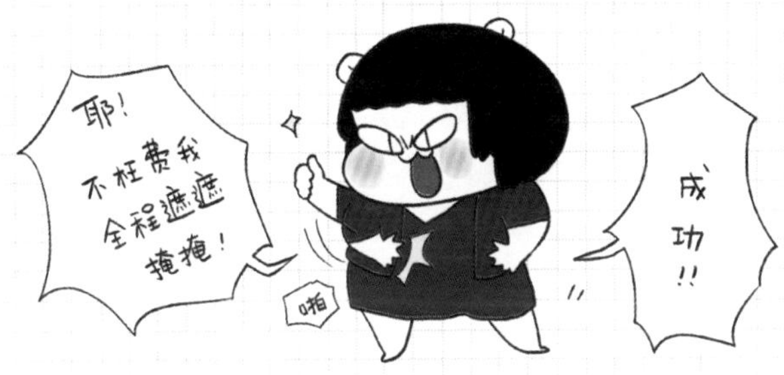

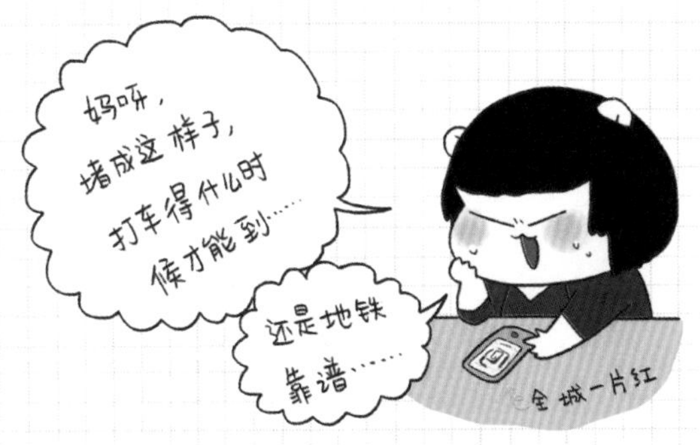

但是坐地铁的话，
会不会被人嫌弃？

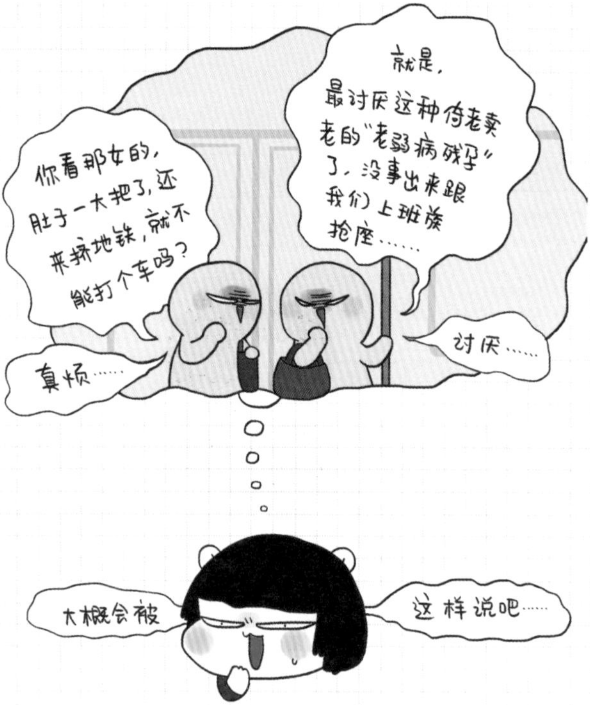

你看那女的，肚子一大把了，还来挤地铁，就不能打个车吗？

就是，最讨厌这种倚老卖老的"老弱病残孕"了，没事出来跟我们上班族抢座……

真烦……

讨厌……

大概会被

这样说吧……

身为一个孕33周的孕妇，最怕别人用一种看"麻烦精"的眼神看我。

毕竟我在几个月前没怀孕的时候，也是一个……
很烦被"强制让座"的"愤世嫉俗鬼"哟！

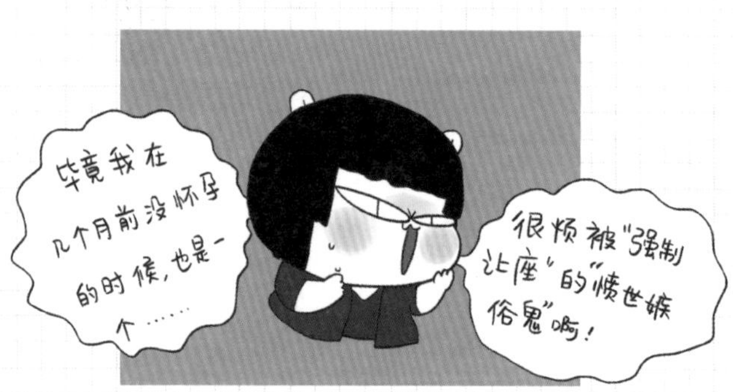

挣扎了半天，败给了时间。

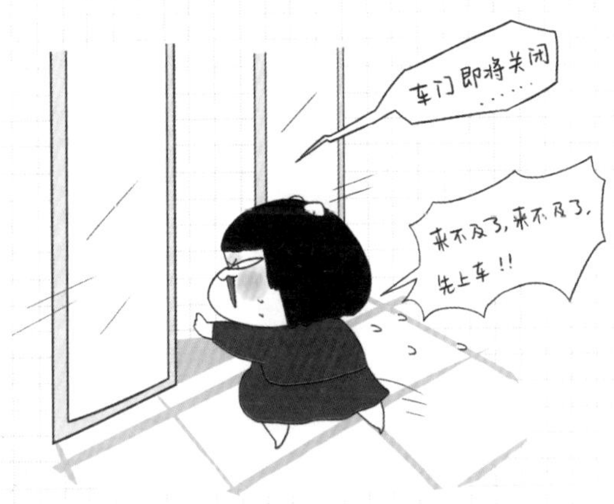
车门即将关闭……
来不及了，来不及了，先上车！！

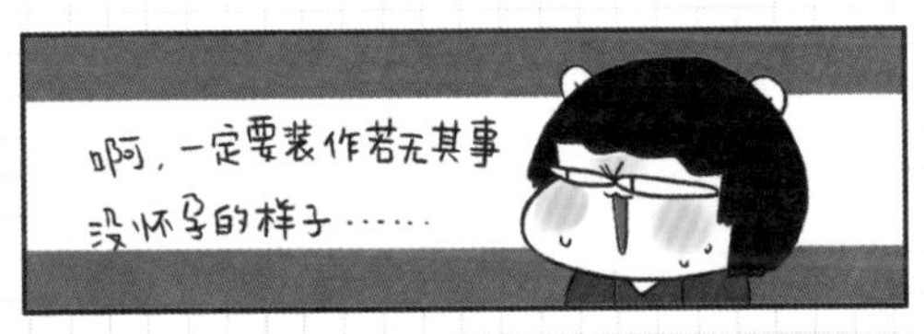
啊，一定要装作若无其事没怀孕的样子……

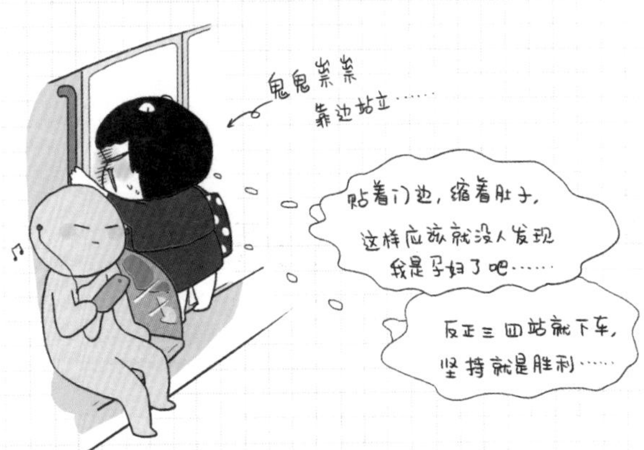
鬼鬼祟祟靠边站立……
贴着门边，缩着肚子，这样应该就没人发现我是孕妇了吧……
反正三四站就下车，坚持就是胜利……

结果在临下车前一站，上来一个阿姨：

哎哟！
看你这肚子，
该不会是双胞
胎吧……
怎么也没人给
让个座啊？

呼

风萧萧地刮过……
我选择安静走开……

到生之前都再也不坐
地铁啦!!

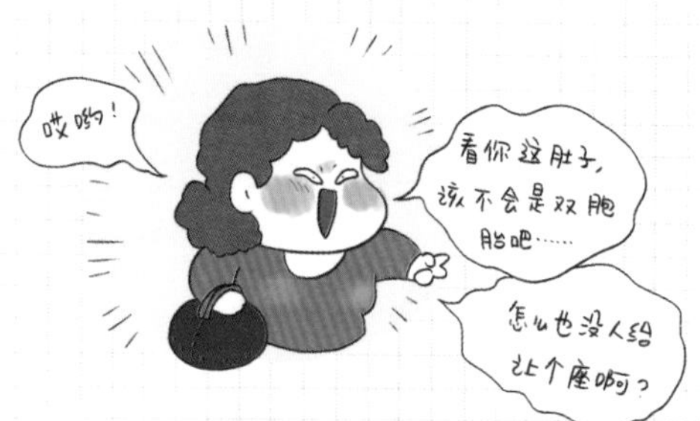

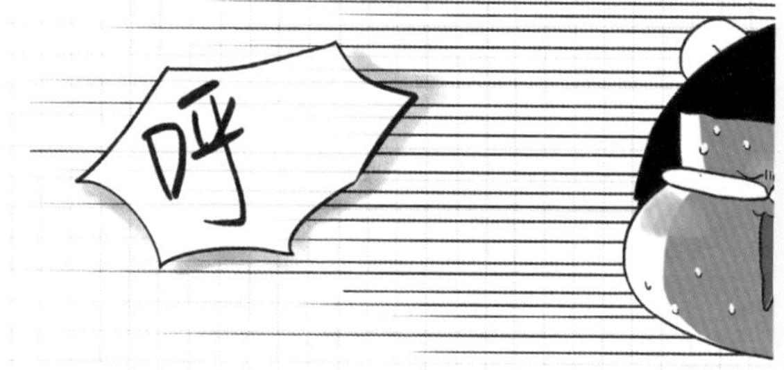

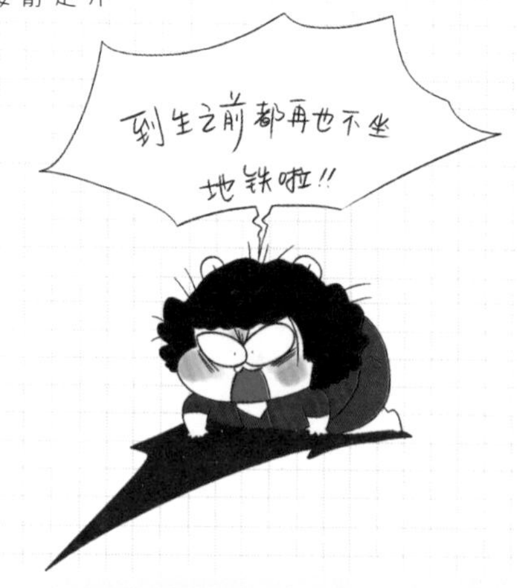

10月7日

孕34周

孕晚期出行

转眼就快到9个月，
孕晚期能去哪里玩呢？

别做梦了!!

你哪里都去不成！

看看这些可怕的交通！
首先是自驾：

NEWS
高速停车区，
女乘客洗手间产子。
孕妇手扶厕所隔板跪在地上，刚刚产下一名男婴，脐带还连着母体。
也太容易了吧！
省钱！方便！快捷！
高速服务区厕所，
你值得拥有！！

坐在私家车里好像还挺舒服，但是万一遇上堵车的话……

啊……
好想尿尿啊，
憋不住啦……
难道要在
水瓶子里解决吗？
怕安全带勒
肚子，还要用手或
毛巾垫住。

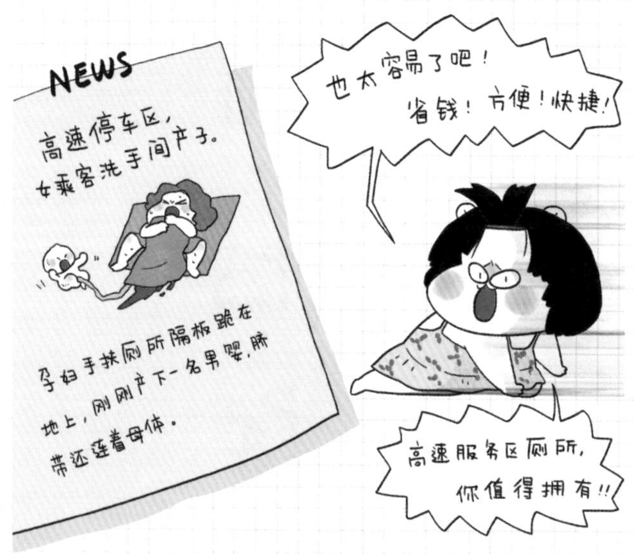

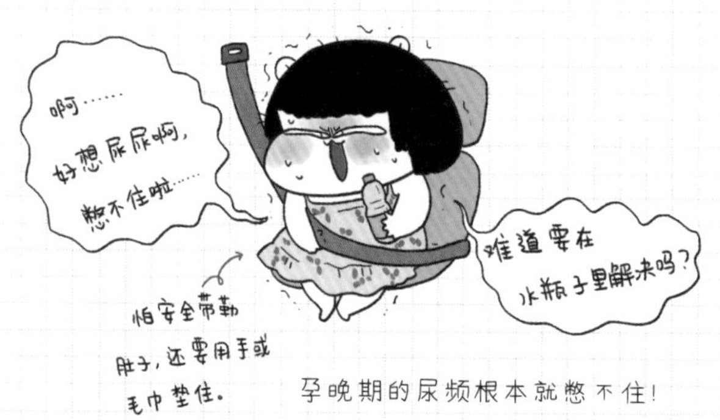

孕晚期的尿频根本就憋不住！

不会堵车的交通工具……
火车！
火车应该没问题吧！
反正车上有厕所，空间也比汽车大多了……
NEWS
孕妇高铁上腹痛难忍，在旅客帮助下顺利产子。
孕晚期中途分娩可能会有风险，需做好事前准备。
也太好生了吧！高效！顺利！免费！
还有一大堆人照顾！分分钟体验公主的感觉！

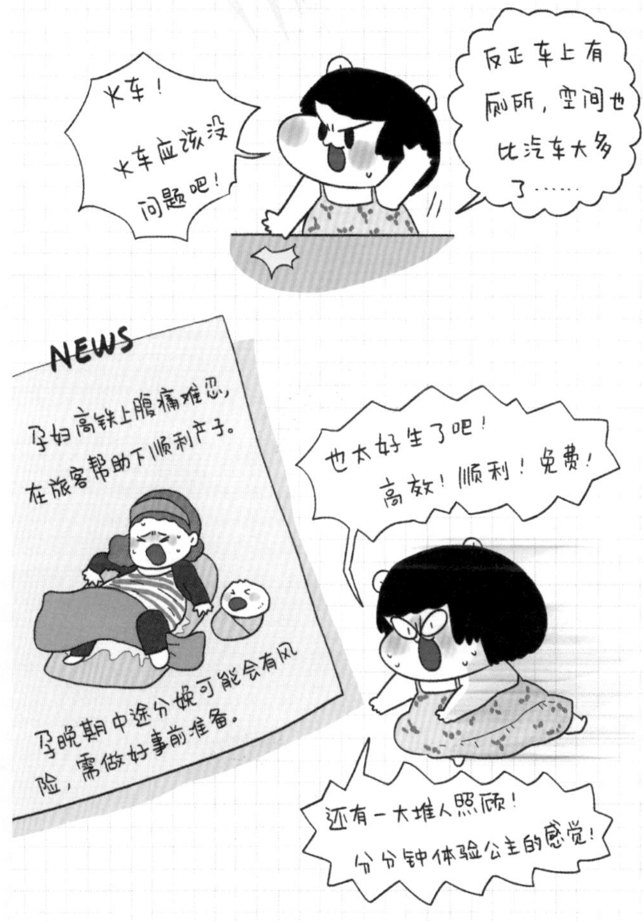

火车确实宽敞很多，而且相对晃动较少。但是……

坐了8小时，
脚都肿成了猪蹄！
隔壁小孩
好吵啊……
想喝热水，
开水房早被接空了……

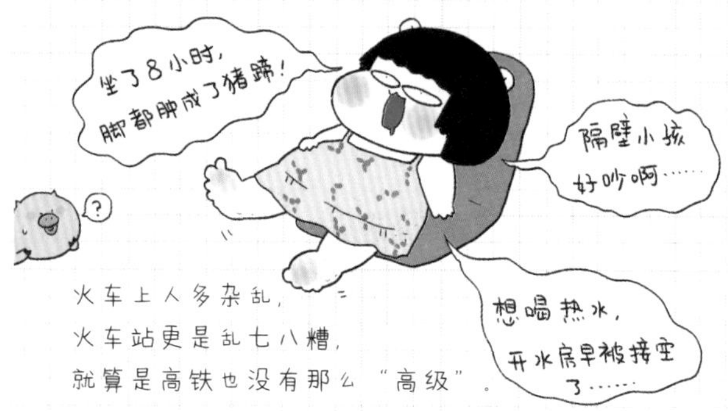

火车上人多杂乱，
火车站更是乱七八糟，
就算是高铁也没有那么“高级”。

那么更加高速便捷的交通工具呢？

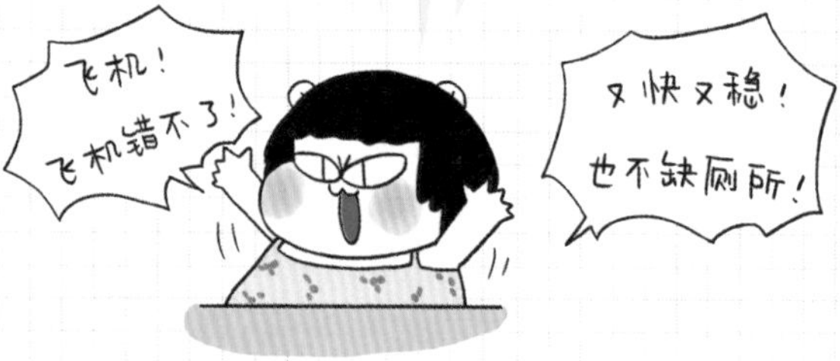

飞机！
飞机错不了！

又快又稳！
也不缺厕所！

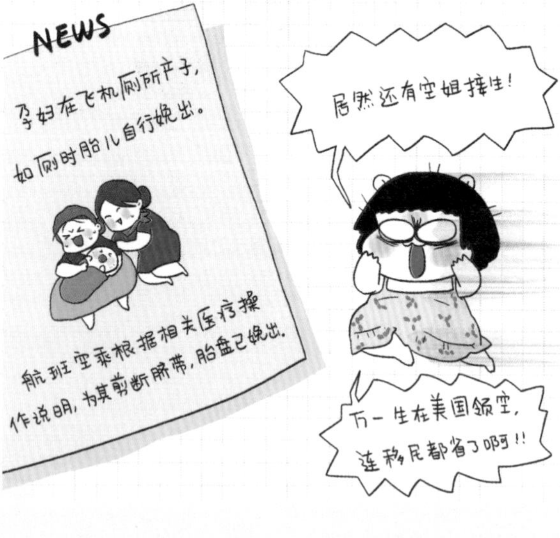

NEWS

孕妇在飞机厕所产子，
如厕时胎儿自行娩出。
航班空乘根据相关医疗操作说明，为其剪断脐带，胎盘已娩出。

居然还有空姐接生！

万一生在美国领空，
连移民都省了啊！！

但是，预产期并不准确的
你，任何刺激都有可能早产。

啊！
上升气流怎么
这么猛……
不行啦……
宫缩啦……

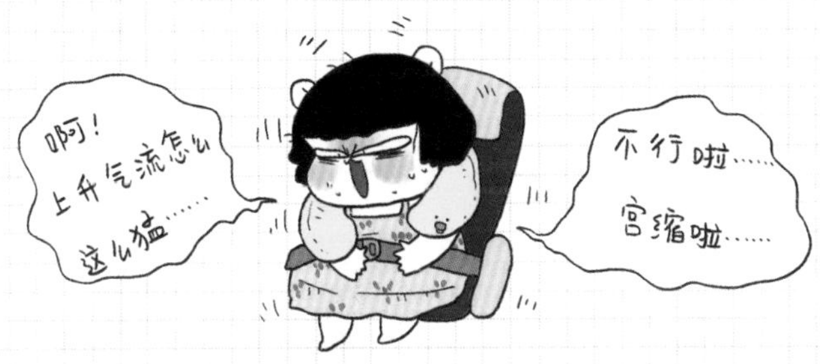

而且，航空公司有明确规定：

⋆怀孕超过8个月（32周）但不足35周的孕妇，应办理乘机医疗许可，在乘机前7日内签发有效。
⋆怀孕35周（含）以上者，预产期在4周（含）以内者，产后不足7天者，一般不予承运。

所以说，像我这种已经孕晚期到34周的……

根本连
乘机资格都
没有嘛!!

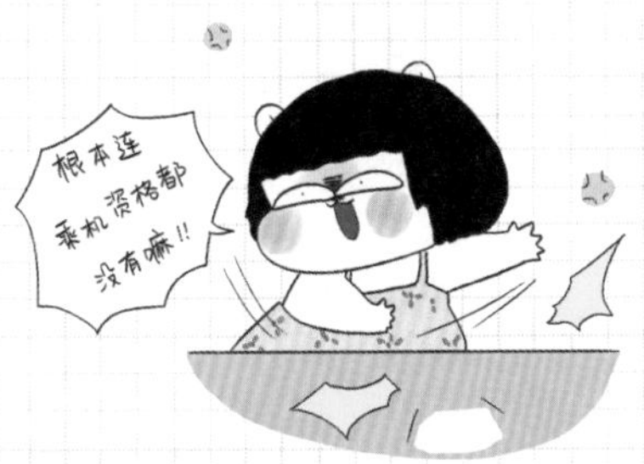

10月9日

孕35周

沉涌产检

孕35周，又迎来一次大型产检。

羞耻！
呼呼
人生最大耻度的检查!!

本来一切都还正常，医生照例看了血、尿报告。

嗯，没什么问题。躺上去吧！
喔

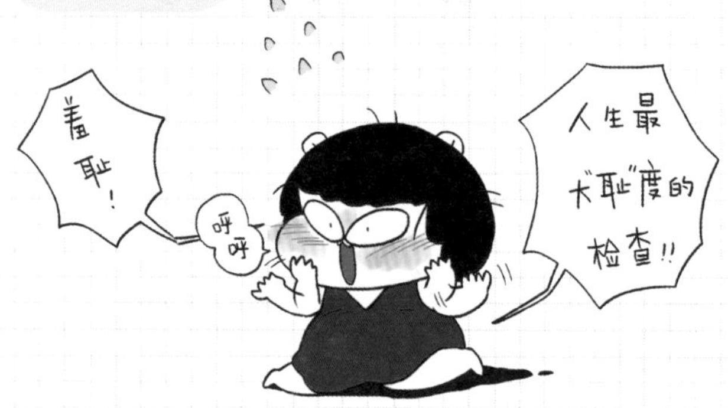

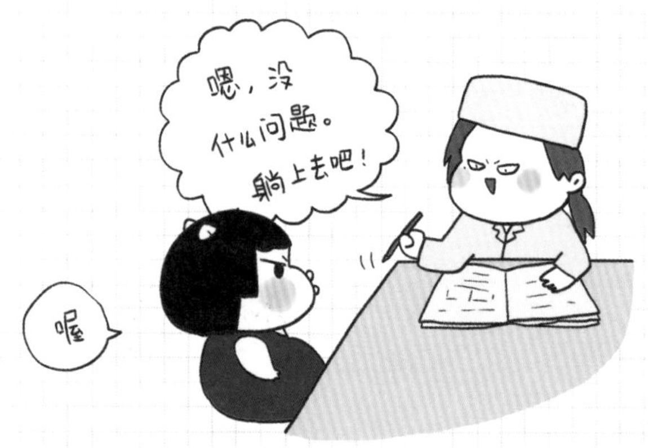

按以往常规，就是准备听胎心了。

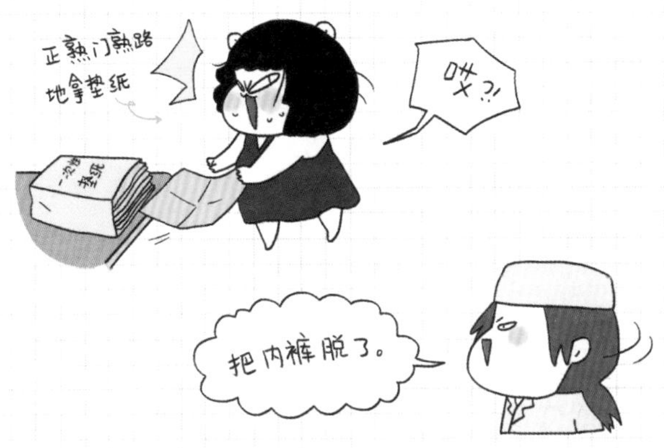
正熟门熟路
地拿垫纸
一次性垫纸
哎?!

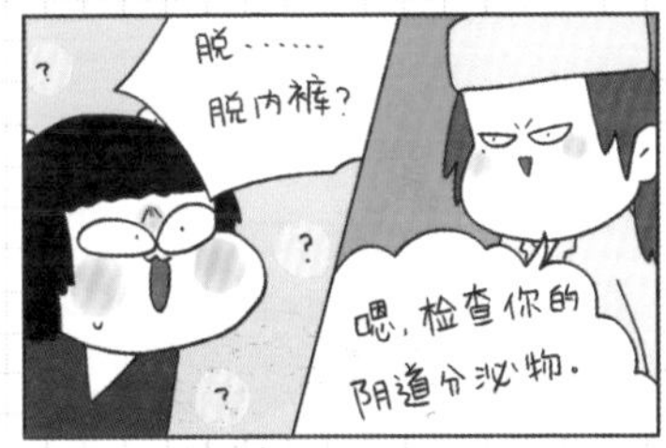
把内裤脱了。
脱……
脱内裤?
嗯，检查你的
阴道分泌物。

乖乖躺上检查的高椅。

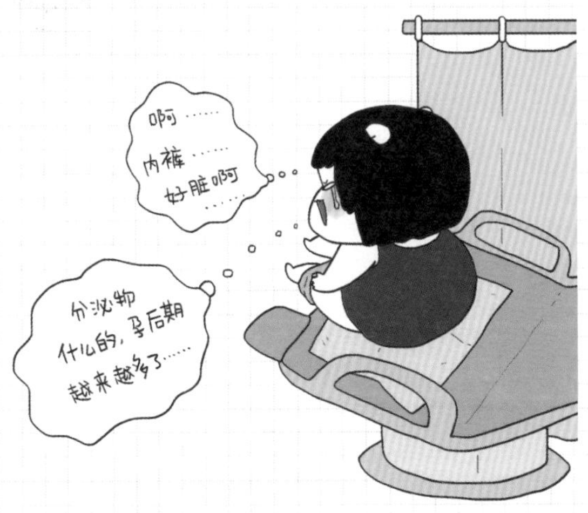
啊……
内裤……
好脏啊
……
分泌物
什么的，孕后期
越来越多了……

医生转身过来，手里拿着一根长长的棉签。

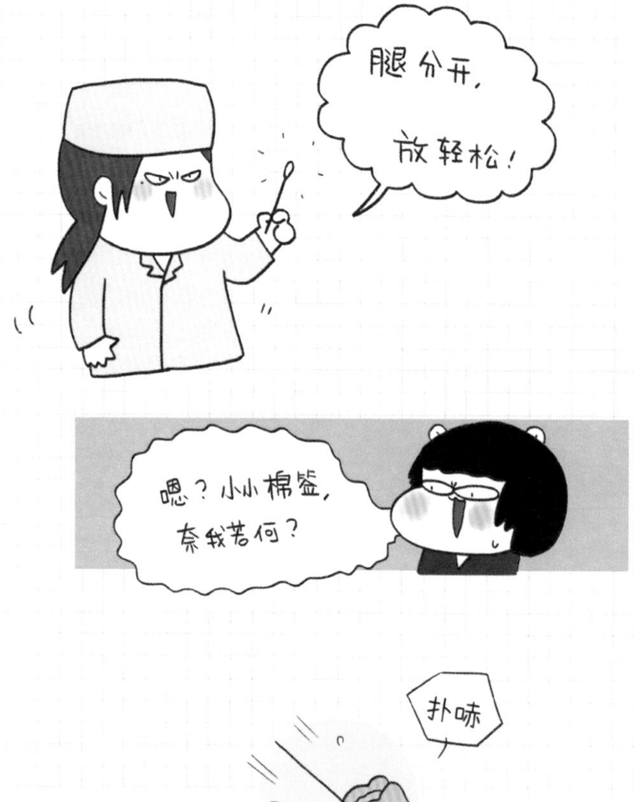

分泌物获取完毕。

呼呼，
轻松

但医生好像心情很好的样子。
她又转身过来！

好，
干脆把骨盆
也顺便查了
吧！
看能不能
够到小孩的
头！
啪

诶？！
这是什么操
作？？

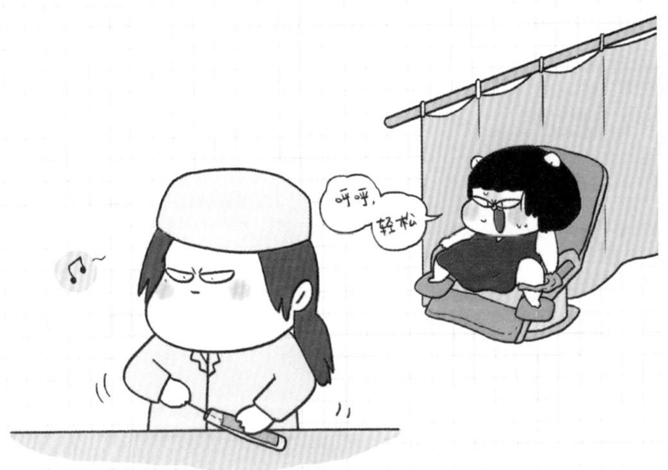

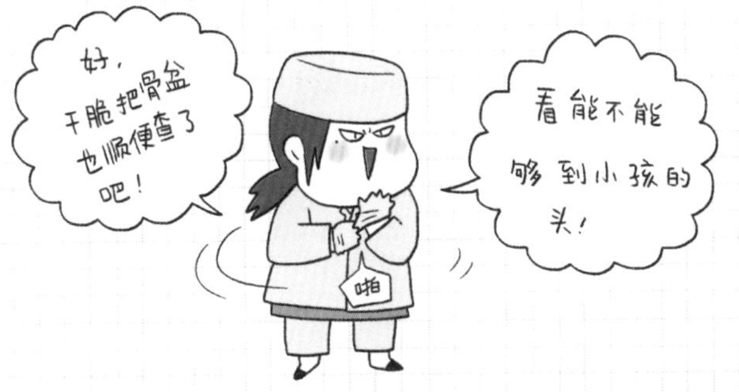

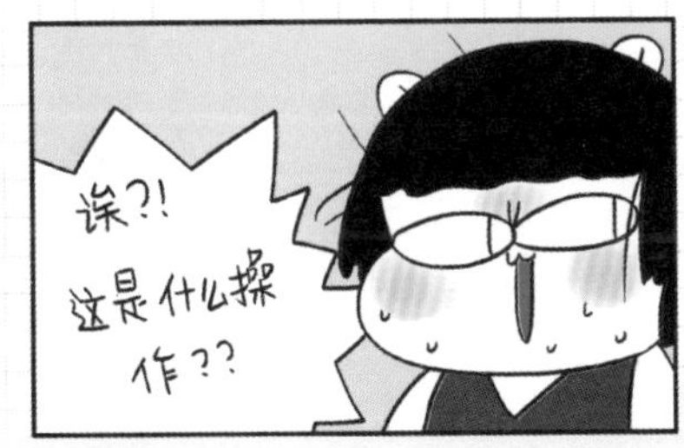

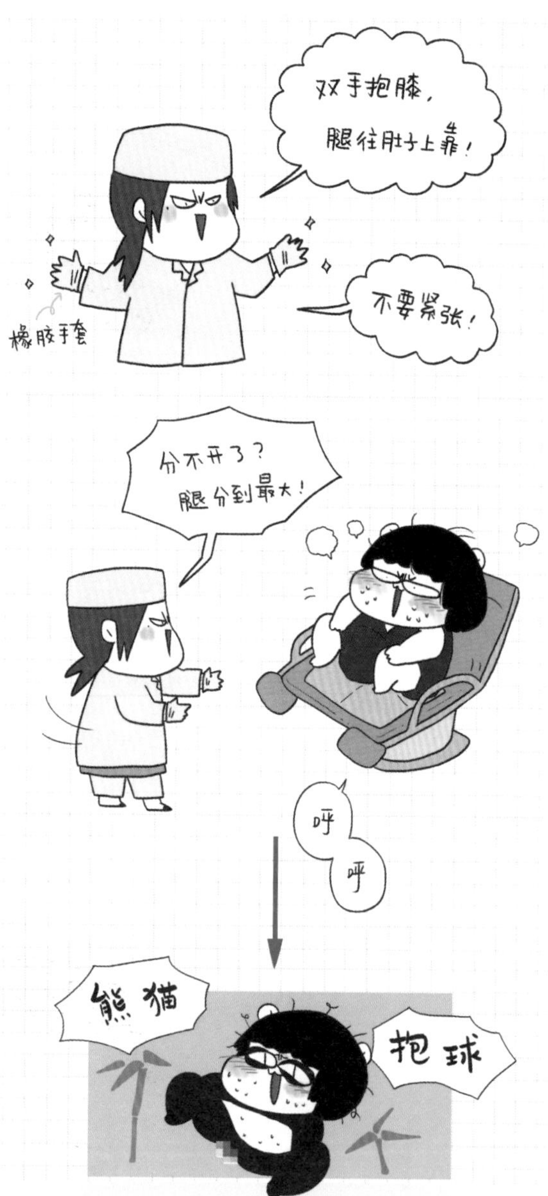
双手抱膝，
腿往肚子上靠！
不要紧张！
橡胶手套
分不开了？
腿分到最大！
呼
呼
熊猫
抱球

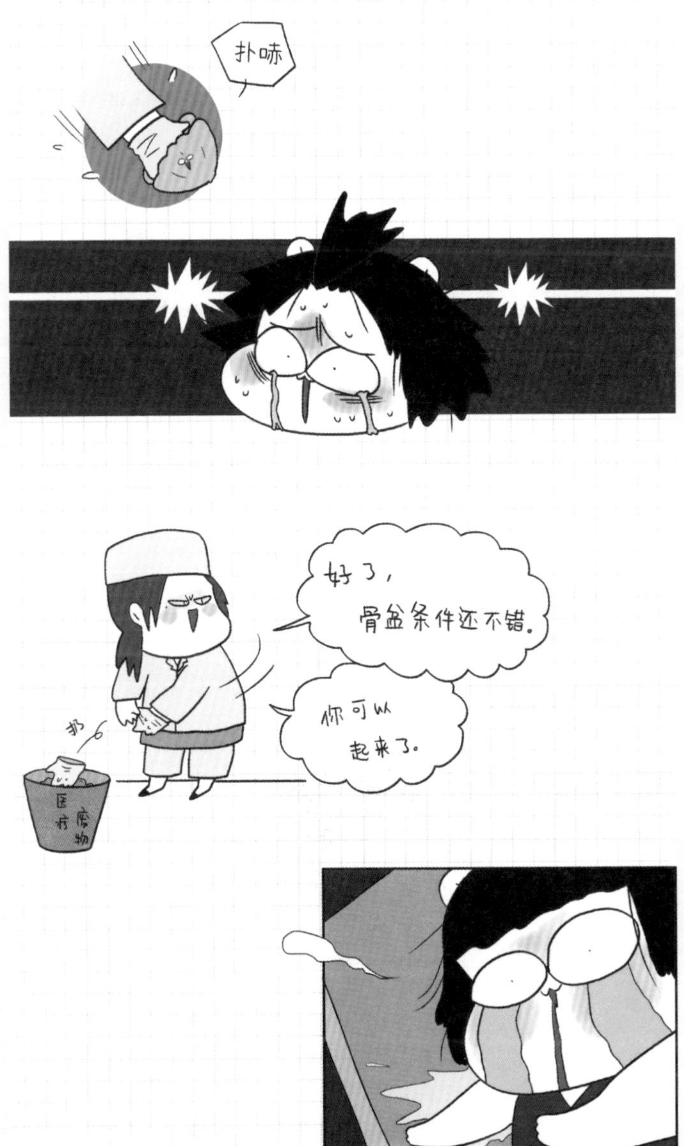
扑哧
好了，
骨盆条件还不错。
你可以
起来了。
扔
医疗废物

10月13日

孕晚期进入不敢睡觉的阶段了，因为不管怎么躺都超级不舒服：左侧躺反胃酸想吐，右侧躺胎动猛踢，仰面更可怕，手脚都是麻的，还容易抽筋。我看我是要坐着度过剩下的长夜……默默担心如果生男孩会一顿吃5斤牛肉，养不起……

10月14日
孕35周
奇怪的胎梦

胎梦是什么？

大概怀孕前后做的、醒来不会忘掉的，
就是所谓的"胎梦"了吧。

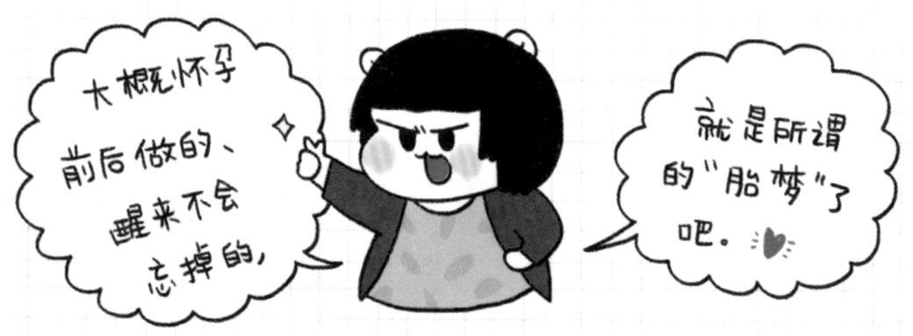

昨晚做了一个超奇怪的梦……

你还在睡呀？
……

一个仙女模样的人来到我床边，
她微笑着对我说：

告诉你哦，
你的手筋都被我
挑断啦！
你看！
断我手筋？？寻仇吗？

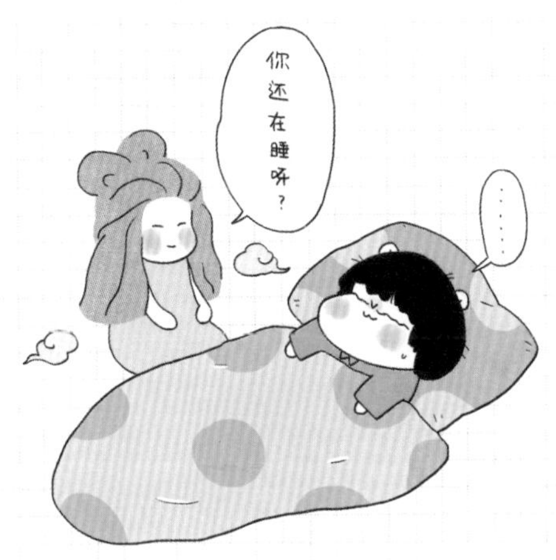

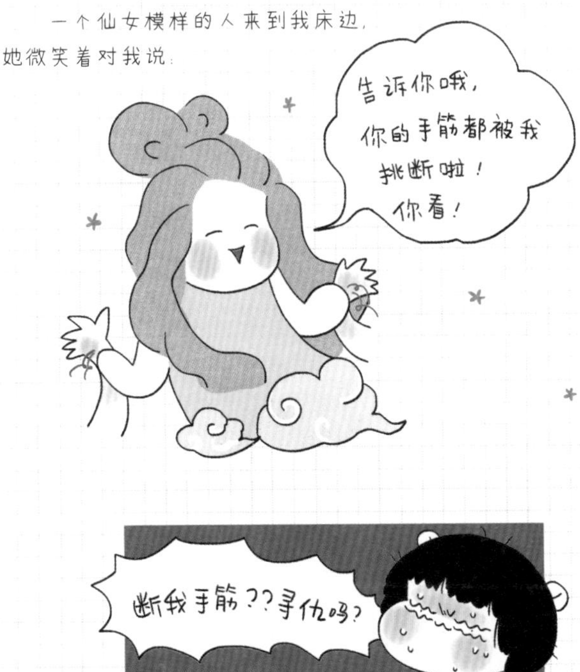

我强忍着不敢出声，醒来立刻查手机。

怀孕的人梦见被挑手筋，预示生男，顺利平安。

我最近也没看有什么断手筋情节的电视啊！
莫名其妙！难道这是在预言……
难道我要生个男娃吗？！不要啊！！
不不不，我们是唯物主义新青年！
要相信梦都是现实扭曲的反射！

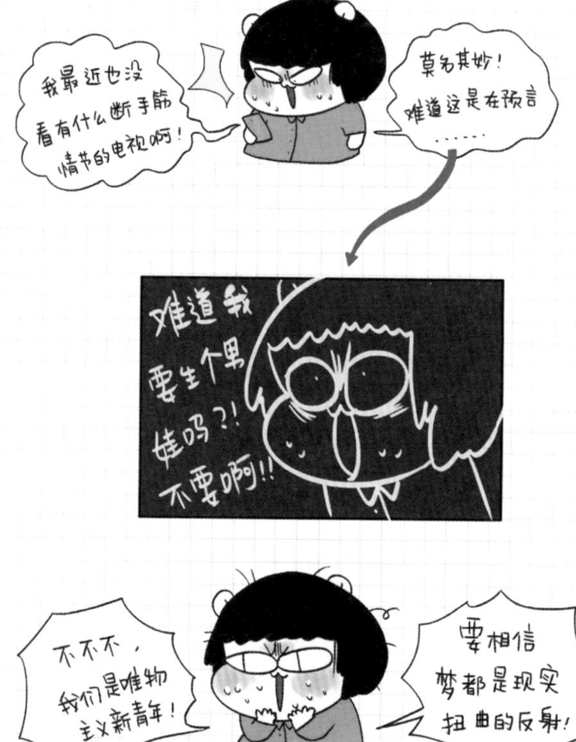

超想要女孩的我，

陷入了对怀孕前后梦境的回忆中。

还不知道“中招”的时候，有天做了一个梦。

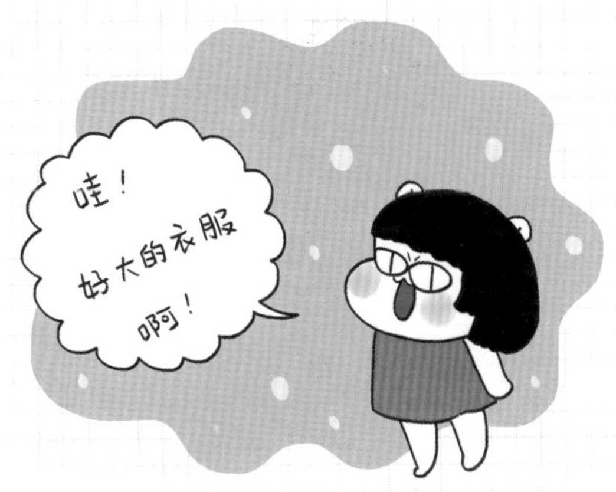

梦中的我，站在一排晾衣绳前，
晾衣绳上飘动着比我大几倍的衣服。

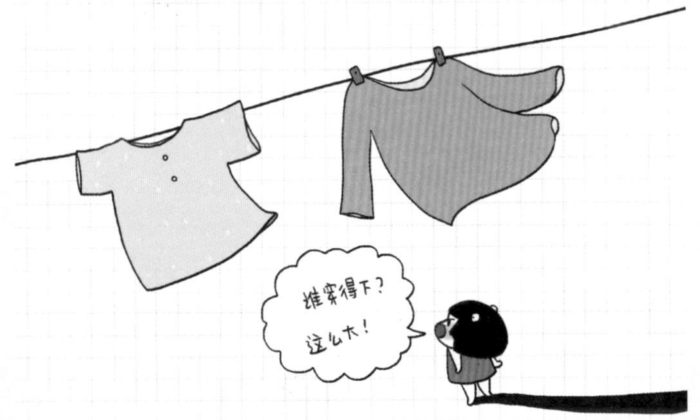

结果没几天后就发现怀孕了。

可以啊！
看来这梦是小崽子托给我的。他看我们大人的衣服，不就等于看"巨人服"么。

孕后有天中午睡得迷迷糊糊。

大桃子！想吃!!

梦中粉红色的大桃子仿佛在向我招手。

可恶，没见过这么大的桃子！
噼噼
啪啪
咦，什么声音？

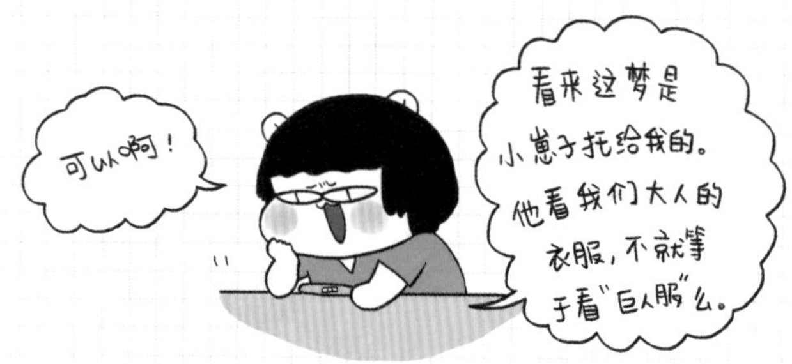

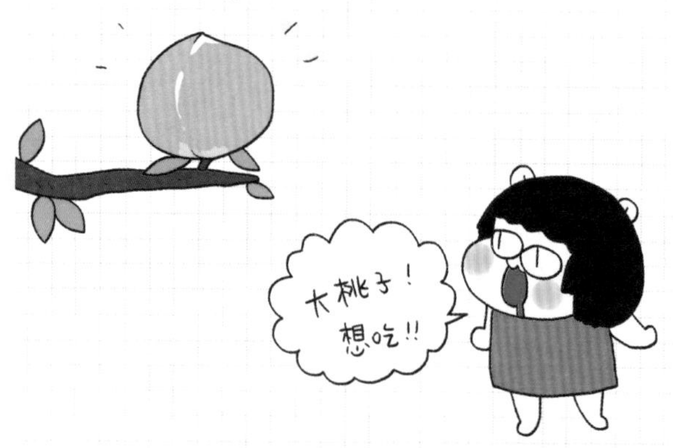

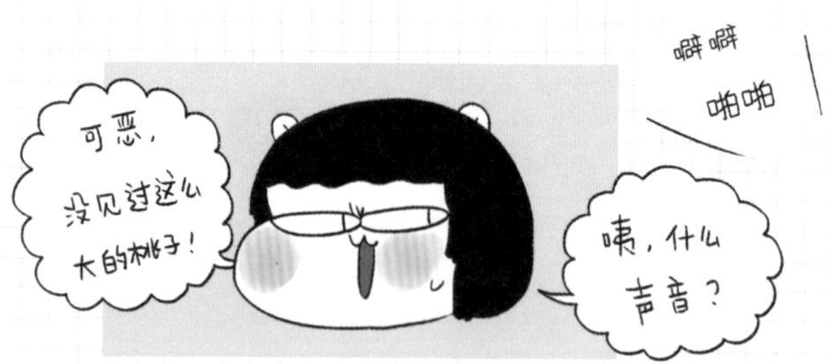

桃子树下，波光粼粼。

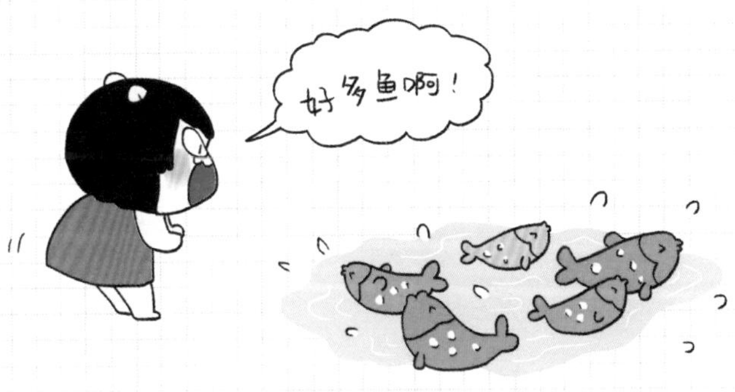

桃子和鱼？我是不是馋疯了！

10月15日　胎位向下降，都快悬空啦！

10月17日

孕36周

耻骨弓

上次产检医生说我骨盆条件还不错，但是她后面还跟了一句“什么低”没听清楚。今天拿起产检记录大本一翻：

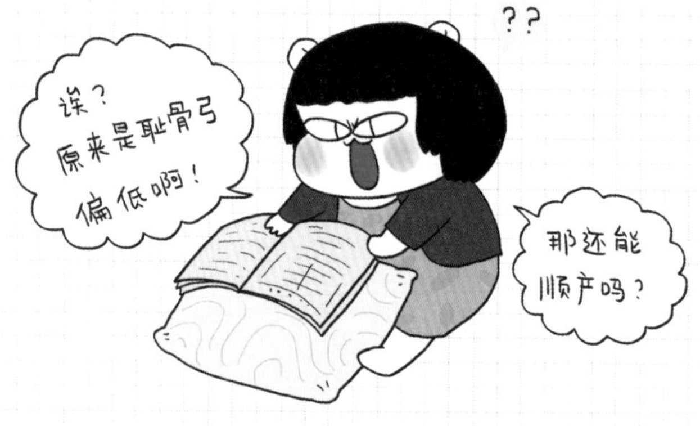

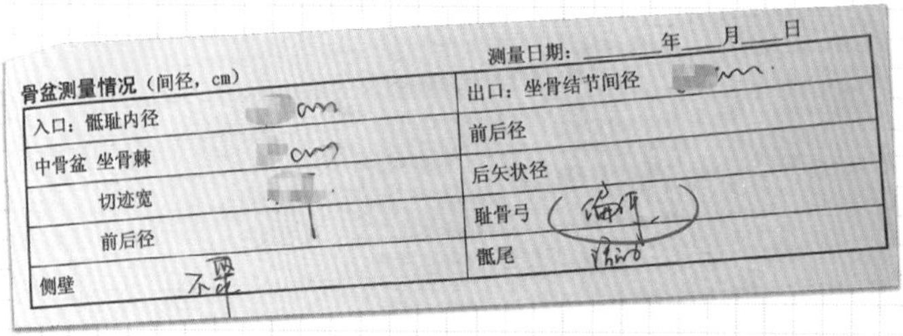

测量日期：＿＿年＿＿月＿＿日

骨盆测量情况（间径，cm）			
入口：骶耻内径	[illegible]cm	出口：坐骨结节间径	[illegible]cm
中骨盆　坐骨棘	[illegible]cm	前后径	
切迹宽	[illegible]	后矢状径	
前后径		耻骨弓	偏低
侧壁	[illegible]	骶尾	[illegible]

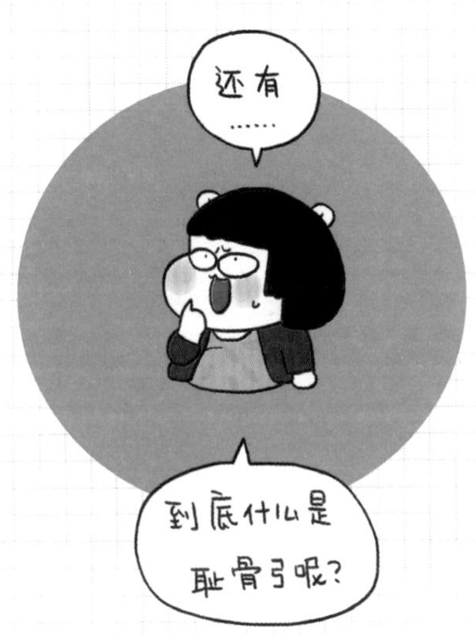

科学育儿，自力更生，立刻查起！

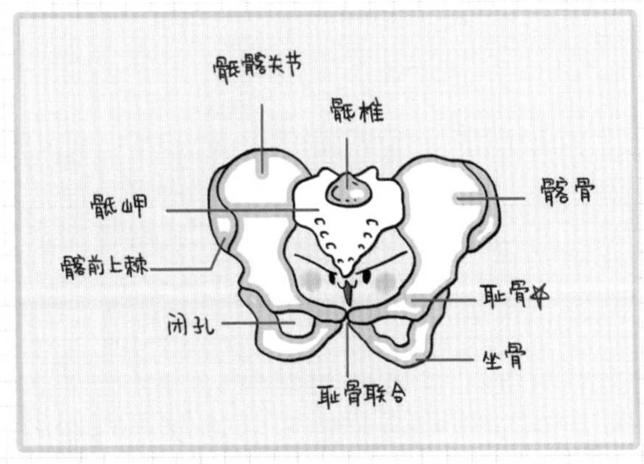

耻骨原来
就在骨盆附近
啊……
肚子大到
摸不到
耻骨
它有个角度，
90°是正常的？
完全摸不出！

耻骨弓偏低，胎儿头又不小的话，
生产时他的头就会被卡住出不来……

救命啊！
放我出来！

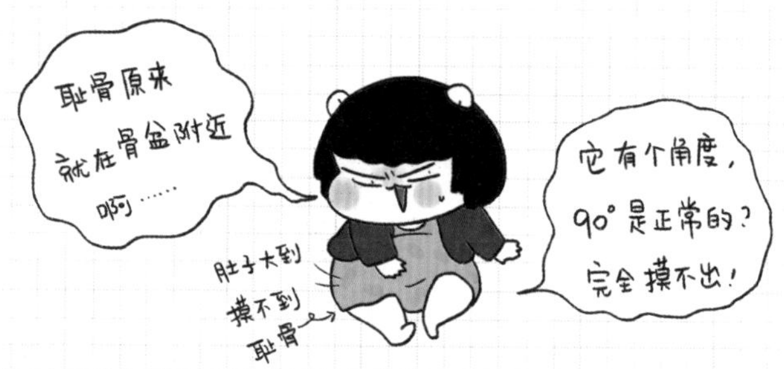

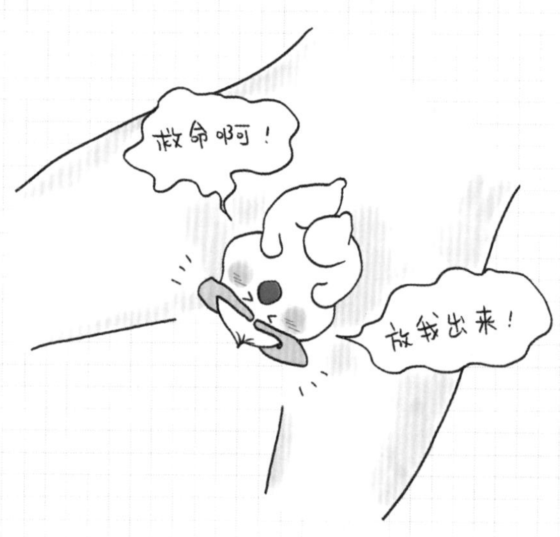

很多时候要受二茬罪。

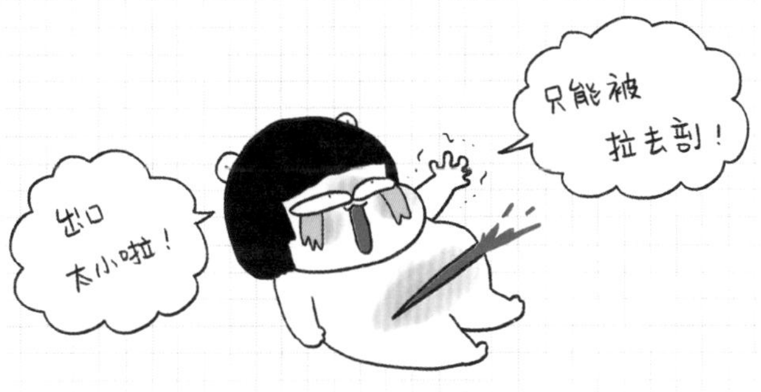

回想医生说的话……

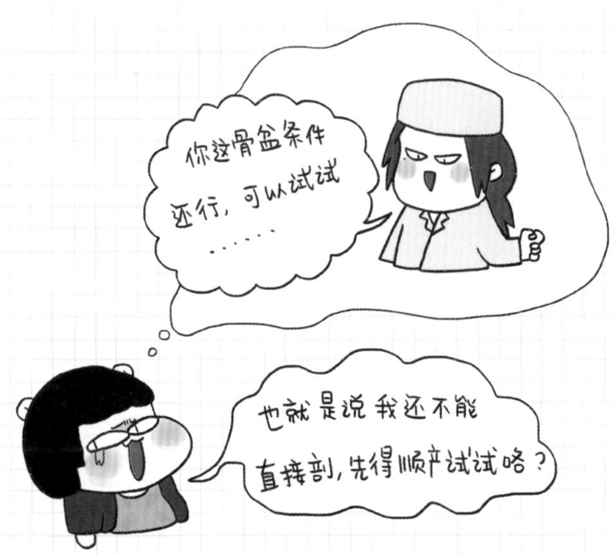

还必须严格控制胎儿的体重，不能让他长太大。

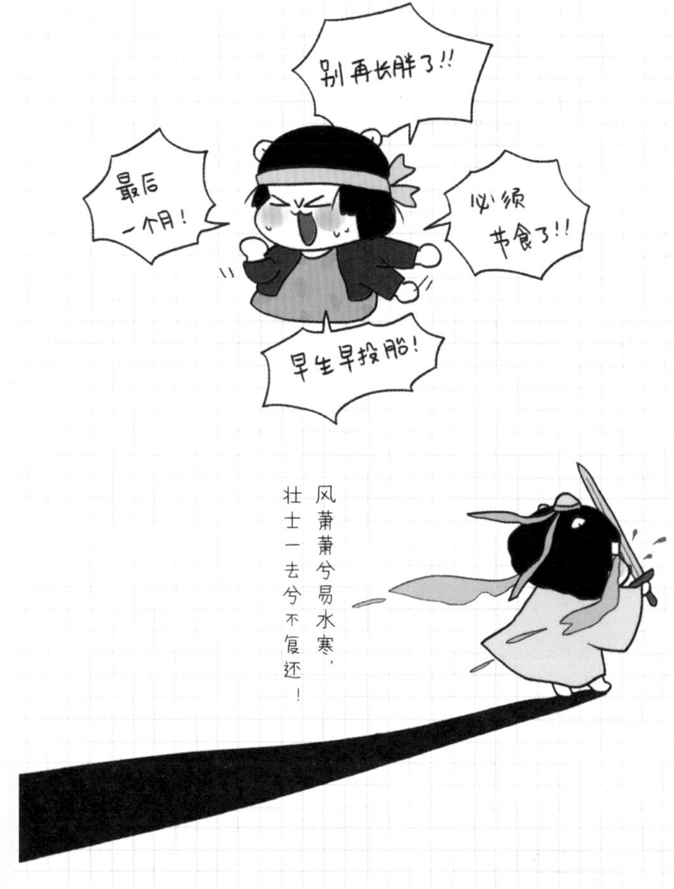

耻骨弓是啥？偏低还能顺产吗？当个孕妇真是过五关斩六将啊……

10月19日
孕36周
像爸爸还是像妈妈

怀孕期间，经常会思考一个问题：

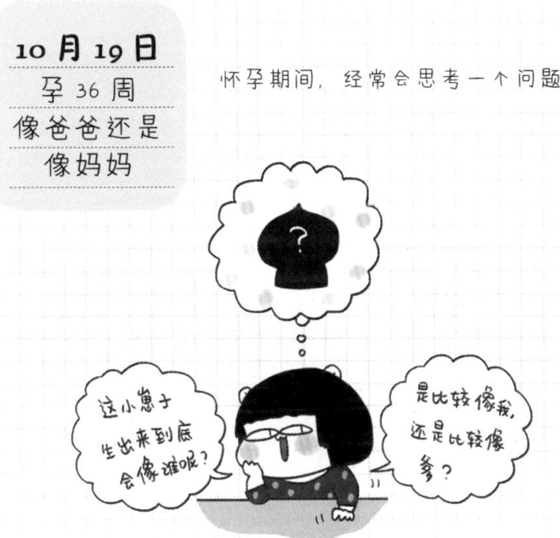

俗话说女孩一般像爸爸，男孩像妈妈。

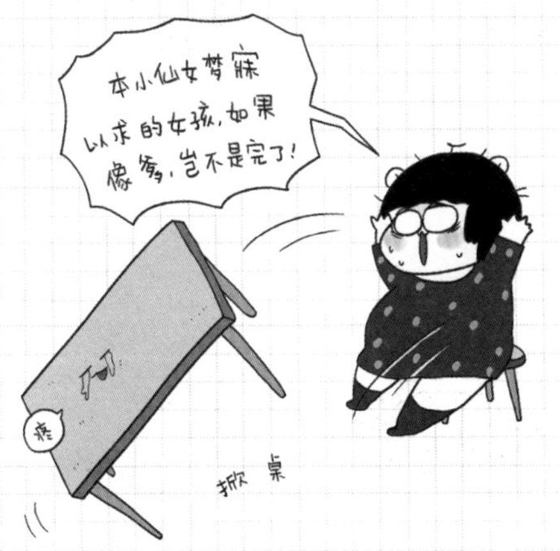

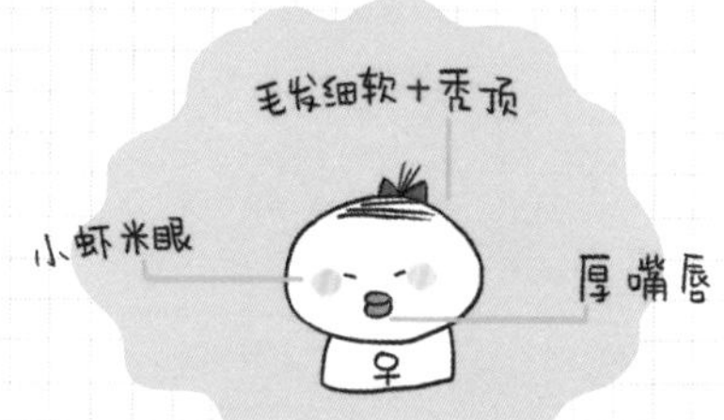
毛发细软＋秃顶
小虾米眼
厚嘴唇

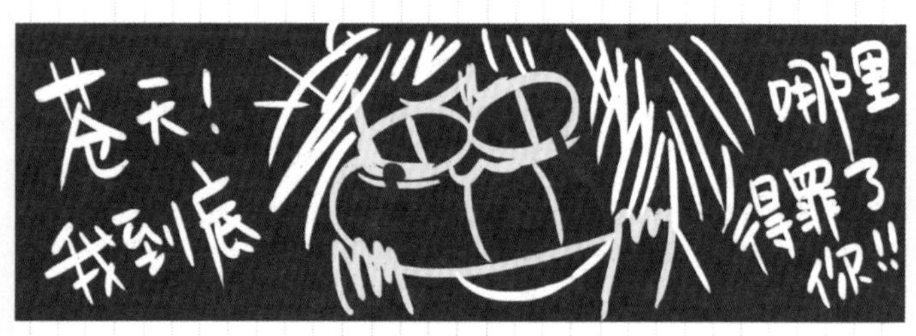
苍天！我到底
哪里得罪了你!!

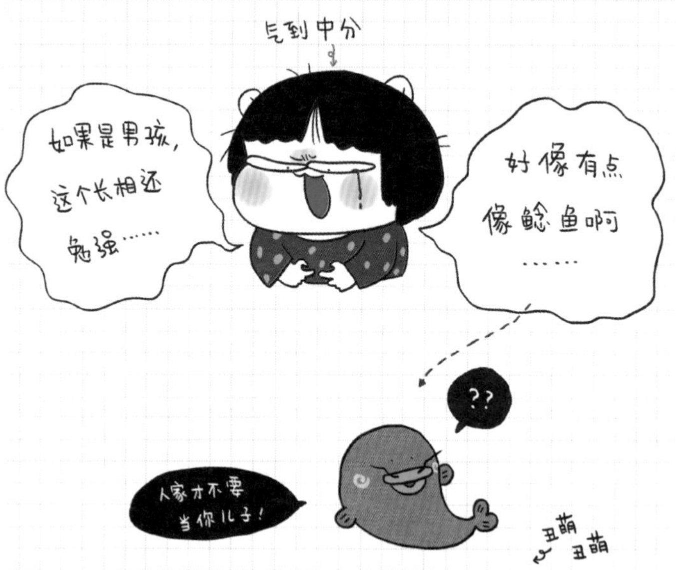
气到中分
如果是男孩，这个长相还勉强……
好像有点像鲶鱼啊……
??
人家才不要当你儿子！
丑萌丑萌

〔韩国当红小鲜肉〕

女孩的话，
除非潮流有变，
不然只能……
后期去
美美容……

不行！光猜无凭，我们必须相信科学！生物书翻起！

要想知道哪些
会遗传，必须先
分清显性基因
和隐性基因！
显性遗传
的可能性就大！

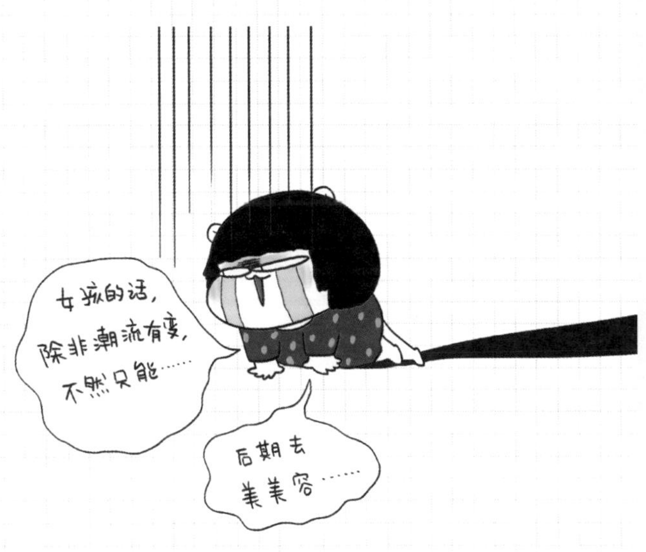

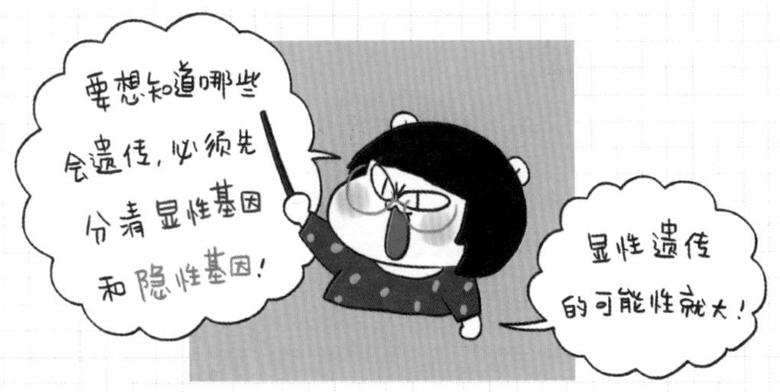

铛铛铛铛！

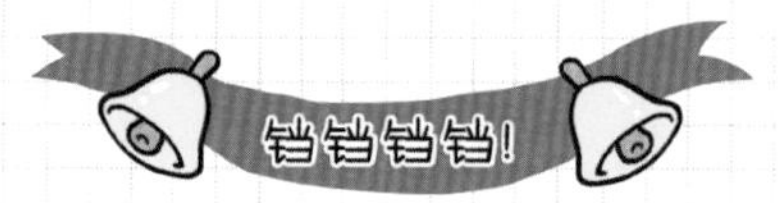

部位	显性基因	隐性基因
眼睛	大眼睛	小眼睛
眼皮	双眼皮	单眼皮
眼球颜色	深色（比如黑）	浅色（比如蓝）
睫毛	长睫毛	短睫毛
鼻子	高鼻子	矮趴鼻子
酒窝	有酒窝	没酒窝
耳朵	大耳朵	小耳朵
肤色	中性　（相乘后再平均）	

哎？如果按照这个表来的话，能遗传下来的都是好看的基因嘛~
什么大眼睛、高鼻子、长睫毛之类的……
肤色是平均值，如果两个大人都白，小孩也不会黑……

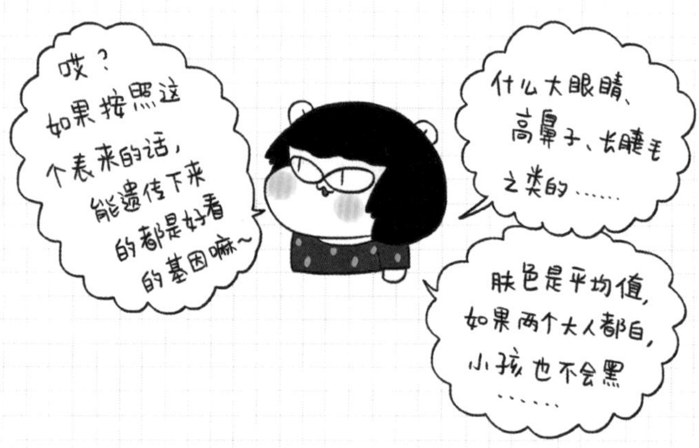

10月21日

厨房的咖啡机今天开始被奶瓶消毒机取代，从此只能委屈自己在阳台偷喝咖啡。

10月22日
孕37周
脐带血

最近听到一个可怕的消息。

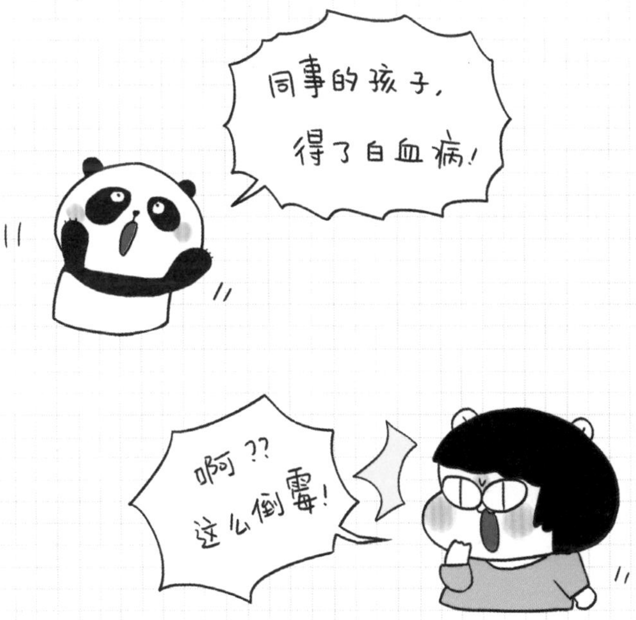

可是因为他们存了
脐带血，最后治好了。
你说我们需要存么？

脐带血，
是啥？

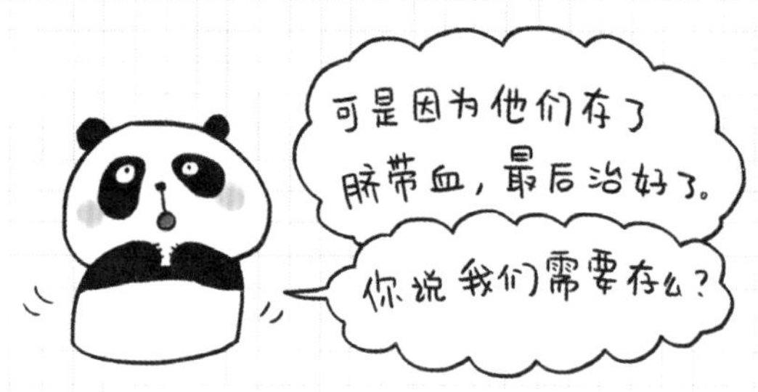

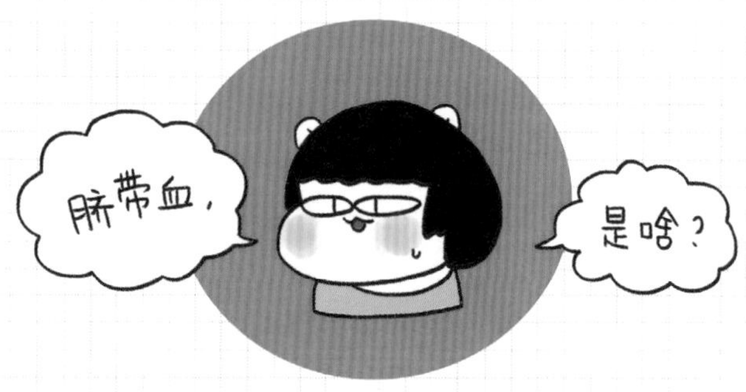

在医院产检的时候，看到墙上也贴着关于脐带血的宣传画。

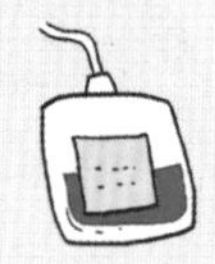

脐带血是胎儿娩出断脐后残留在脐带和胎盘中的血液。

因为里面
含有造血干
细胞，
所以可以
用来治疗白血病
什么的……

但是用脐带血能治好的病是有条件的。

苍天!!
如果是先天性
的遗传疾病，那
脐带血存了也没
用……
因为它自身
就有缺陷，无
法纠正基因!
只有后天导致的
病，比如甲醛啥
的引发的白血病，
才能治好。

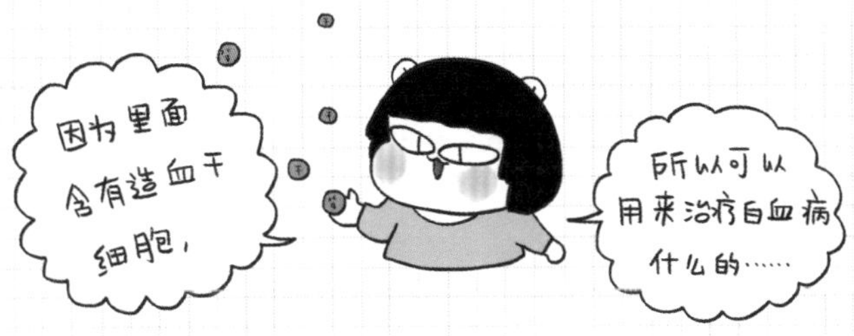

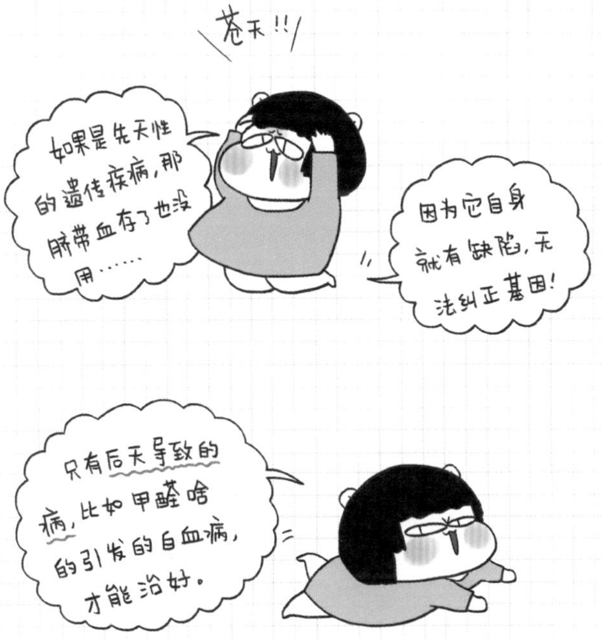

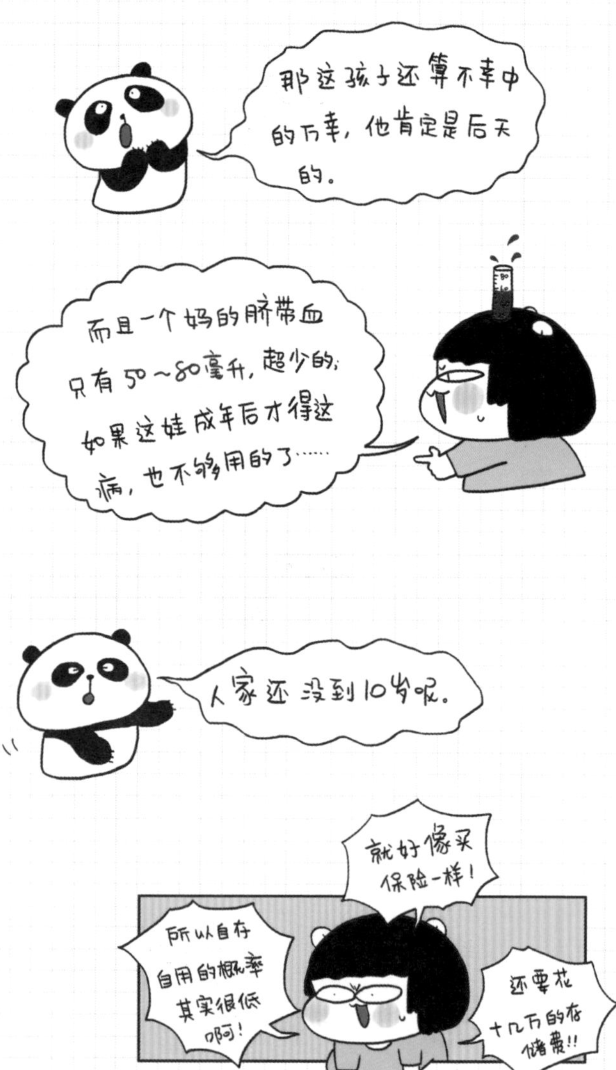
那这孩子还算不幸中的万幸，他肯定是后天的。
而且一个妈的脐带血只有50～80毫升，超少的；如果这娃成年后才得这病，也不够用的了……
人家还没到10岁呢。
就好像买保险一样！
所以自存自用的概率其实很低啊！
还要花十几万的存储费!!

这肯定是
商家的阴谋！

那你到底存不存吗？
生之前就要决定啦！

有钱就存
咯！
〈穷〉〈穷〉
反正浪费
也不心疼。

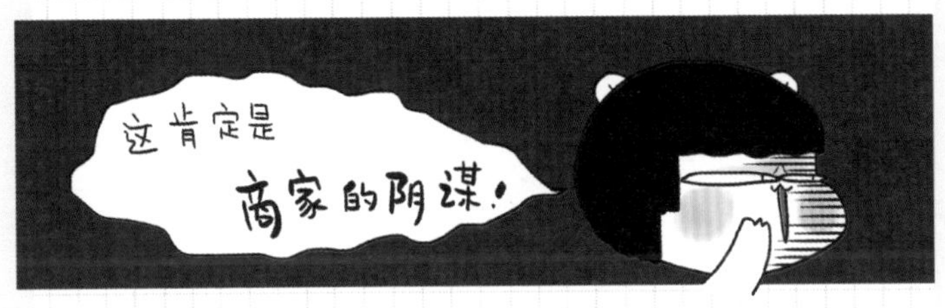

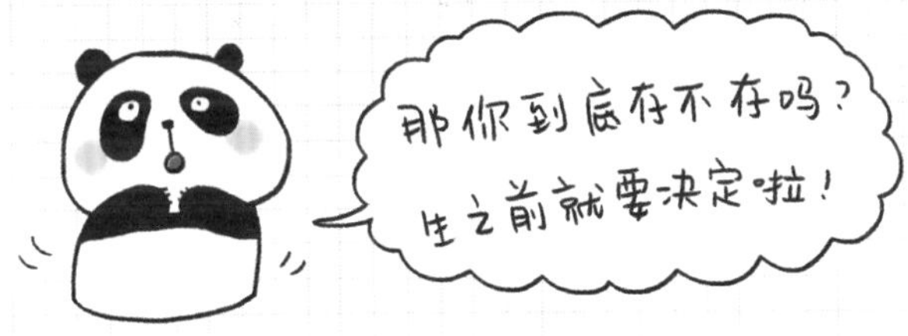

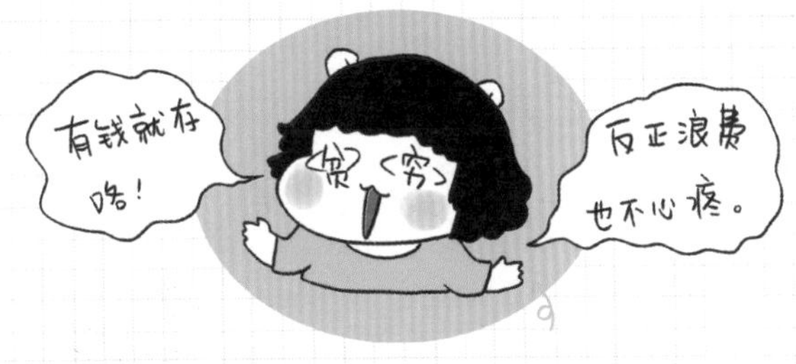

10 月 23 日　霜降，天气真好。孕晚期的我自己擦屁股有点吃力。

10月26日
孕37周
分娩体验

孕37周，终于做了传说中的分娩体验！

模拟一次！
机会来啦！

当天早上，早早就去了医院。

F13 模拟产房
Demonstration Delivery Room
手术室办公室
Operating Office
F12 手术室
Operating Room
F11 新生儿重症监护病房
NICU
麻醉恢复室
Anesthesia Recovery Room
F10 分娩室
Delivery Room
就是那里了，
13楼的模拟产房！

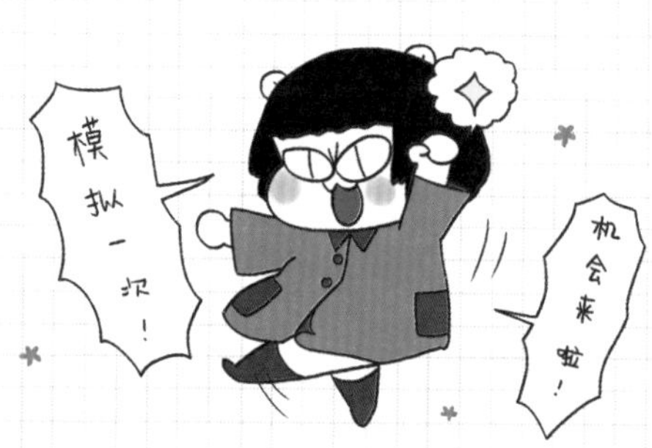

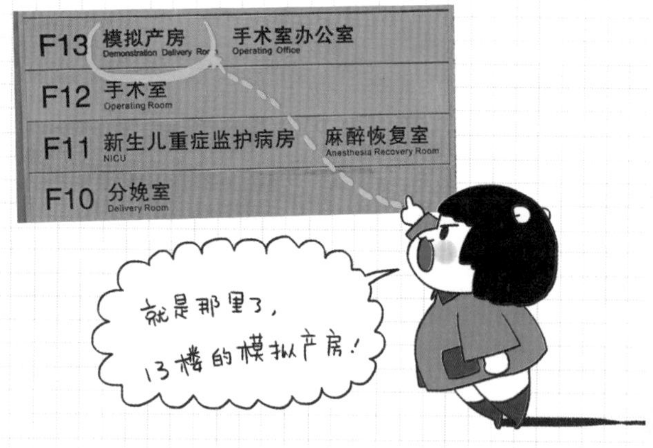

上到13楼。

F13
分娩体验特需门诊
Birth Experience Special Needs Patient
助产模拟培训中心
Medical Simulation Center

8点
开始……
现在才7点半，
先去方便一下
好了。

嗯……

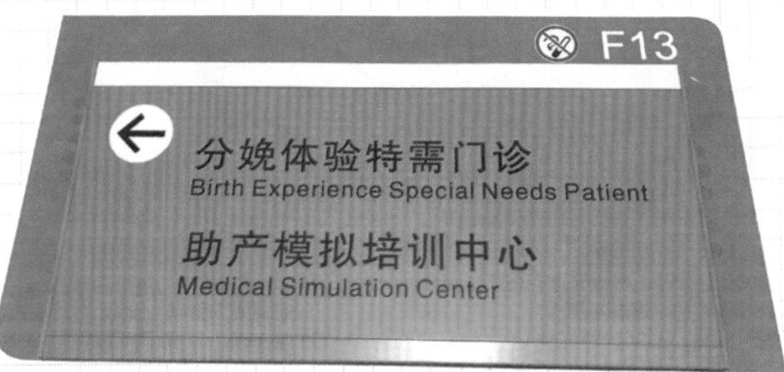

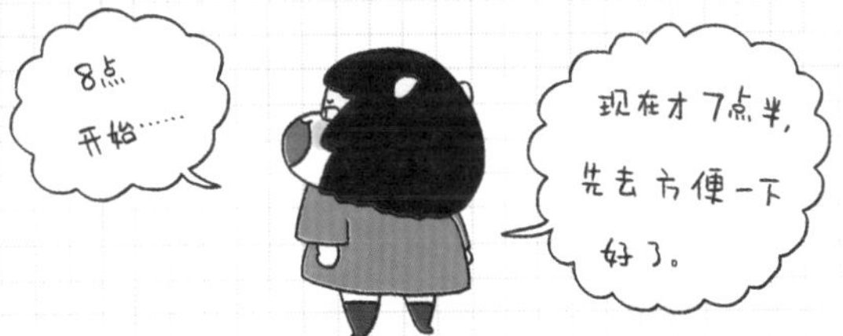

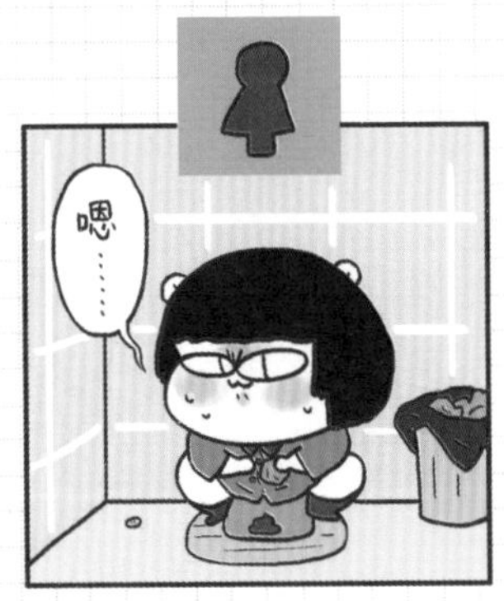

8点后，体验正式开始。

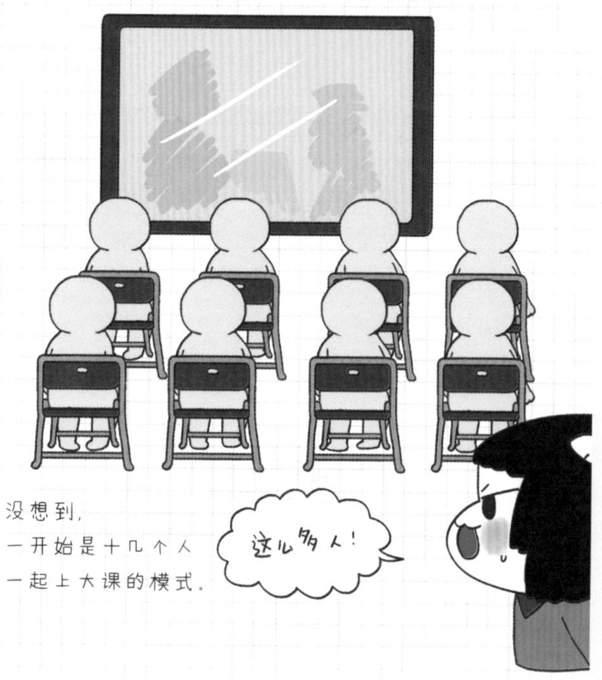

没想到，
一开始是十几个人
一起上大课的模式。

护士小姐姐先给放了一段实拍录像。

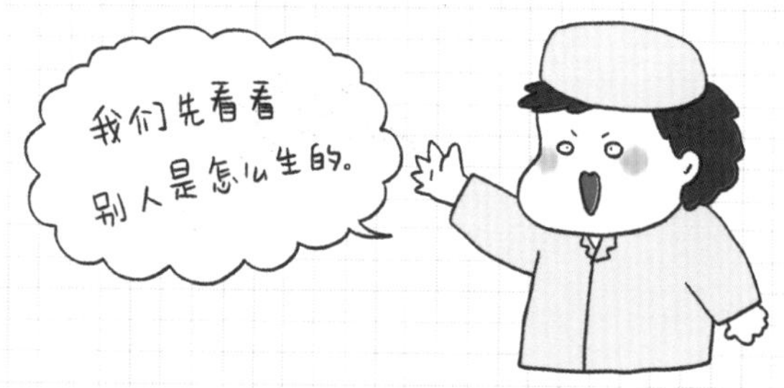

一边看录像，一边做胎心监护。

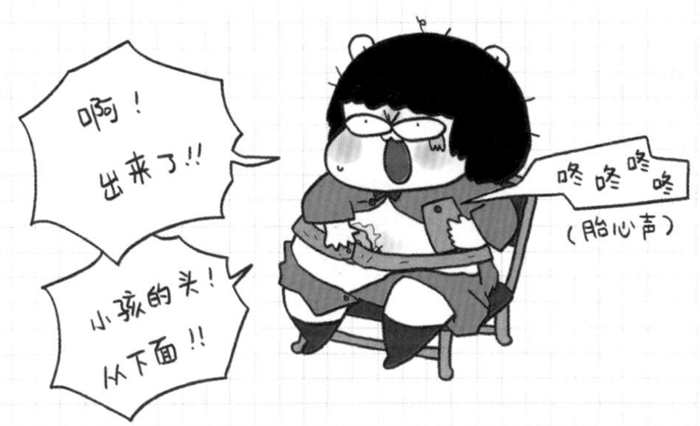

录像里6斤多的胎儿像异形一样，从产妇的阴道里伸出头来。

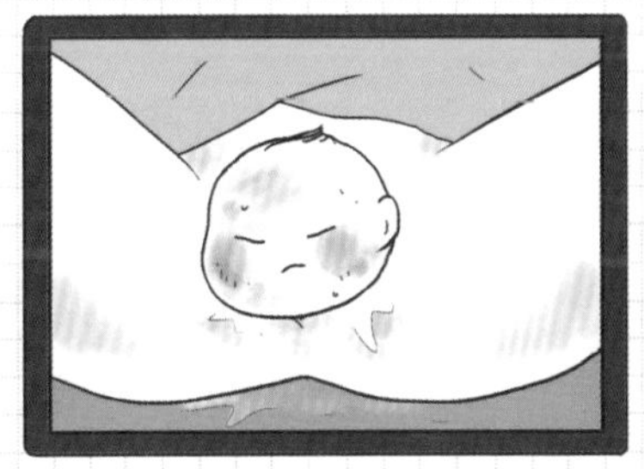

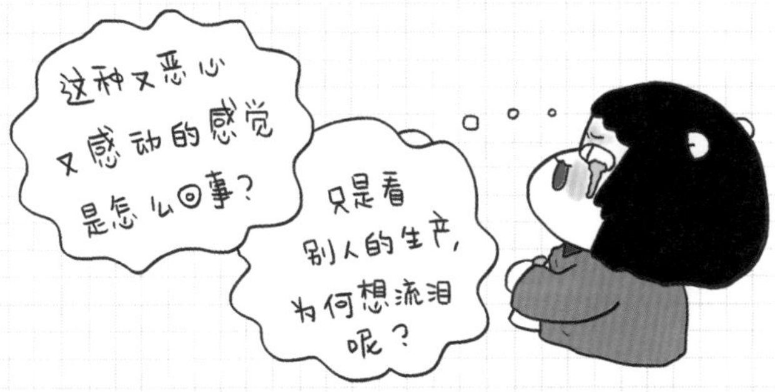

刚出生的胎儿还是青绿色的，他被护士剪断了脐带，抱去清洁干净，放在妈妈的怀里。

刚经历完
那么痛的生产，
她的笑却看起
来那么幸福。
母性真是
伟大！

看完录像，护士开始讲课，
并布置了家庭作业。

回去的作业
是什么？
每天数胎动！
散步！一天三次！
每次半小时！
少吃甜食
和水果！

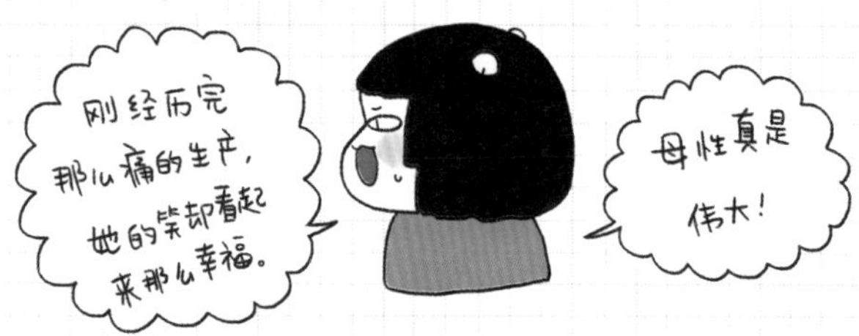

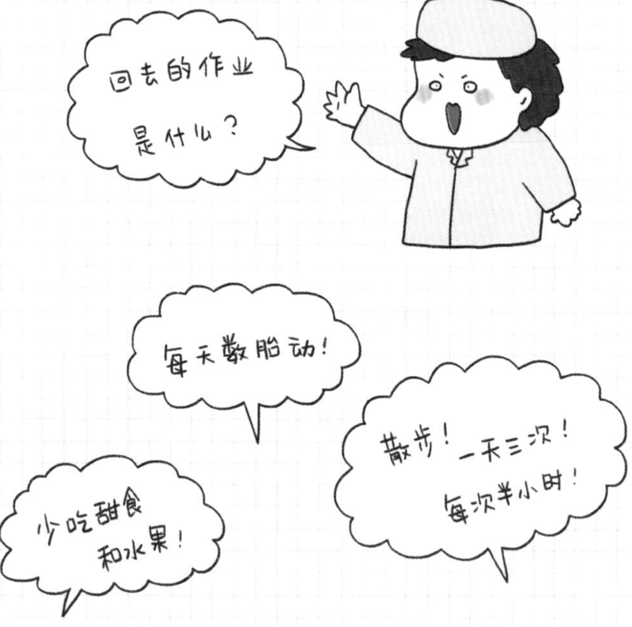

护士讲课的同时，产科主任走进教室，开始按号叫人进去挨个体验产床。

帘子后面就是
模拟产房了呀！
还要再
做一次骨盆检测，
能不能顺产就看
今天了！

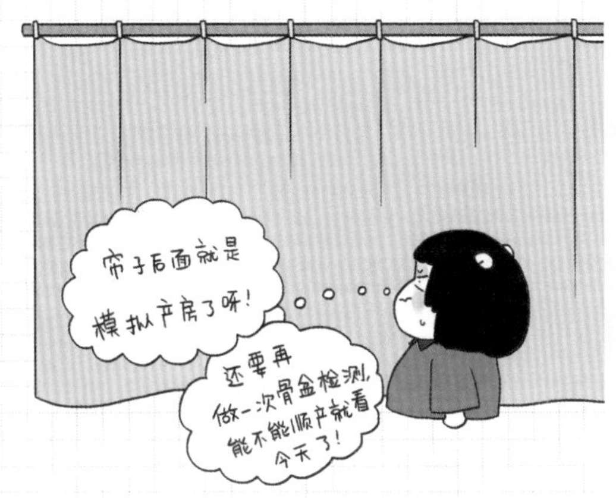

等到最后一个人出来，课也上完了，终于轮到我！

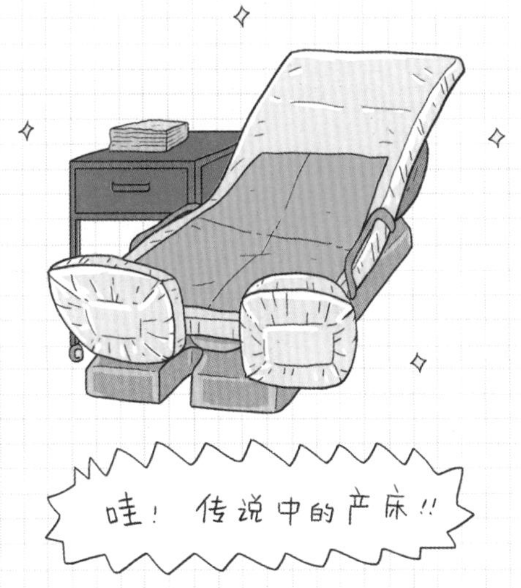

哇！传说中的产床!!

脱了鞋子、裤子，躺上产褥垫。

紧张
紧张
基本上
我现在和
待宰的猪——
也没啥
区别了……

在两个护士的注视下，产科主任微笑着将戴着塑胶手套的手伸了进去……

酸爽！

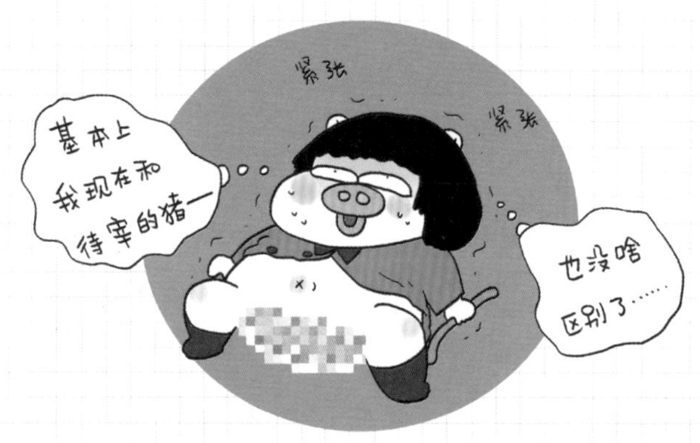

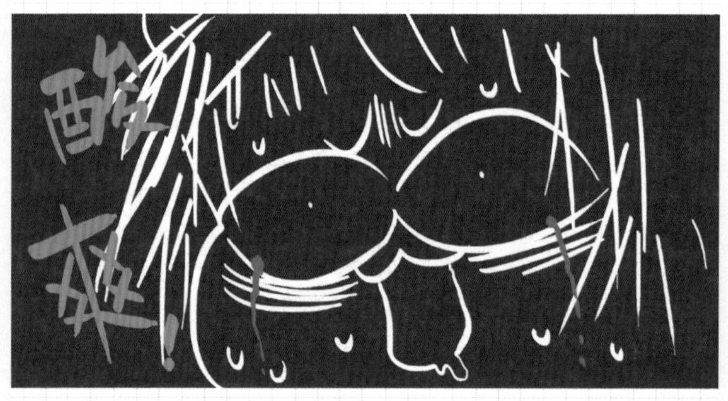

时间转瞬即逝……

挺好的，
耻骨弓只是略低，
顺产应该没
问题。
孩子
估重6斤半！
主任

两个护士也笑嘻嘻地恭喜着……

好啦，
都结束啦。
你可以
下来啦。

啊完成了……
我可以撤了……

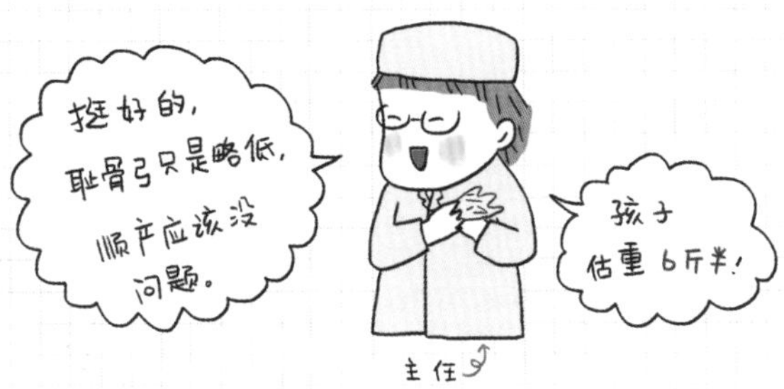

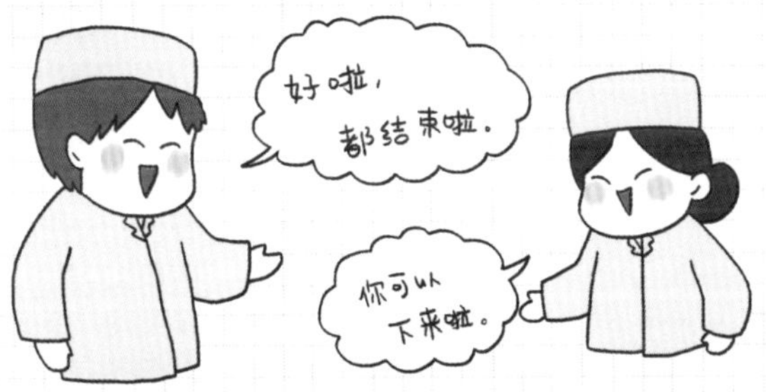

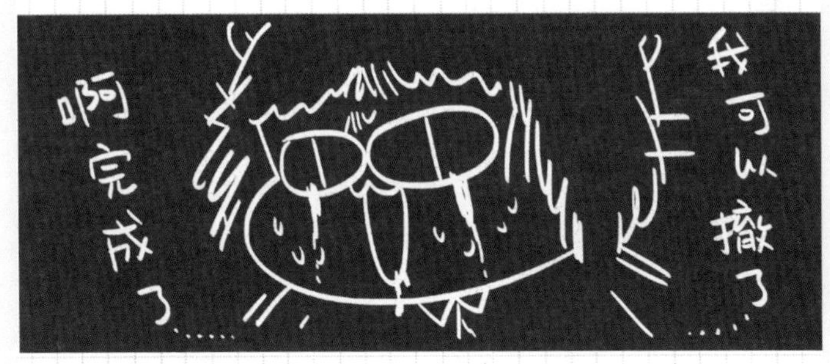

迫不及待地跳下产床，
就在我转身的那一刹那——

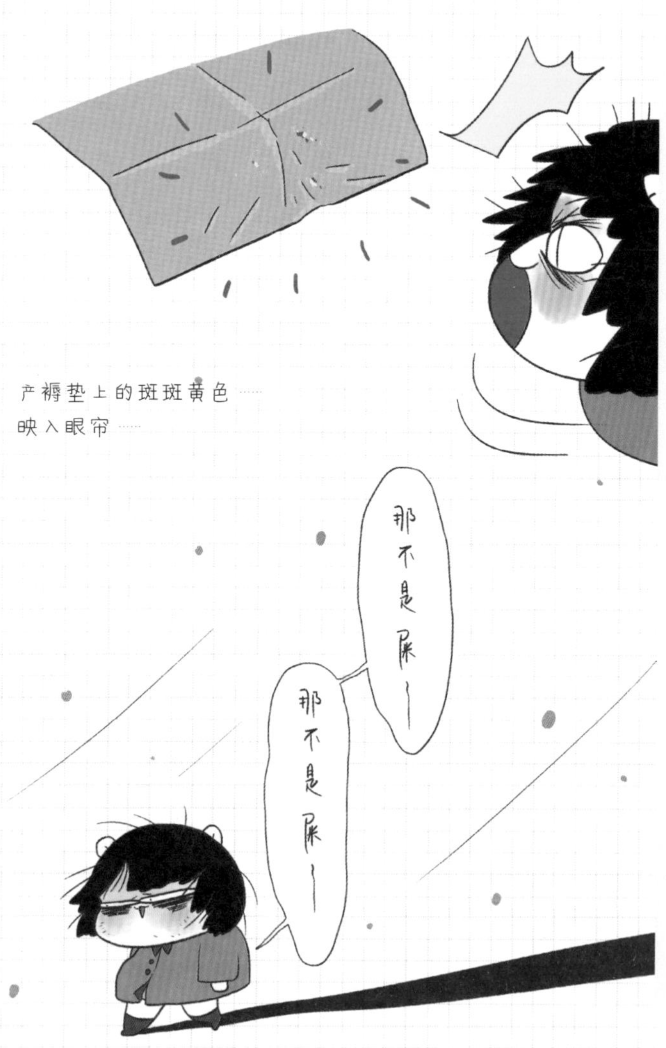
产褥垫上的斑斑黄色……
映入眼帘……
那不是尿～
那不是尿～
我拼命地安慰着自己……

10月29日

爱吃辣的你临产前一定要去吃麻辣火锅！吃了一顿过瘾的超辣锅，一大盘裹满辣椒的麻辣牛肉，可以说就算立刻就生也生而无憾了！

10月31日 孕38周 顺产的理由

38周，又一次产检来临。

哎，你这肚子，
顺产还好，剖宫产
的话会很费劲。

躺在产检椅上，医生突然跟我这么说。

为何？

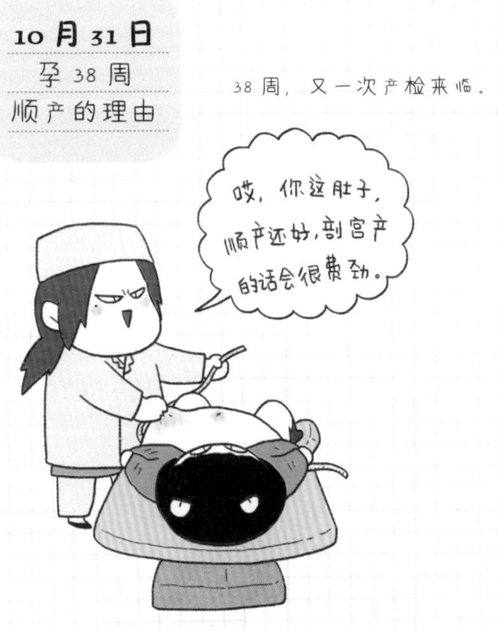

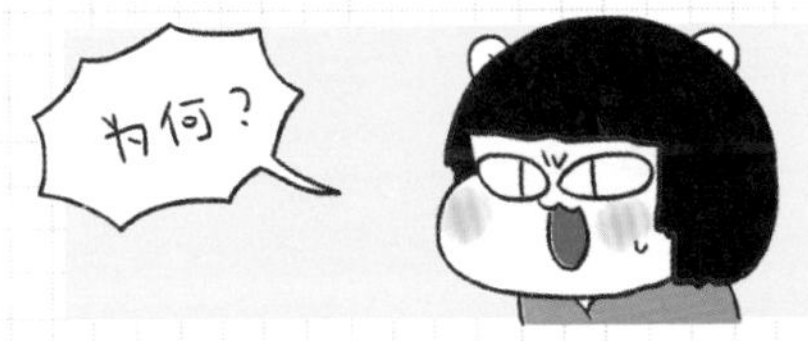

肚皮太厚，脂肪多，
要是剖，你会非常受罪。

医生没有讲太多，只是再次叮嘱我：

一定要
控制体重！

灰溜溜回到家，上网查脂肪和剖宫产的关系。

什么！
脂肪液化?!
难以缝合?!
!!

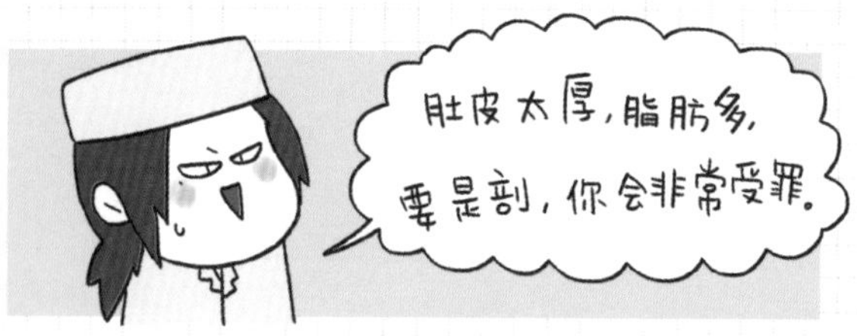

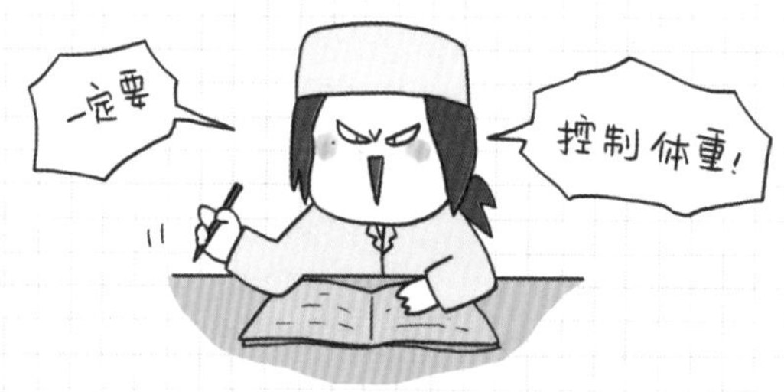

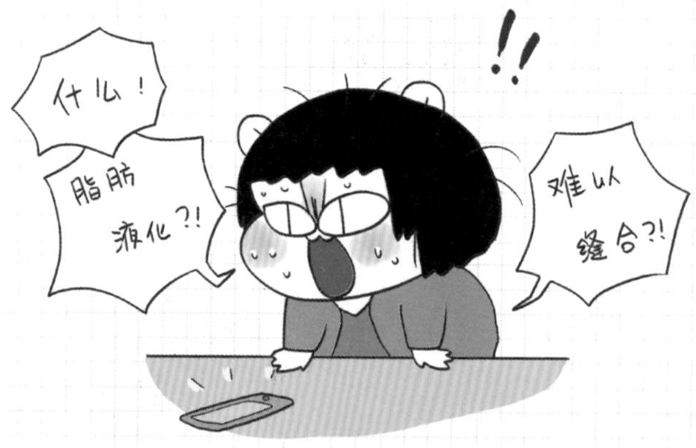

简单地说，就是——

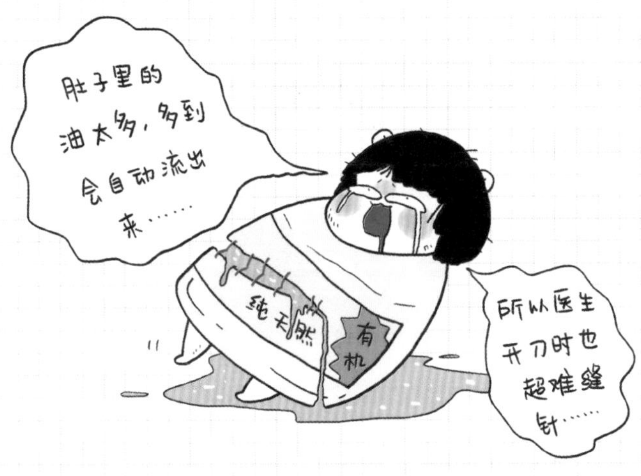
肚子里的
油太多，多到
会自动流出
来……
纯天然
有机
所以医生
开刀时也
超难缝
针……

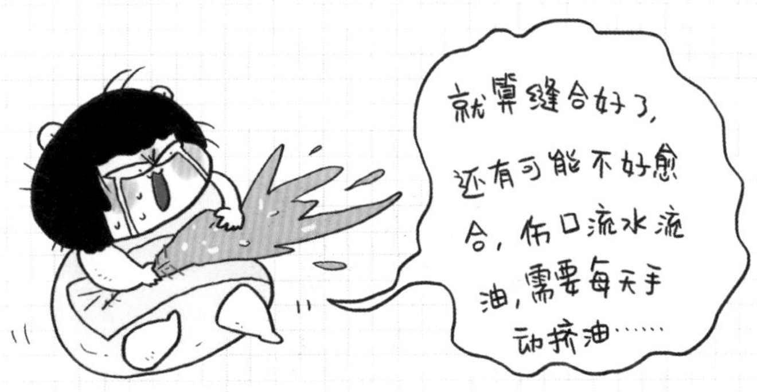
就算缝合好了，
还有可能不好愈
合，伤口流水流
油，需要每天手
动挤油……

弄不好的话，最后还有可能：

求求你
拆线！
重新缝合！
放过我这油瓶……

离预产期只剩不到两周了，我现在控制……
还有效吗？

万一剖的话，可不可以
顺便抽个脂?!

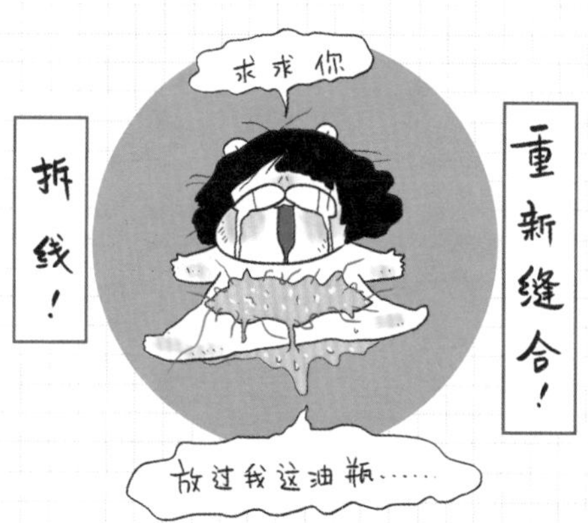

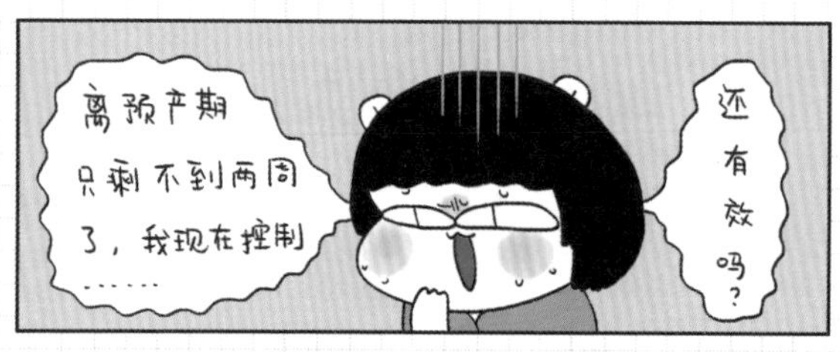

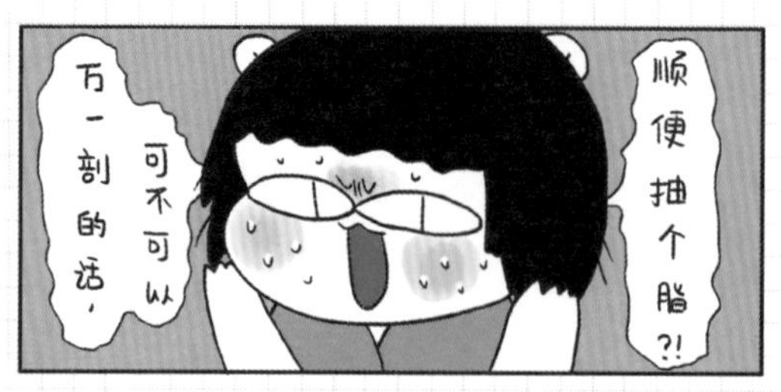

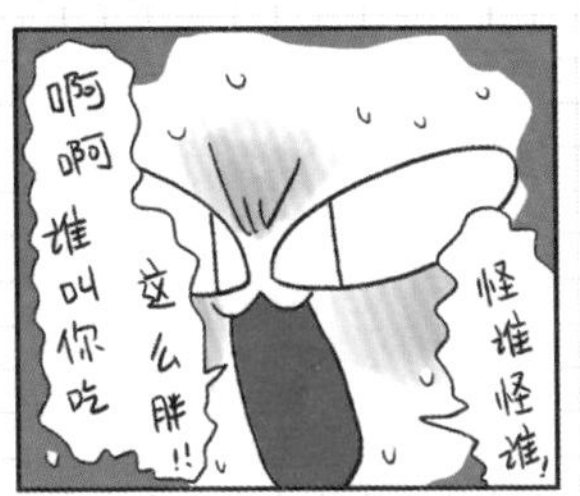

事到如今，只能证明，老天注定：

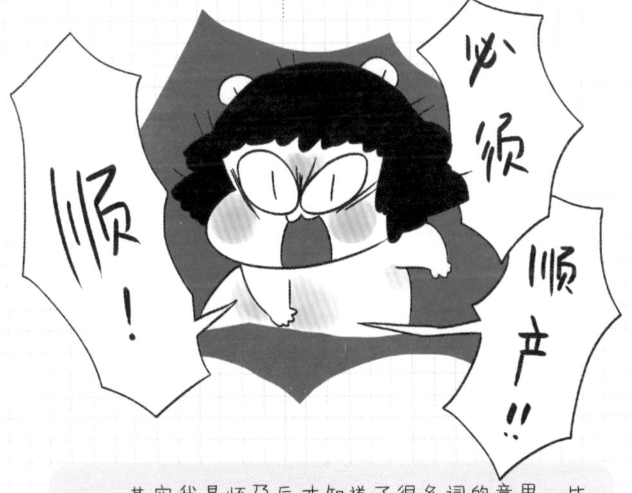

其实我是怀孕后才知道了很多词的意思，比如：“见红”，原来就是比例假量略少，下面流血出来的意思啊；“宫缩”，就是肚皮发硬、发紧，子宫收缩的感觉；“内检”，就是医生把手伸进阴道检查骨盆等内部构造……那些看起来高深莫测的专有名词一下子变成了身边事，感觉自己得了个孕博士学位。

11月3日
孕38周
天王“斗”地虎

孕期临近尾声，肚中人的星座渐渐明朗。

天蝎啊，
可怕的
星座！
11月

对天蝎的可怕认知来自于周遭：

做事步步为营，稳打稳扎，快、狠、准。
天蝎 A
天蝎 B
感觉很会赚钱，从小就知道自己要干什么。
别人还是傻子的时候，天蝎已经谋划起来，等傻子们反应过来，为时已晚，天蝎已经上位统治。
天蝎 C

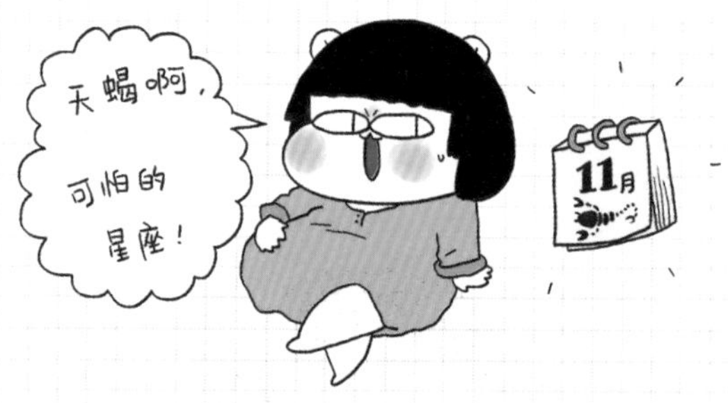

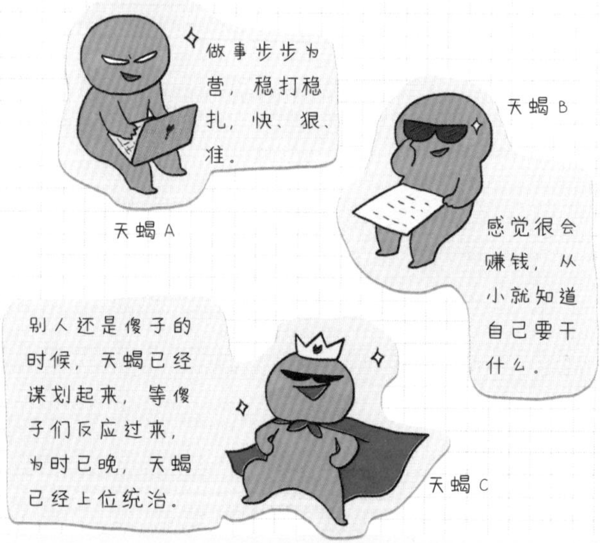

最关键的是一

我自己是狮子座的啊!!
狮子座和天蝎座根本就是——
水火不相容!
嗷嗷!
嘶嘶!
天王"斗"地虎!

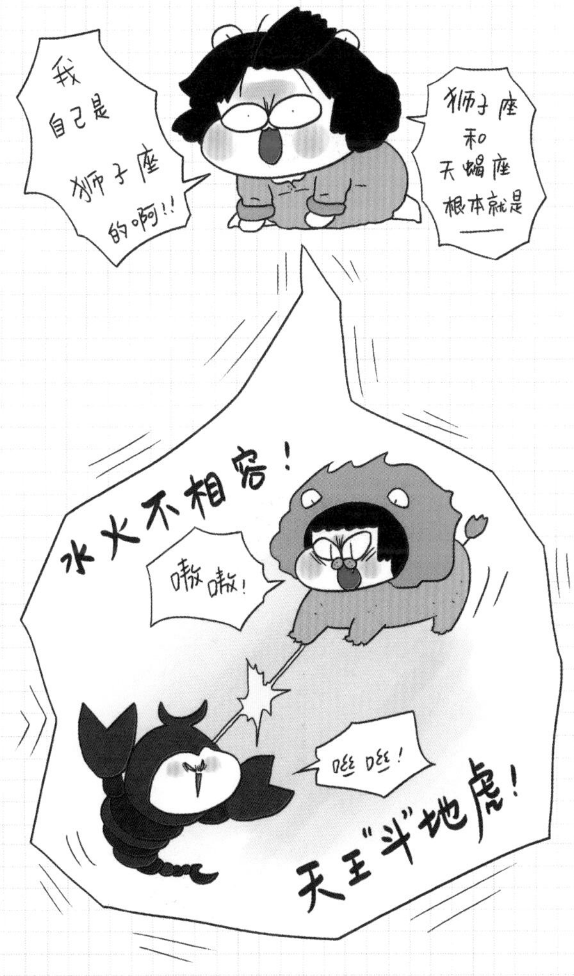

配对指数……

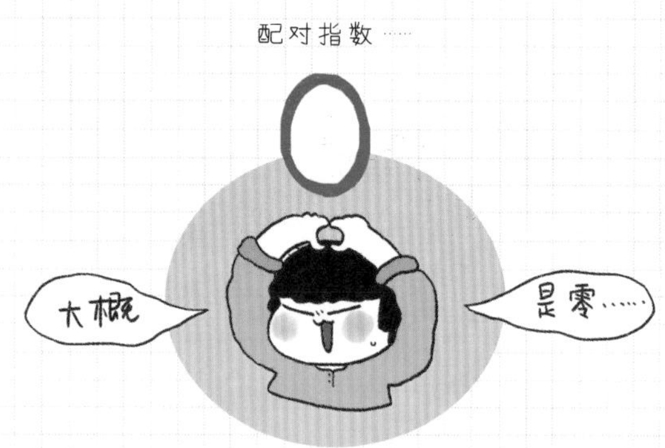

需要努力维持的一对冤家……

搞不好会被
自己亲生的小孩
嘲笑……
画的是啥？
幼稚！
为何有一股
冷嘲风吹来……
不屑的视线

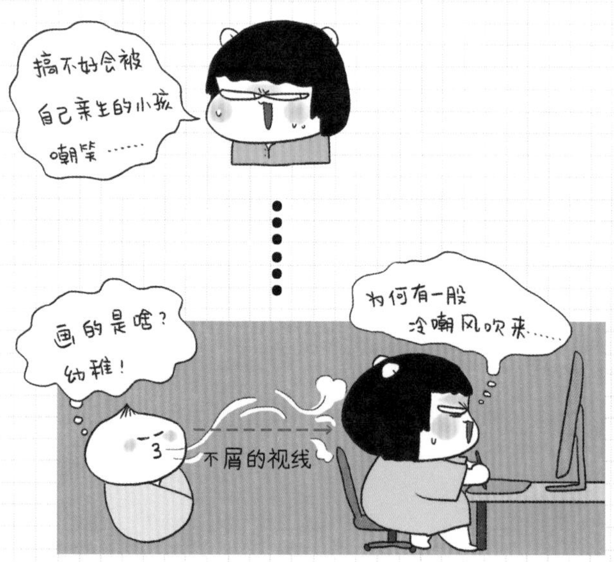

给我用这么硬的爬爬垫，肯定是抠门妈！
我砸
宝宝好像很开心啊！
新地垫海淘来的，超便宜呢！

女天蝎宝宝还好，

要是生个能长成1.9米的男天蝎……

妈，这个月的零用钱呢？
抠～
你们天蝎不是能吗？
自己去赚!!

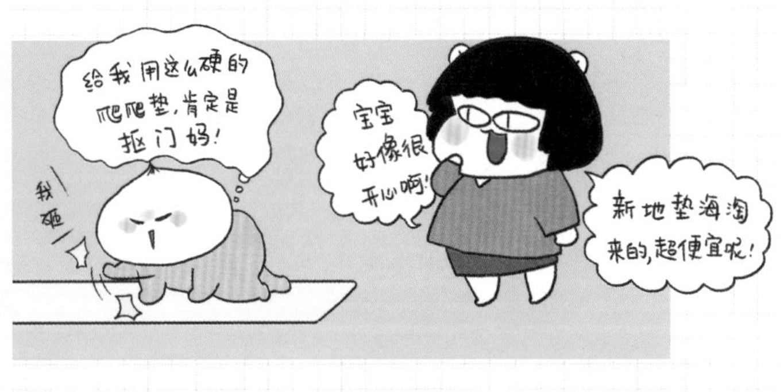

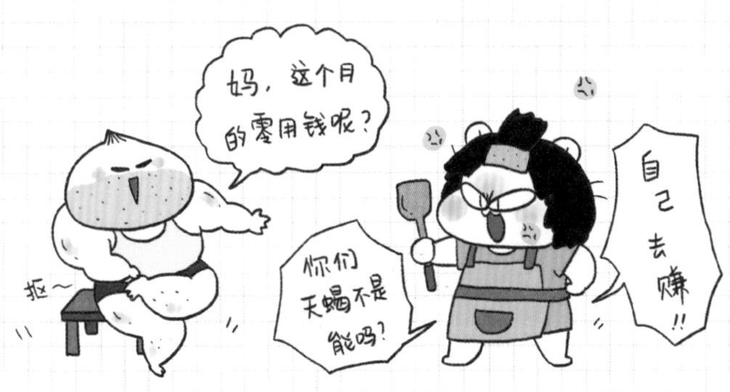

11月4日

孕 38 周

怎么还没生

还有一周就到预产期了，
每天都在紧张中度过。

今天PP生了没？

还没!!

昨晚差点以为要生。

肚皮
怎么突然
发紧发硬？
是宫缩吧？
宫缩！

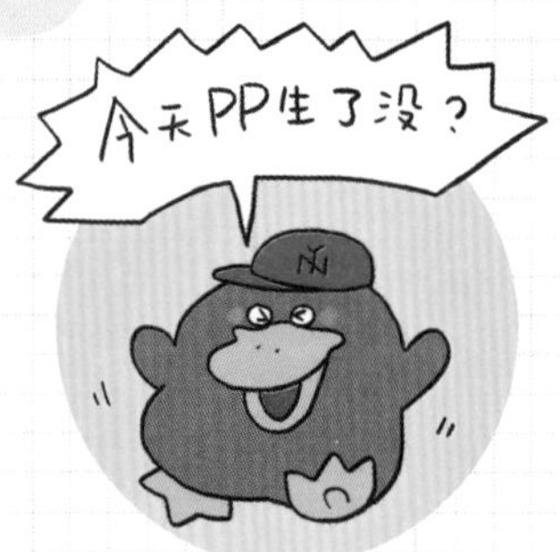

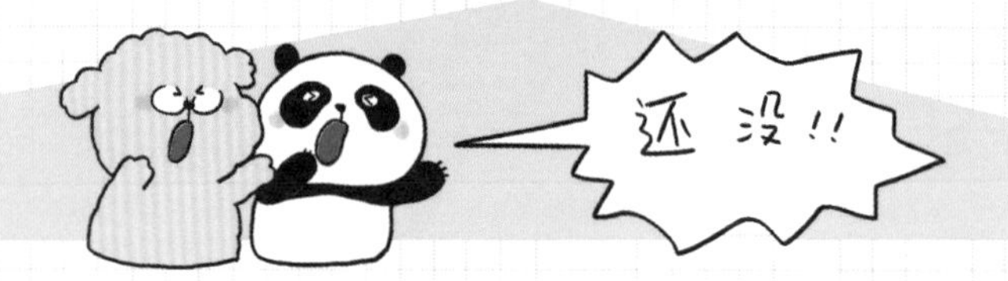

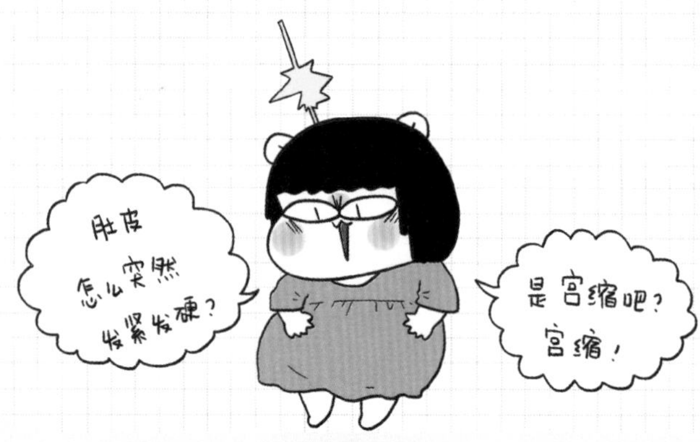

哎？
怎么还跟
波浪似
的，
一阵一阵的？
疼、疼起来了……
好想大便！

冲进卫生间里蹲着，却——

什么也
拉不出
啊！
可恶！

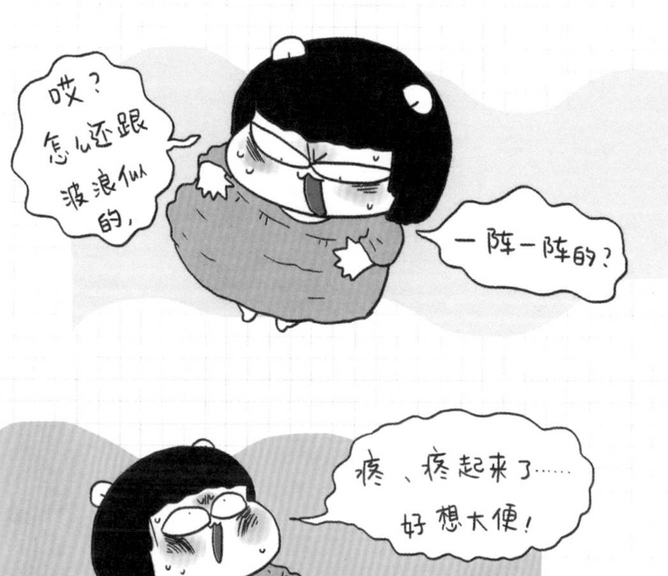

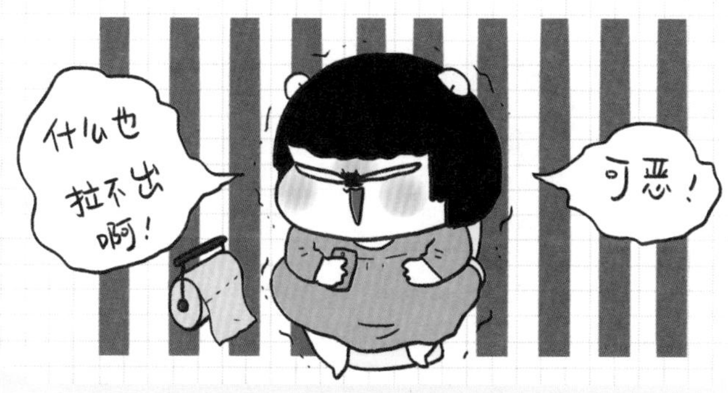

看手机查临产症状：

宫缩！
腹痛！
便意！
全都有！！
我该不会
是要生了吧！！

见红！
还有见红！！
赶快擦屁股
看有没有血！

（从阴道排出含有血液的黏液称为“见红”，一般呈暗红色。）

我擦

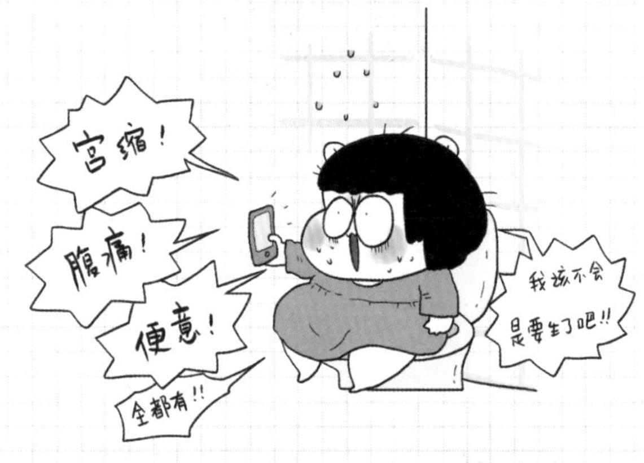

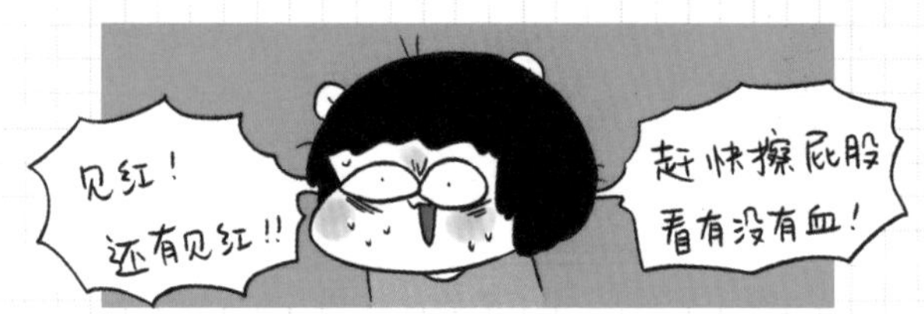

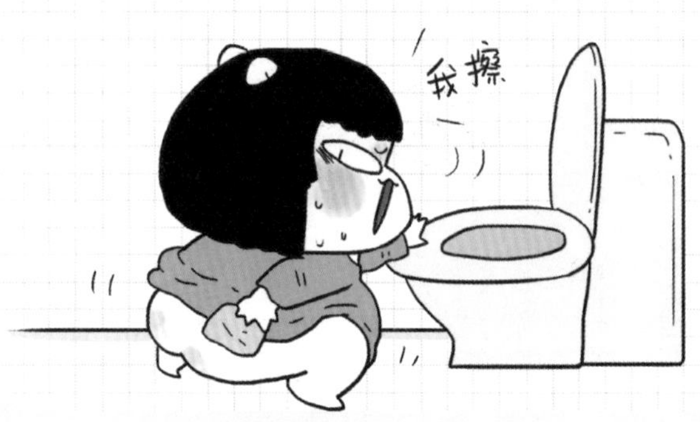

没有血！
棒!!
我还没
见红!!

但是也有很多孕妇
跳过见红这步，直接
就"破水"的……
如果破水的话
……

（"破水"，就是胎膜破裂，羊水流出，多发生在临产前）。

我就只能
平躺着等120了……
嘿哟
嘿哟

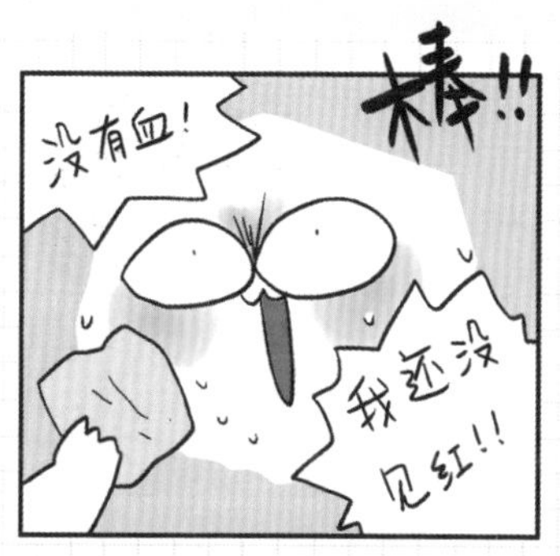

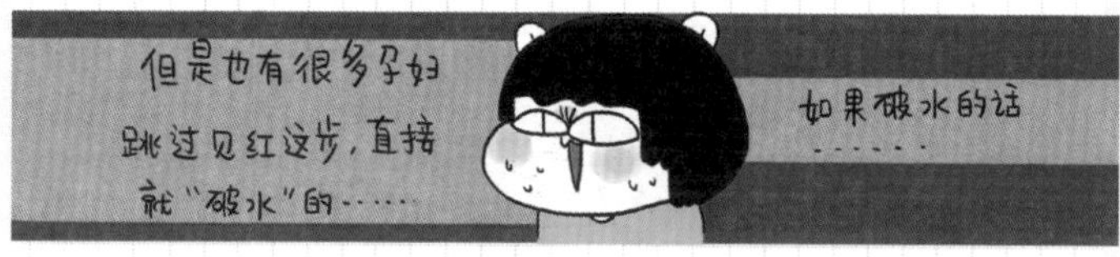

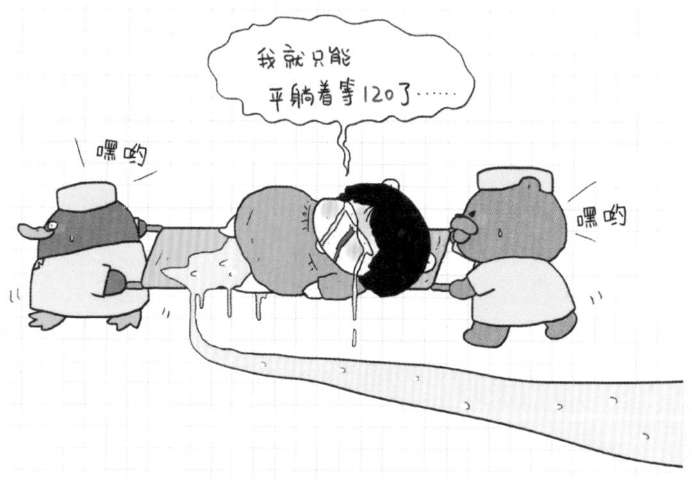

胡思乱想一番，

发现宫缩必须有规律才算数。

临产前的宫缩
要从5~10分钟一次
变成每隔2~3分钟
一次，每次持续
30~40秒。
表现为
腰痛或腹
痛……

那么刚才的不规律宫缩都不算……

掐表！
看时间!!
呼噜
呼噜

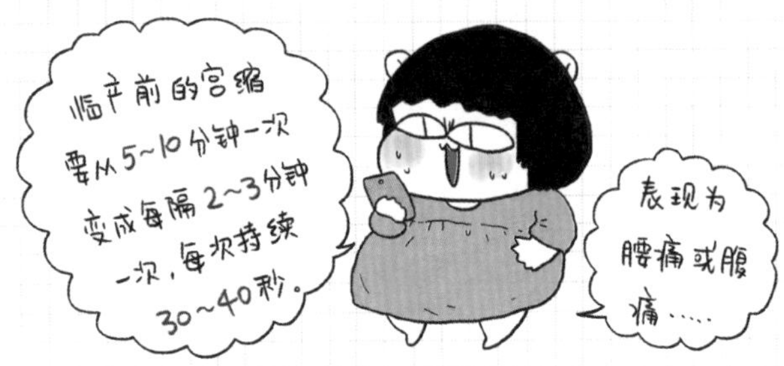

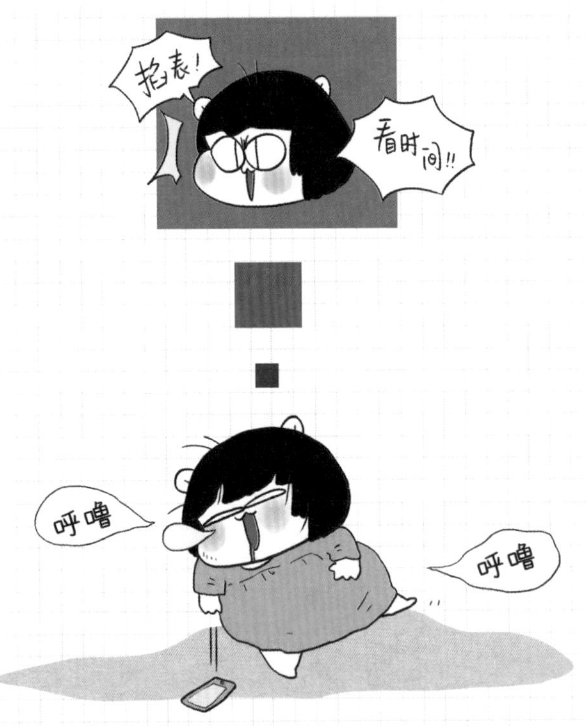

结果直到睡着，
我的宫都没有再缩过……

家里突然断网，简直生不如死！听说在医院的待产房也不准带手机，要怎么熬过去呀！怎么还没生？

11月8日
孕39周
最后一次产检

孕39周，终于来到最后一次产检！

两周时间，
双顶径从9.2厘米长到了9.6厘米，你这孩子的估重估少了啊。
得快8斤了吧。

（双顶径［BPD］：
胎儿头部左右两侧之间最宽部位的长度。）

啥？
上次估才6斤半，
十几天长了1斤多？！

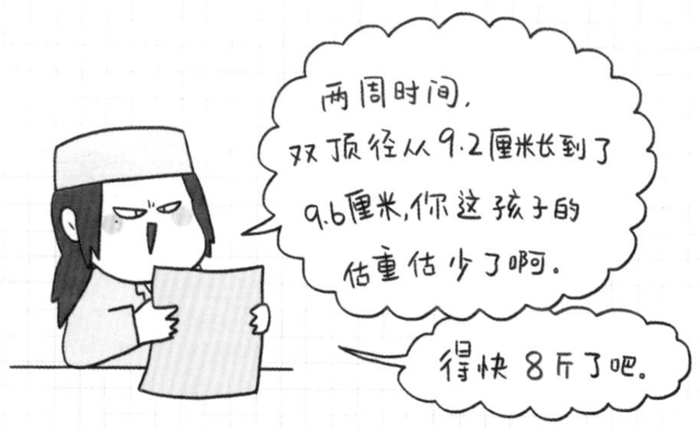

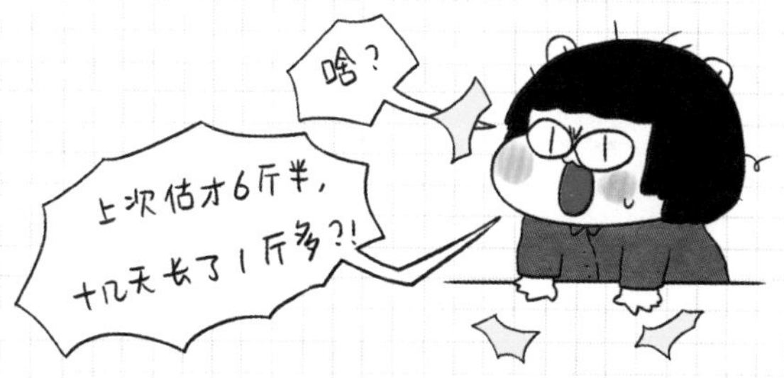

嗯，你这孩子
腹围大，以后也容
易发胖啊！

（腹围［AC］：
绕胎儿腹部一周的长度，主要指胎儿腹部的发育情况。）

忐忑
忐忑
那，
要是长到8斤，
还能顺产吗？
你这骨盆条件，
应该没问题的。
那就要
看各人的情
况了。

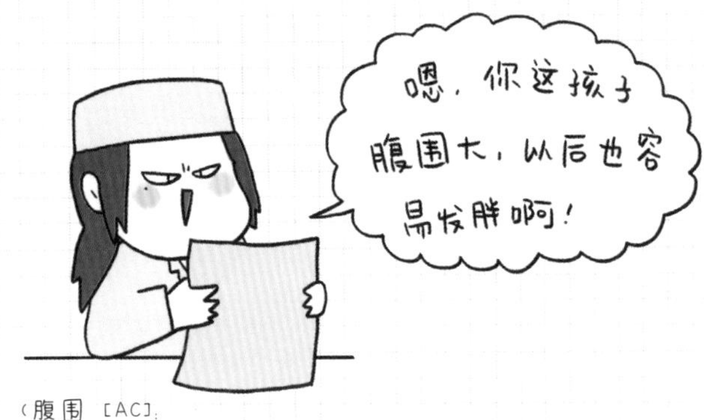

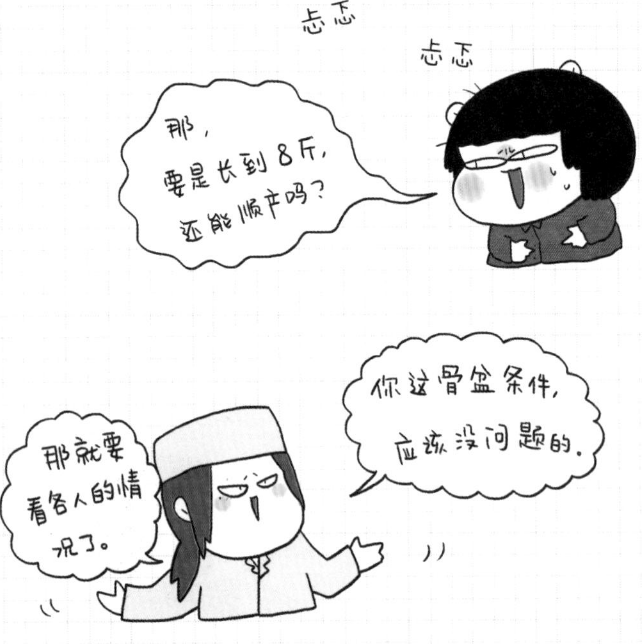

愁云惨淡
8斤……
比朋友家的
泰迪犬还重
啊……
要自己生？
汪

终于明白了过去老人找儿媳妇必须屁股大的理由……

我大PP，
理所应
无所畏惧！！

接着乖乖躺上产检椅，让医生量宫高、腹围。

医生，我要是
突然发作了怎么办？
打120吗？
要是
见红了
或者宫
缩有规
律，间隔
越来越
短，到几
分钟一次，
可以准备
来医院，
不用急。
要是破水了，
不能等，立刻来挂
急诊！

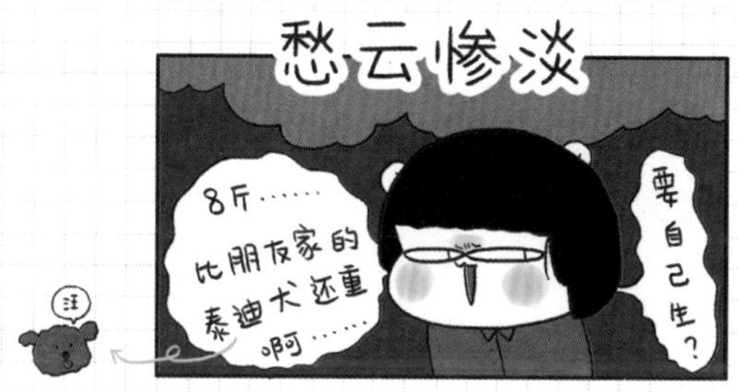

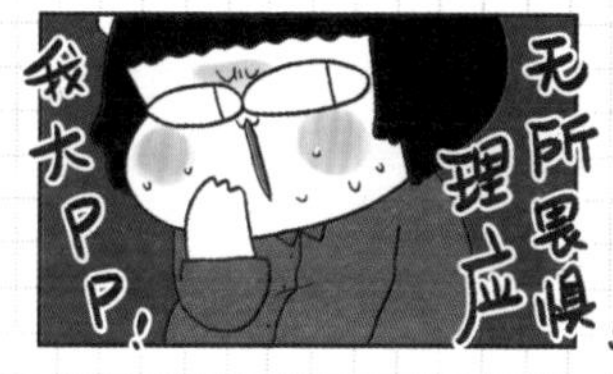

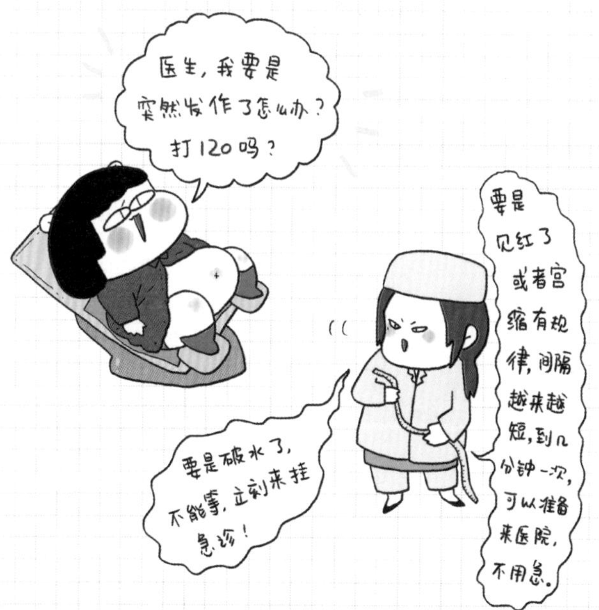

那我可以提前
住院催产吗？
那不行！我们院
得40周+6才酌情给
你催产！
嘿嘿
肚子
太大啦。
好啦，
我不扶你
起不来了
吧？
这是下次产检
的号，也可能用不上，
说不定你今晚就
生了呢？
11月13日
下午
28号 PP

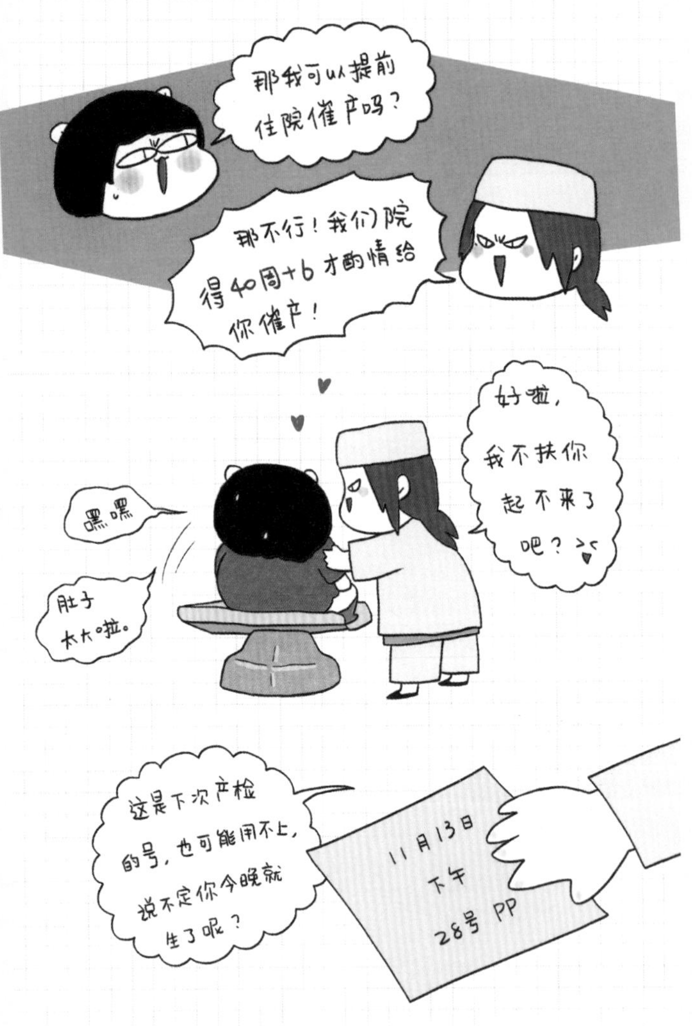

日久生情，
竟然有点依依不舍呢。

在做胎心监护中，对面坐的妹子就是医院本院的护士，都41周了还没生，肚子超大，她苦笑说下午干脆去打催产针直接住院了……才发现双胞胎的胎心监护要放两个小仪器，好神奇！

11月9日
孕39周
妈妈来了

我妈刚来半天，我已经炸毛！

禁止煮汤！
我不喝什么黄豆猪蹄汤!!
还嫌我不够胖吗?!

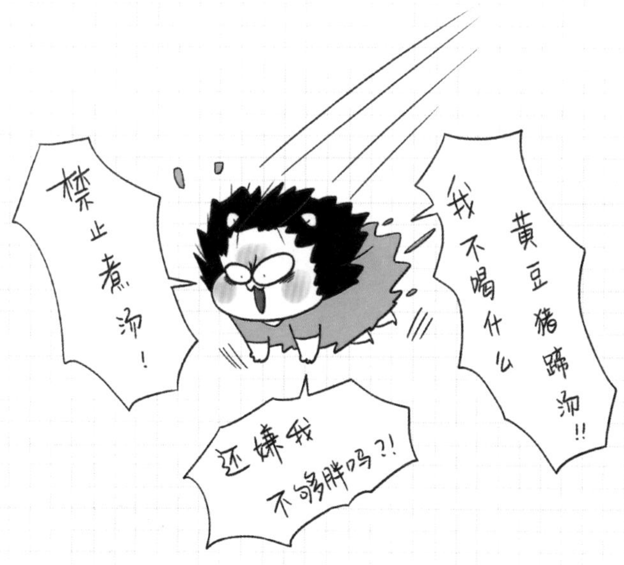

她翻着她鼓鼓的行李箱。

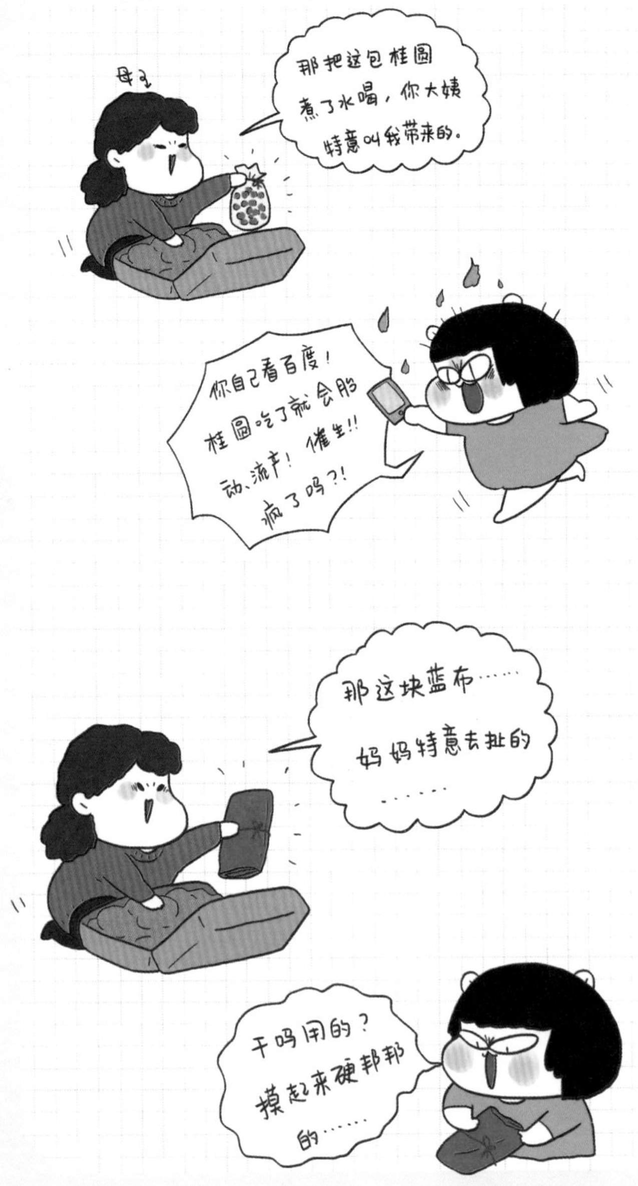
母2
那把这包桂圆
煮了水喝，你大姨
特意叫我带来的。
你自己看百度！
桂圆吃了就会胎
动、流产！催生!!
疯了吗?!
那这块蓝布……
妈妈特意去扯的
……
干吗用的？
摸起来硬邦邦
的……

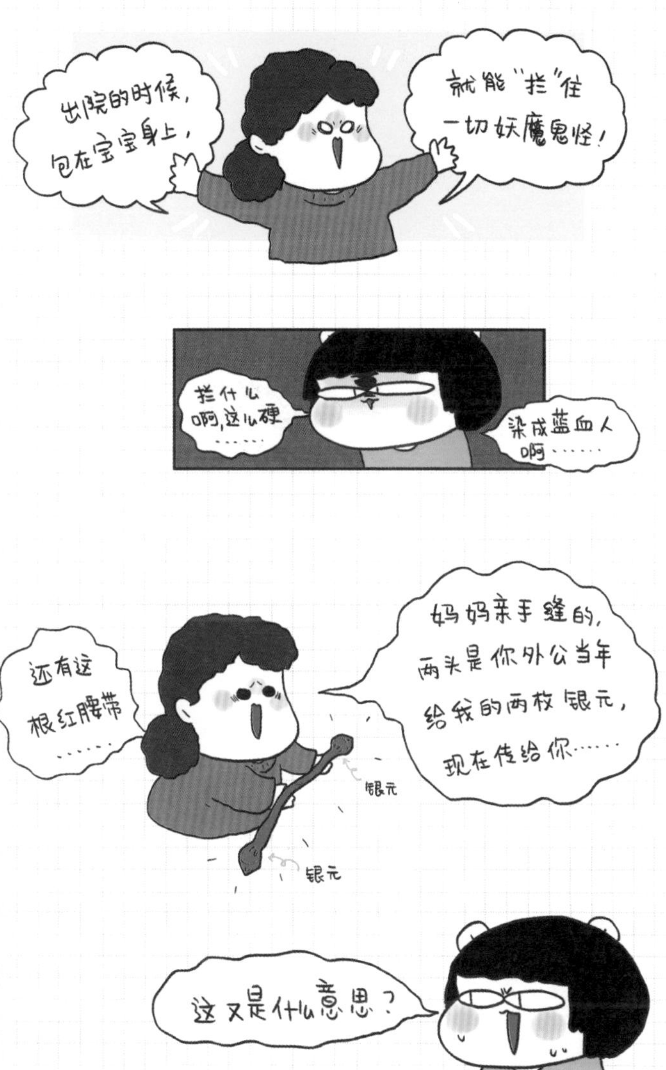
出院的时候，
包在宝宝身上，
就能"拦"住
一切妖魔鬼怪！
拦什么
啊，这么硬
……
染成蓝血人
啊……
还有这
根红腰带
……
妈妈亲手缝的，
两头是你外公当年
给我的两枚银元，
现在传给你……
银元
银元
这又是什么意思？

腰缠
万贯！
再见！

连续被否定好几个，我妈开始委屈起来了。

你这孩子不听话……这要是在老家，你生完三天回娘家，还要煮鸡蛋。
煮99个红鸡蛋，送给亲朋好友报个喜，人家才知道你生了啊……

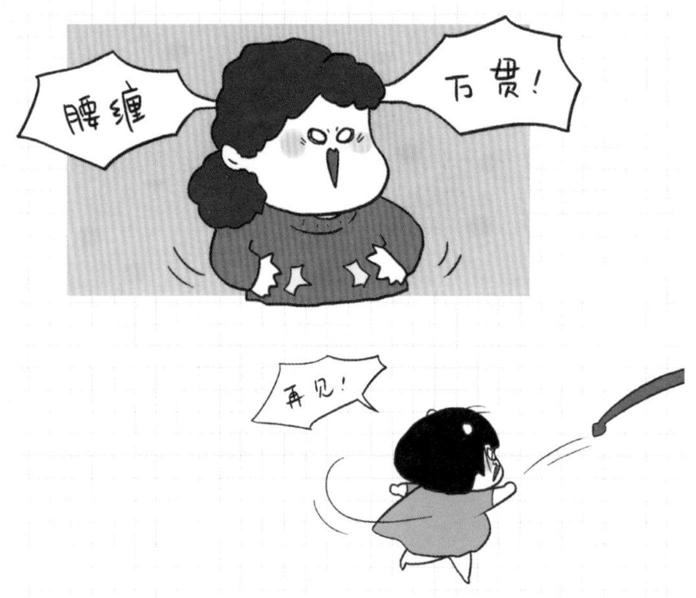

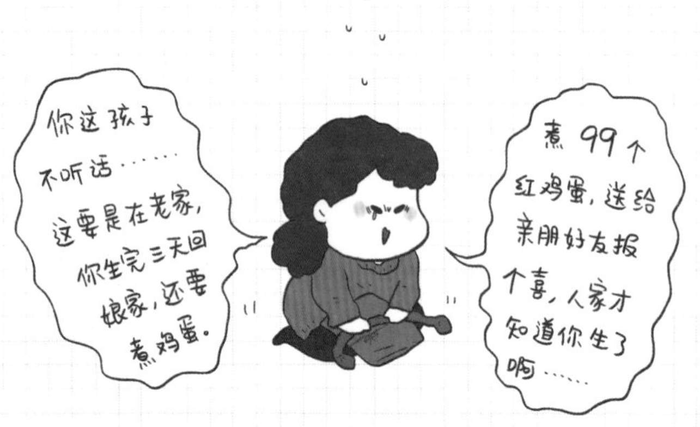

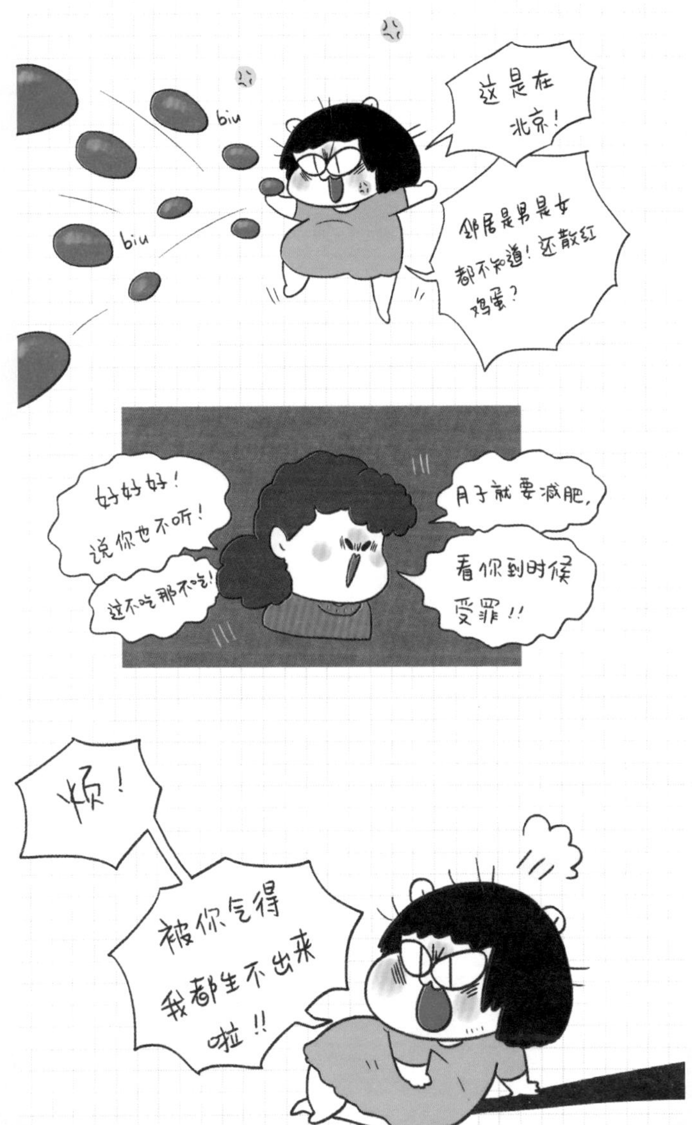

biu
biu
这是在北京！
邻居是男是女都不知道！还散红鸡蛋？
好好好！说你也不听！
这不吃那不吃！
月子就要减肥，
看你到时候受罪！！
烦！
被你气得我都生不出来啦！！

11 月 10 日

还没发作！一起产检的妹子基本都生完啦！！而我，昨晚尿了七泡尿……

11 月 11 日

可能命运让我选择先清空“双十一”购物车。

11 月 12 日 孕 40 周 穿过我的产道你的手

孕 40 周当天，我焦躁起来。（11 月 12 日）

“双十一”都过了！
我手都“剁”完了，怎么还没生!!

坐着工作心不在焉。

肚子重！压得膀胱疼！

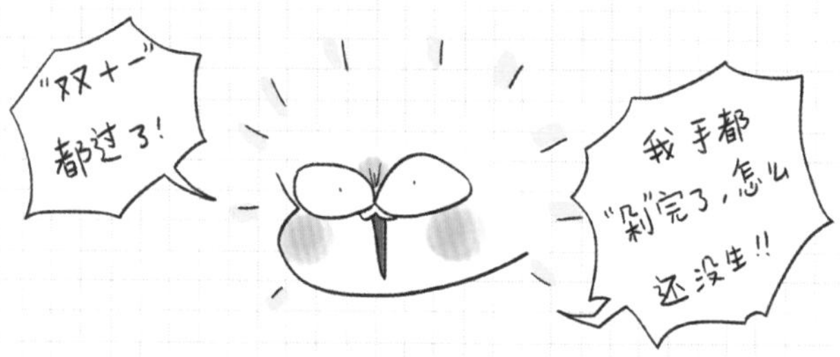

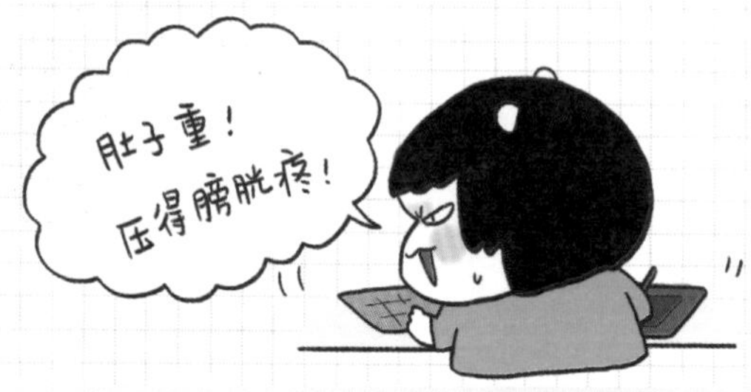

低头一看：

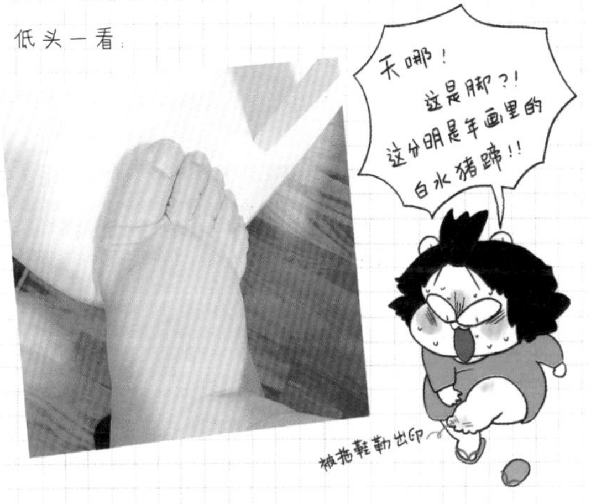

不行！
我要去医院！

凌晨挂了急诊，
被医生赶走。

脚肿正常的，
回家等着去。
哎？我都一夜
尿了次啦，还不收
我！

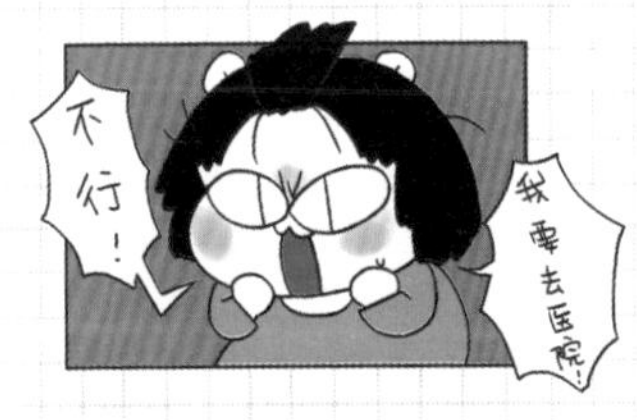

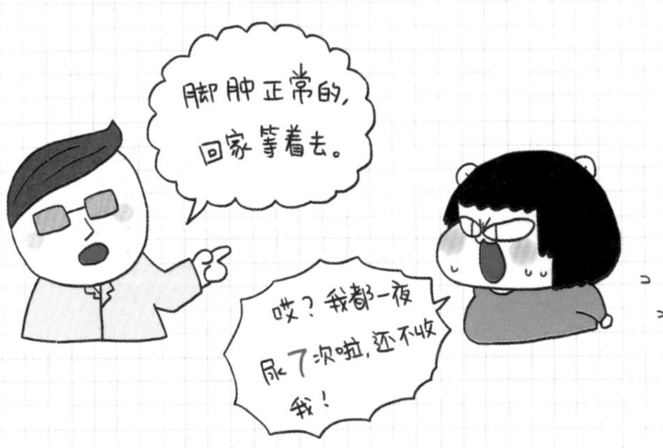

灰溜溜回去，撑到14号晚上，又坐不住了。

咝～
肚子，疼炸天了……
绝对是频繁宫缩了吧……
不行！
必须去医院！

挂了急诊，
又被医生赶走。

你不是昨晚刚来过……胎心监护显示宫缩十几分钟一次呢！
哎？我都那么疼了……
回家继续等，等宫缩到两三分钟一次再来。

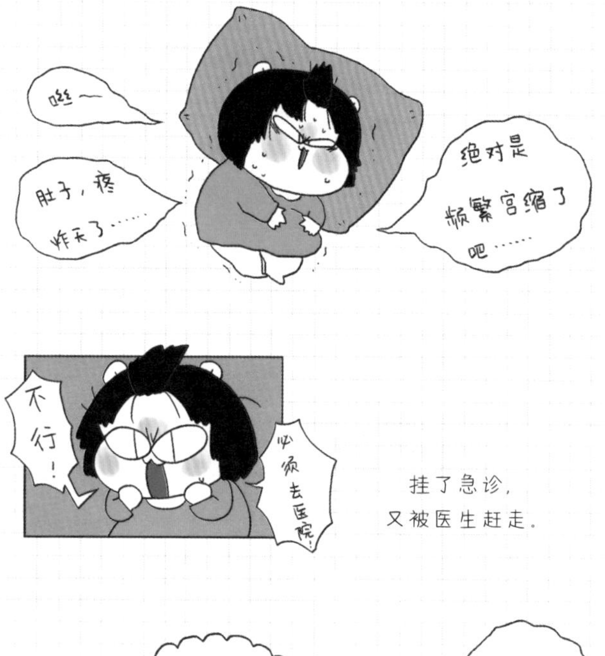

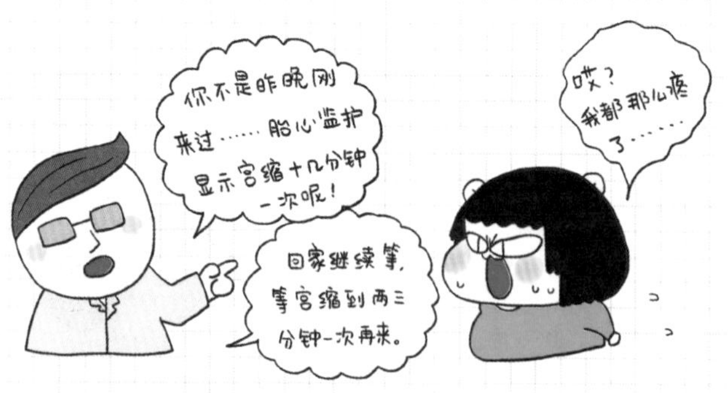

只好再次灰溜溜回去，在家继续疼。

到了 15 号晚上 12 点:

疼到
窒息……
再不去医院,
肚疼
脚肿
我大概会死在家里吧……

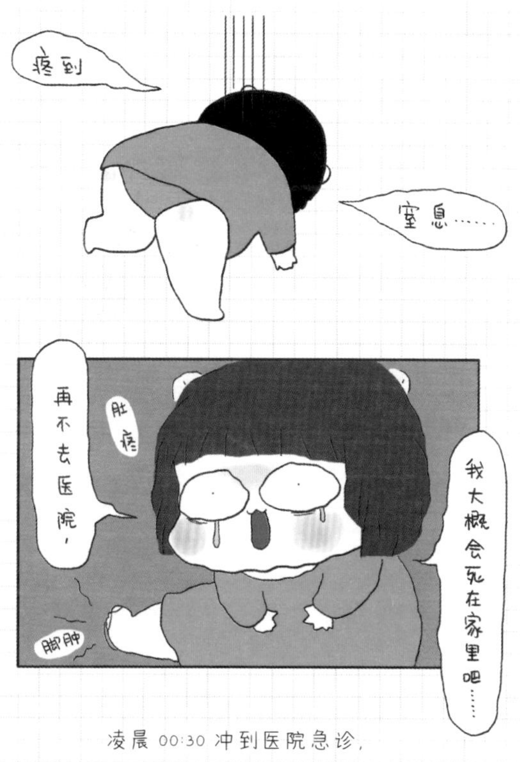

凌晨 00:30 冲到医院急诊,
这一去,就住在了医院……

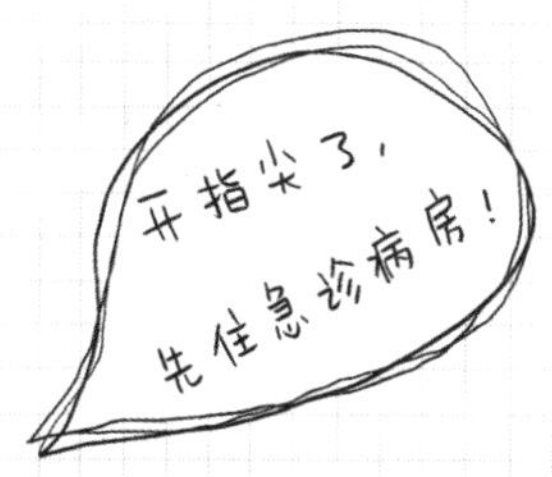

在急诊病房疼了一夜加一上午，
胎心监护已经显示宫缩几分钟一次，
到了第二天中午，
产科终于空出来一个病床。

住院！
(十)床！
上轮椅！
推产科二病房！
啊啊……

怀抱待产包的我，
可以当个“正式”待产妇了啊！

让苍天知道我要生娃!!

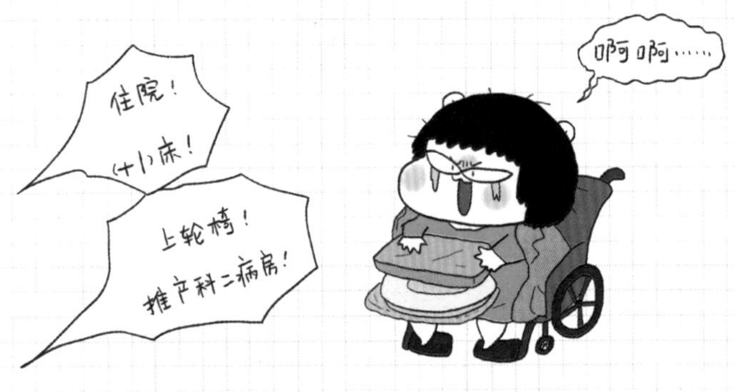

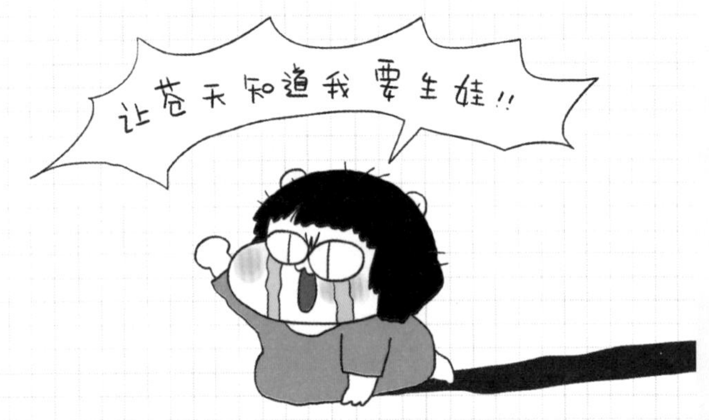

当天晚上，在病床上经过两次内检，
从两指开到三指，凌晨一点半被推进待产房。
本以为很快就会生完，没想到……

一切才
刚刚开始

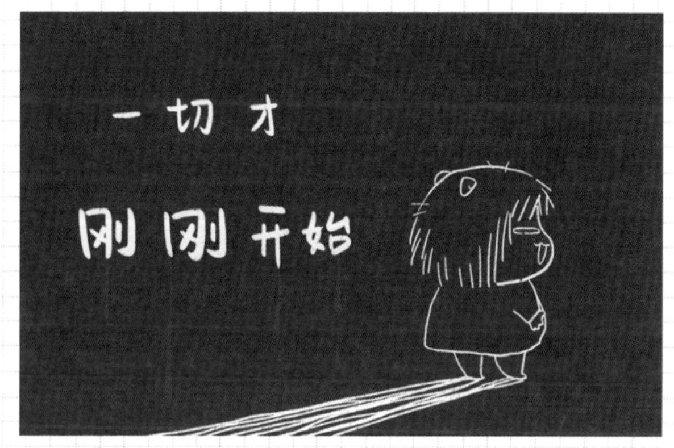

进了待产房，
很快就有医生来问谁要打无痛（硬膜外麻醉），
因为被普及过无痛的常识，
大家基本上都举了手，我当然也不例外。

无痛控制阀
针孔
啊，应该不会
再这么痛了吧……
说不定睡一觉起来
就可以生了呢？

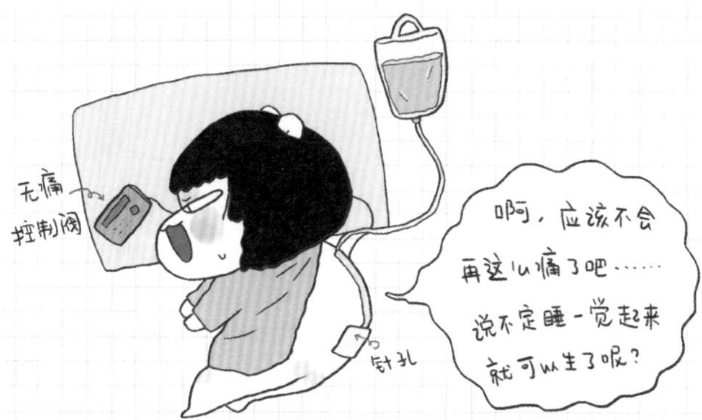

抱着这种美好想法，
真的慢慢睡了过去，
然而事实证明，我太天真了……

第二天早晨

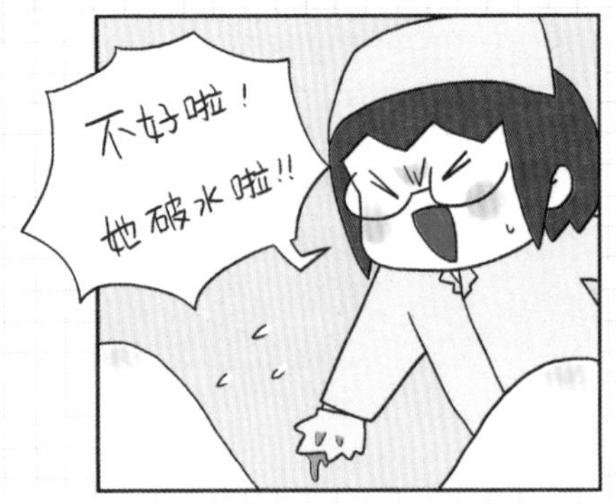

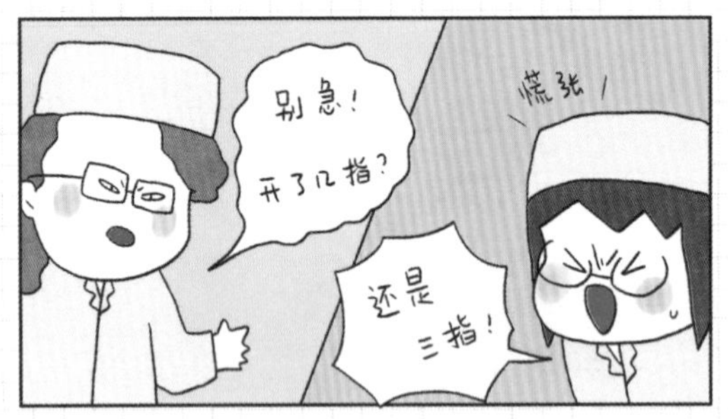

一大早，在一大群实习医生的围观下，
我被一个紧张的新手医生检查出破水，
但最令人沮丧的是，
经过了一整夜，我居然还是只开了三指！

其他床上的
妹子好像换
了好几个人……
她们都去
产房生了吧……
给她上
催产素！
医生，早上有
护士来给我导尿，
是不是……
跟导尿没关系！
太疼了……
受不了了……

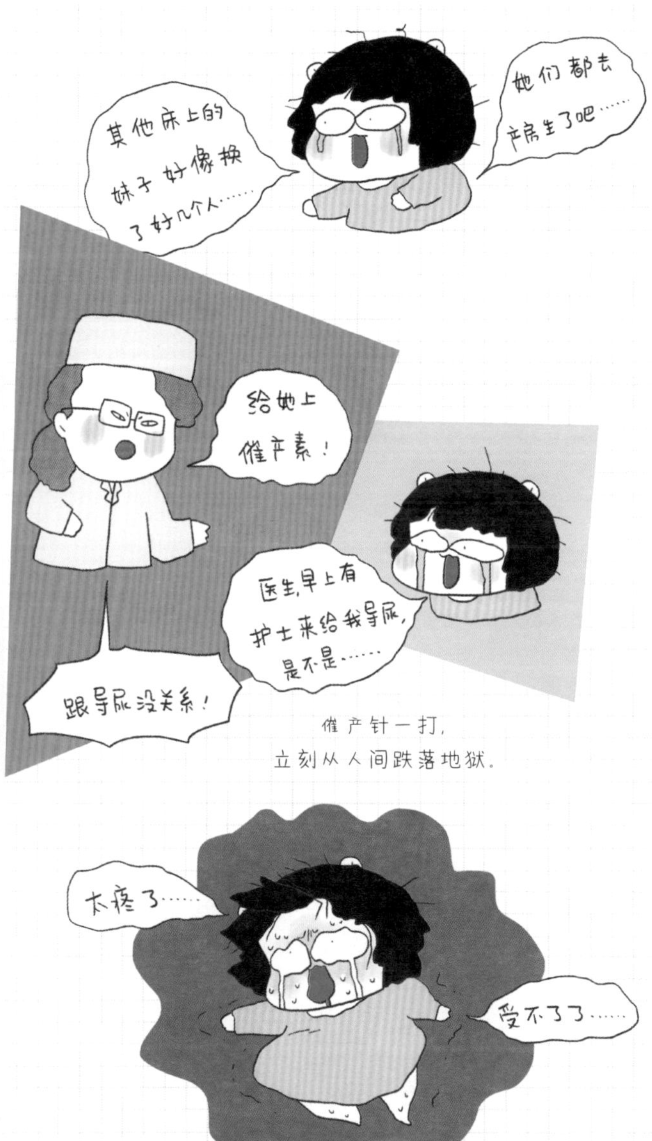

催产针一打，
立刻从人间跌落地狱。

这种彻心彻骨的痛感，
令我明白了为什么有的产妇会疼到跳楼……
就算打了无痛都抑制不住；
可能每个人对疼痛的耐受度不同，
当我对护士哼哼太疼了时，
她只是简单的一句：

生孩子哪有不疼的？

不久我的产检医生也来了。

还记得之前产检时医生说过，
不遇到特殊情况，她不会出场，难道……
我是要难产而亡了吗？！
No!!

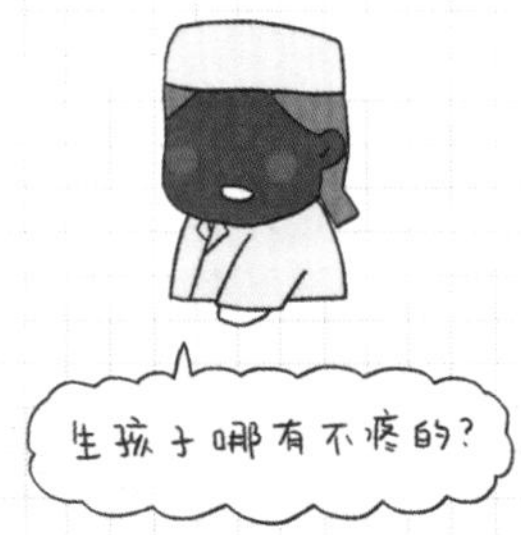

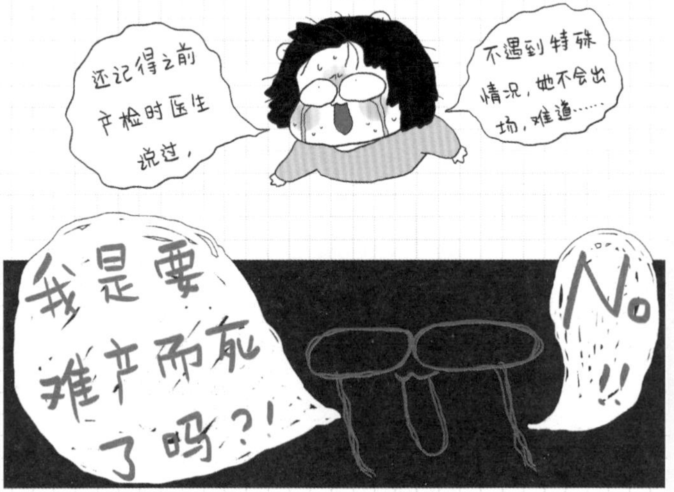

产检医生安慰我：

别紧张，
你现在开了四指，
但是胎位有点变化，
我帮你推一下。

推？！
产检时不是说我顺
产条件很好的吗……

说时迟，那时快，

产检医生已经用手破“门”而入，

她用力在我的肚子里往上顶着什么，

但是……

不行，
他两手抱着头，
推不上去。
你看你
肚子都变形
了……

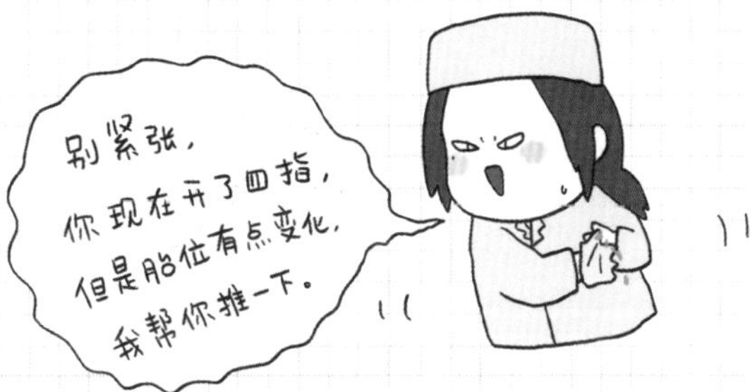

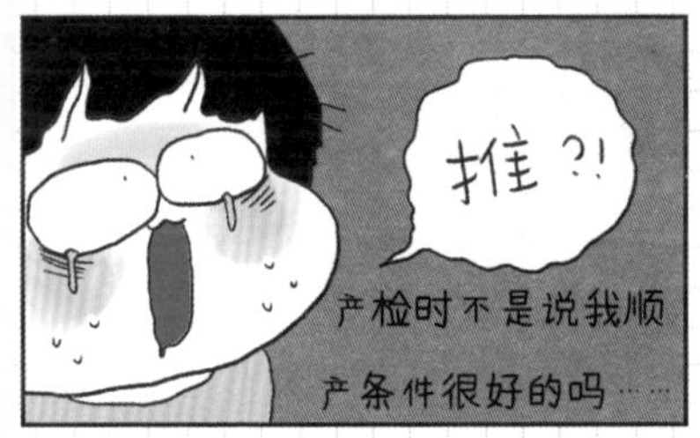

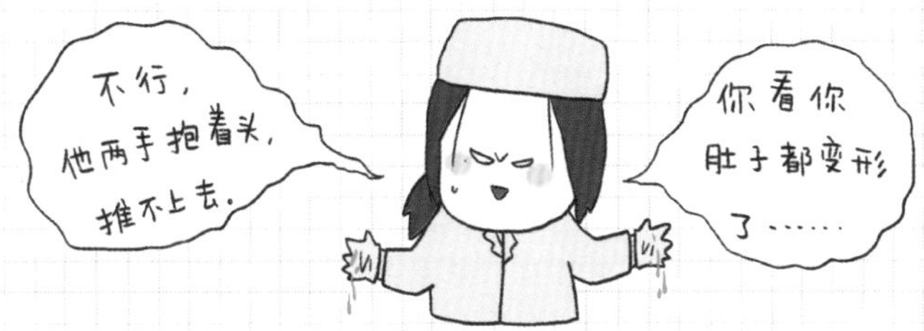

我低头看我的肚子，确实……

产检医生不甘“推手”失败，

又叫来一个有力的男医生助阵，推了两次。

不行！
他居然还用手把我手往外推一下呢！

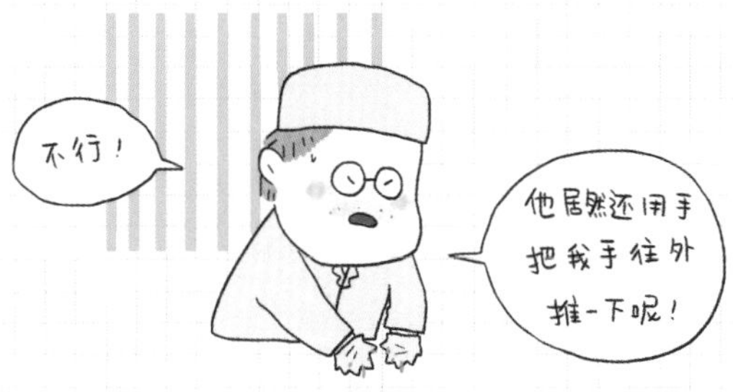

就这样，
破水后一直耗到下午五点多，
小朋友一直是双手挡住头的不正胎位，
我渐渐发起低烧，医生终于决定给我剖腹。
推进手术室，无痛的针孔已经打了太久，
于是拔了又重新打了麻醉。
不到20分钟，在我和医生的闲聊中，
一个新的生命在哇哇的哭声中降临。
医生把他抱到我的旁边，
他的后背皮肤贴着我的脸颊，
到这时我才知道，
“他”，是个倔强的天蝎座女孩。

让我从13号疼到17号晚上！
你这么牛，你就叫“迅猛龙”吧!!
哇哇哇

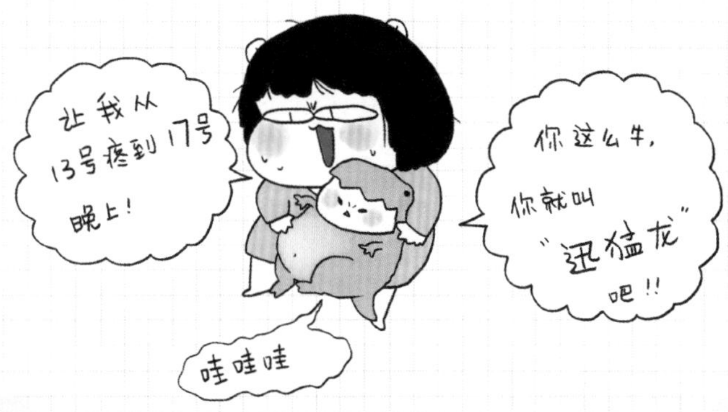

后记

2017 年春节，我妈逛庙会，在路上捡到一只“鸡”带回来。

是那种黄色的、毛茸茸的、小小的鸡仔发饰，不知道是哪个小朋友在熙熙攘攘的人海中，一转头被挤掉了。她把它装在口袋里，到家小心翼翼地摆在墙上的搁架上。

三月初，我发现我怀孕了；年末，我生了一个小鸡仔。

2018 年春节，我妈来帮我照顾“迅猛龙”——她的外孙女。

有一天，我午睡醒了走出卧室，发现妈妈坐在沙发一角哭，她抹着眼泪说梦见“迅猛龙”不见了，她到处找、到处慌忙地问人：“你们看到美龙了吗？一个白白胖胖的小孩？”我当时好笑地安慰她：“‘迅猛龙’在这里在这里呢！”

今天下午，我也做了同样的梦，我眼睛湿漉漉地醒来，心里好难受。在梦里，我的妈妈带着我一起从奶奶家回我小时候住的那个家，可是才走到半路，她就不走了，她站在另一个院子里跟别人说话，好像不要我了；我自己走到家门口，看到门口的衣架上晾晒着小孩的衣服，其中还有一个布娃娃，这才发现我已经变成了生完孩子的 30 多岁的大人。我掏出妈妈的钥匙准备开门，妈妈的朋友问我房间里怎么会有小孩的哭声？我打开门，发现“迅猛龙”也不见了，哭声来自一个收音机，我关掉了收音机，从梦中醒来。

有人说，只有最爱的人，你才会梦见他消失不见，因为患得患失。

妈妈，你会记得我吗？

我的妈妈，在“迅猛龙”出生100天后，离开了这个世界。

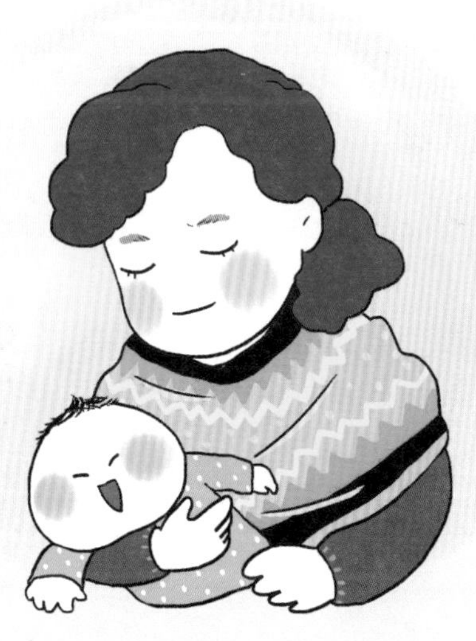

她曾经跟我说："你的生命也算是圆满了"。我觉得奇怪，问她哪里圆满，她说："你有了不错的伴侣，也有了孩子，这就是圆满啊。"我反驳她就算不结婚不生孩子很多人也照样很开心，她说那不一样。

现在想起来，她是对我放心了。

人生如梦，总觉得突然有一天她会再回到我身边，转一个圈，总会遇到。

我在这本书的扉页上加了四个字：送给妈妈。

送给我的妈妈、龙姐的外婆，也送给我和所有新生命的妈妈——生生不息，生命因为有你们而得以延续。

这就是自然的奥妙所在。

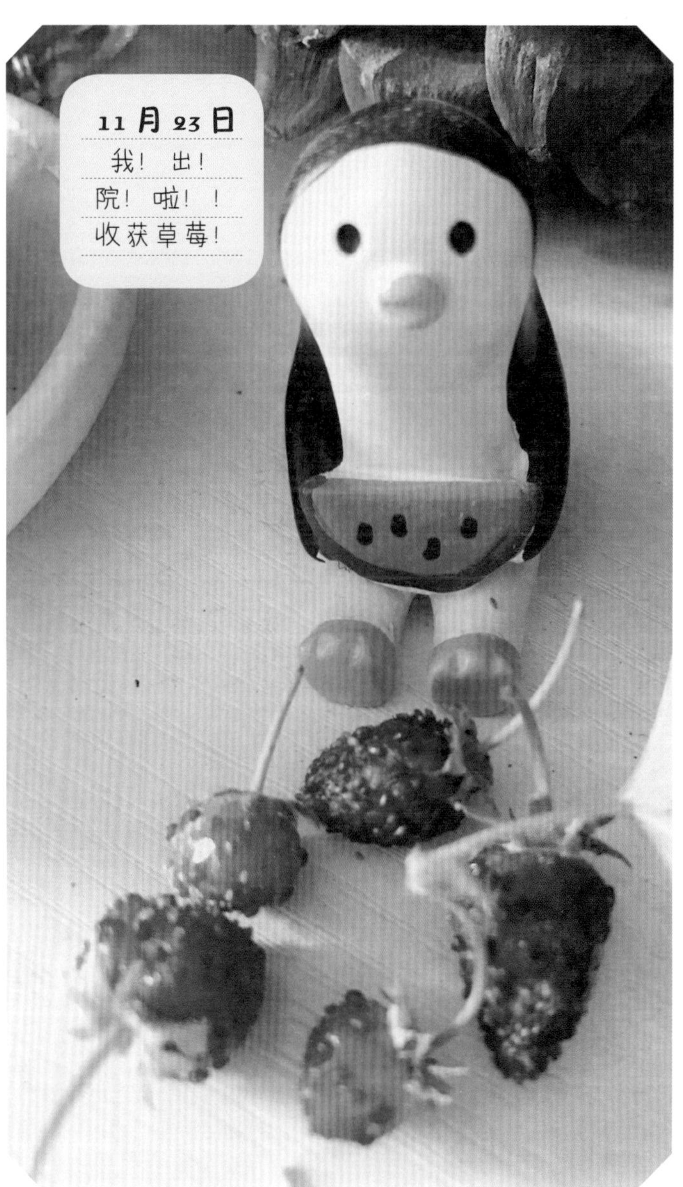
11月23日
我！出！
院！啦！！
收获草莓！

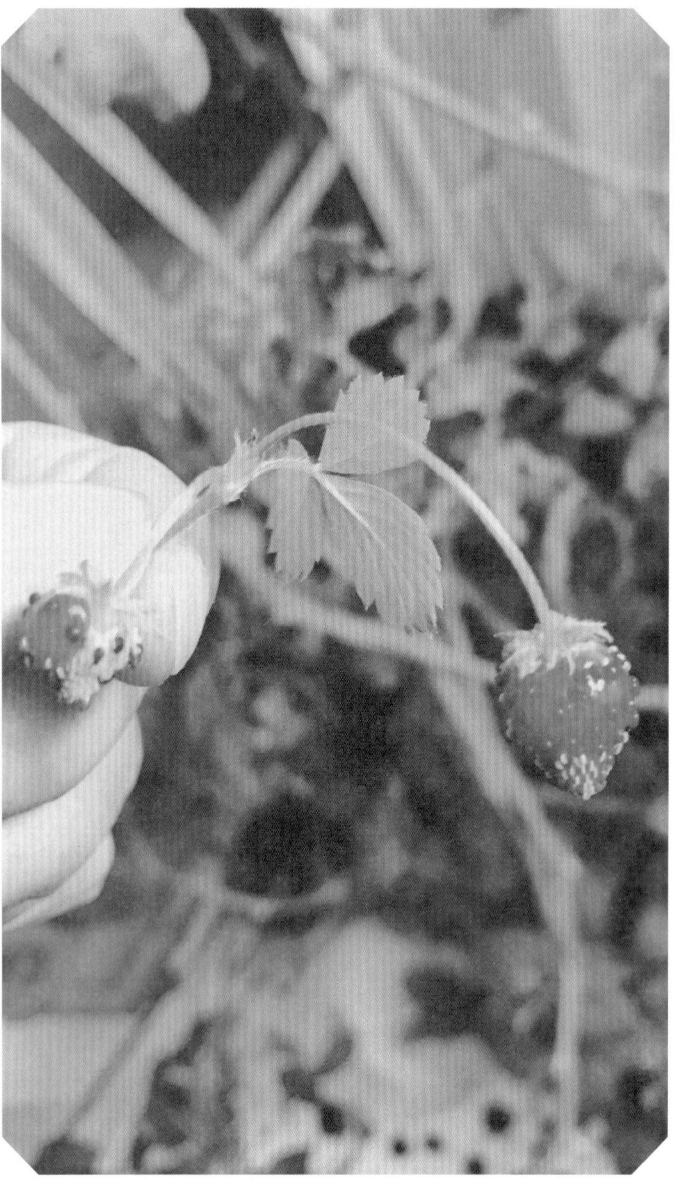